新文京開發出版股份有限公司

NEW WCDP

新世紀．新視野．新文京 — 精選教科書．考試用書．專業參考書

Medical
Series

全方位護理
應考*e*寶典

書中QR碼
下載試題

2024

必勝秘笈　考前衝刺

病理學

朱旆億　李進成　郭雅雯◎編著

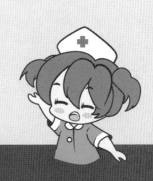

 收錄　護理師國考試題｜醫事放射師國考試題

★ 護理、助產相關科系升學及執照考試專用

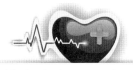

完勝國考三步驟

按照下面三個步驟練習，《全方位護理應考e寶典》就能幫你在考前完整複習，戰勝國考！挑戰國考最高分！

✔ **Step 1　了解重點**

詳讀「重點彙整」**黑體字國考重點**，學會重要概念。♥標示點出命題比例，考前先知得分區。

✔ **Step 2　訓練答題技巧**

讓專家為你解析考題，藉由「題庫練習」歷屆考題，複習考試重點，找到自己的弱點。

✔ **Step 3　模擬試題**

考前的實戰練習，讓你應考更得心應手。

覺得練習不足嗎？《全方位護理應考e寶典》還**收錄歷屆考題QR code**，不管是「升學、考照、期中期末考」，《全方位護理應考e寶典》永遠能幫你在最短時間內，做好最佳的準備！

考選部於2022年啟動國家考試數位轉型發展及推動計畫，將國家考試擴大為電腦化測驗，以順應數位化趨勢。有關國家考試測驗式試題採行電腦化測驗及各項應考注意事項請至考選部應考人專區查詢。

應考人專區　QR code

❤ 新文京編輯部祝你金榜題名 ❤

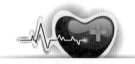

編・者・簡・介

| 朱旂億 |

學歷　國立臺灣大學獸醫學博士
　　　國立臺灣大學醫學系醫學士

現職　秀傳紀念醫院教學研究副院長
　　　秀傳紀念醫院病理科主任
　　　國立中興大學學士後醫學系副系主任兼病理學副
　　　教授
　　　國家衛生研究院癌症研究所兼任主治醫師

| 李進成 |

學歷　英國倫敦大學神經病理學研究所博士
　　　中國醫藥大學醫學系學士

現職　新光醫院病理檢驗科主治醫師

經歷　台北醫學大學醫學系副教授

| 郭雅雯 |

學歷　國立成功大學健康照護科學研究所博士
　　　中國醫藥大學護理研究所碩士

現職　長庚科技大學護理系教授

CONTENTS 目錄

掃描QR code
或至reurl.cc/09LNgl下載題庫

緒　論

疾病的定義與分類 ┬─ 疾病的定義
　　　　　　　　└─ 疾病的分類

病理學的定義與分類 ┬─ 病理學的定義
　　　　　　　　　　└─ 病理學的分類

病理診斷的工具 ┬─ 傳統染色法
　　　　　　　├─ 常見的特殊染色法
　　　　　　　├─ 常見的免疫組織化學染色法
　　　　　　　├─ 冷凍切片法
　　　　　　　├─ 電子顯微鏡技術
　　　　　　　├─ 細胞學檢查法
　　　　　　　└─ 分子生物技術

Pathology

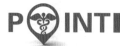

1-1　疾病的定義與分類

一、疾病的定義

1. 因為各種原因，導致生物個體在型態構造或是組織功能產生不正常的變化，稱為「疾病(disease)」。

2. 生物個體在型態構造產生不正常的變化，稱為「器質性疾病(organic diseases)」，如：胃癌、腦部出血等。

3. 生物個體在組織功能產生不正常的變化，稱為「功能性疾病(functional diseases)」，如：腦下腺素分泌不足。

二、疾病的分類

(一) 依照疾病發生的原因分類

1. 發炎性疾病(inflammatory diseases)：如潰瘍性大腸炎(ulcerative colitis)。

2. 感染性疾病(infectious diseases)：如結核病(tuberculosis)。

3. 贅生性疾病(neoplastic diseases)：如大腸直腸癌(colorectal cancer)。

4. 遺傳性疾病(genetic diseases)：如**成骨不全症**(osteogenesis imperfecta)，即所謂的**玻璃娃娃**。

5. 免疫性疾病(immunologic diseases)：如全身性紅斑性狼瘡(systemic lupus erythromatosus, SLE)。

6. 代謝性疾病(metabolic diseases)：如糖尿病(diabetes mellitus, DM)。

7. 營養性疾病(nutritional diseases)：如維生素 A 缺乏所引起的夜盲症、乾眼症等。

8. 退化性疾病(degenerative diseases)：如老年人的退化性關節炎(degenerative osteoarthritis)。

(二) 依照疾病的影響範圍分類

1. 局部性疾病(localized diseases)：例如臉上皮膚長出基底細胞癌(basal cell carcinoma)。

2. 全身性疾病(systemic diseases)：例如**生長激素**(growth hormone)**分泌過多**，引起**巨人症**(gigantism)或是**肢端肥大症**(acromegaly)。

(三) 依照疾病發生的時間長短分類

1. 急性疾病(acute diseases)：通常疾病引起的症狀發生於數小時或一兩天內。如：感染 A 型肝炎病毒導致的急性 A 型肝炎(acute hepatitis A)。

2. 亞急性疾病(subacute diseases)：通常疾病引起的症狀發生於數天內。如：亞急性顱內出血(subacute intracranial hemorrhage)。

3. 慢性疾病(chronic diseases)：通常疾病引起的症狀發生於數天之後。如：慢性腎衰竭(chronic renal failure, CRF)。

1-2 病理學的定義與分類

一、病理學的定義

1. 運用各種方式來研究疾病的型態、成因、致病機轉、對器官組織產生的影響變化等，這種學問稱為「病理學(pathology)」。

2. 病理學是基礎醫學和臨床醫學之間的重要橋樑。

3. 近代醫學的進步，多起源於病理學的發展。

二、病理學的分類

1. 解剖病理學(anatomic pathology)：偏重身體各組織的病理檢查，涵蓋了下列二種：

   (1) 一般病理學：研究一般疾病有可能產生的病理變化，如：細胞適應與細胞傷害、發炎與修復、體液代謝障礙、腫瘤、遺傳疾病、物理性傷害、化學性傷害與營養疾病、感染性疾病、免疫疾病等，是屬於一般病理學的範疇。

   (2) 系統病理學：著重於各系統器官的病理變化，如：心臟血管疾病、造血及淋巴系統疾病、呼吸系統疾病、消化道疾病、肝、膽與胰臟疾病、泌尿系統疾病、男性生殖系統疾病、女性生殖系統及乳房疾病、內分泌系統疾病、中樞神經系統及肌肉疾病、骨骼與關節疾病、皮膚疾病，是屬於系統病理學的範疇。

2. 臨床病理學

   (1) 血液學：包括了血球形態及血液抹片判讀、骨髓檢查與判讀、血紅素疾病等。

   (2) 血清免疫學：包括腫瘤標記檢查、病毒及細菌抗原及抗體檢查、自體免疫疾病檢查等。

   (3) 生化學：包括各種生化檢查、毒物檢查、藥物生化檢查等。

   (4) 血庫學：包括血型學、抗體篩檢及鑑定等。

   (5) 鏡檢學：包括尿液檢查、糞便檢查、體液檢查等。

   (6) 微生物學：包括細菌學、病毒學、黴菌學等。

3. 細胞病理學
  (1) 診斷性細胞學的目的
    A. 診斷性細胞學在癌症篩檢或診斷上是相當重要的工具，特別是子宮頸癌、甲狀腺癌、乳癌、肺癌甚至肝癌。
    B. 不只癌細胞，其他不少良性病變、細菌、黴菌、寄生蟲也可以藉由細胞學來幫忙診斷。
  (2) 診斷性細胞學的採取方式：細針穿刺抽取法、捺印法、刷拭法。
  (3) 診斷性細胞學的檢查種類：婦科細胞學檢查、呼吸道細胞學檢查、尿液細胞學檢查、肋膜積液細胞學檢查、甲狀腺細胞學檢查、乳房細胞學檢查、骨髓抽吸細胞學檢查。
4. 法醫病理學：結合法醫毒物學、法醫血清學、法醫牙醫學、法醫昆蟲學等，來幫助法醫鑑定的工作。
5. 分子病理學：以分子生物技術的方法來加以分析研究疾病的病理學方法。
6. 超顯微病理學：運用電子顯微鏡的方法，觀察細胞內胞器等超顯微構造的病理學方法。

1-3　病理診斷的工具

1. 傳統染色法：目前仍以 H&E 染色法為主。
  (1) H&E 為 Hematoxylin（蘇木素）和 Eosin（伊紅素）的縮寫。
  (2) Hematoxylin 為一種鹼性染料(basic dye)，主要可以把**細胞核染成藍色**。
  (3) Eosin 為一種酸性染料(acid dye)，主要可以把**細胞質染成紅色**。

2. 常見的特殊染色法

(1) **抗酸性染色**(acid-fast stain)：主要可以用來染**結核桿菌**。

(2) **剛果紅**(congo red)：主要可以用來染**類澱粉沉積症**(amyloidosis)中的類澱粉(amyloid)，染上剛果紅的**類澱粉**在偏光鏡下呈現**蘋果綠色**。

(3) 革蘭氏染色(Gram's stain)：主要用來染細菌。**革蘭氏陽性**細菌為革蘭氏染色呈現**藍色**。**革蘭氏陰性**細菌為革蘭氏染色呈現**紅色**。

(4) 普魯士藍(potassium ferrocyanide)：主要用來染**鐵質**(iron)。

(5) Periodic acid-Schiff (PAS)：主要用來染**肝醣**(glycogen)。

(6) GMS (Gomori's methenamine stain)：可以幫忙染出**黴菌**(fungus)。

3. 常見的免疫組織化學染色法

(1) **甲型胎兒蛋白**(Alpha fetoprotein, AFP)：主要可以協助診斷**肝細胞癌**(hepatocellular carcinoma)、**卵黃囊腫瘤**(yolk sac tumor)等。

(2) **前列腺專一性抗原**(Prostate specific antigen, PSA)：主要可以協助診斷**前列腺癌**。

(3) **降鈣素**(Calcitonin)：主要協助診斷**甲狀腺髓質癌**(medullary thyroid carcinoma)。

(4) CEA (carcinoembryonic antigen)：協助診斷上皮腺狀腫瘤。

(5) CK (cytokeratin)：協助診斷上皮性腫瘤。

(6) Vimentin：協助診斷間質性腫瘤。

(7) Neurofilament：協助診斷神經性腫瘤。

(8) S-100：協助診斷神經支持細胞腫瘤。

(9) LCA (leukocyte common antigen)：協助診斷淋巴腫瘤。

(10) 其他：Chromogranin, Synaptophysin, NSE 等，協助診斷神經分泌性腫瘤。

4. **冷凍切片法**(frozen section)：外科醫師在**開刀時**（即**手術進行當中**），若是發現欲切除的組織有惡性的可能，或是欲評估手術切除的邊緣是否無殘留腫瘤，或是腫瘤是否有淋巴結轉移時，通常會送檢體組織給病理科進行冷凍切片診斷，以決定後續的處理步驟。

5. 電子顯微鏡技術：以電子顯微鏡來觀察細胞內胞器等超顯微構造，藉以幫助病理診斷。現在因為免疫組織化學染色法和分子生物技術的進步，目前電子顯微鏡的運用已經減少。

6. 細胞學檢查法：以各種方法取得細胞，藉以觀察細胞和細胞之間的結構型態，以幫助病理診斷。

7. 分子生物技術：以分子生物技術來幫助病理診斷，為目前的趨勢之一。

QUESTION

1. 腫瘤的冷凍切片診斷(frozen section biopsy)是在何時進行？(A)手術前　(B)手術中　(C)手術後　(D)任何時間均可　　　　（88專高）

   解析 外科醫師在開刀時，若是發現欲切除的組織有惡性的可能，或是欲評估手術切除的邊緣是否無殘留腫瘤，或是腫瘤是否有淋巴結轉移時，通常會送檢體組織給病理科進行冷凍切片診斷，以決定後續的處理步驟，所以冷凍切片診斷是在手術中進行的。

2. 在一剖腹探查之手術進行中，發現主動脈附近之淋巴結腫大，欲立刻得知是否為大腸癌之轉移，以決定手術範圍之大小，應做下列何種處理？(A)冷凍組織切片　(B)正子攝影　(C)電腦斷層攝影　(D)血管注射toluidine blue　　　　（94專高二）

解答：　　1.B　　2.A

細胞傷害與細胞適應

出題率：♥ ♥ ♡

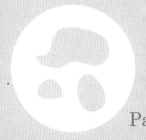

Pathology

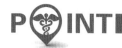

2-1　細胞傷害(Cell Injury)

一、細胞傷害的原因

1. **缺氧**(hypoxia)是指氧氣的供應機制缺損；**缺血**(ischemia)是指血液對於組織的灌流量減少，常是導致缺氧的原因，例如心臟衰竭，血液對周邊組織的灌流量減少所致。

2. 物理因素：(1)機械性外傷；(2)燒傷；(3)凍傷；(4)壓力性創傷：因為壓力改變劇烈而產生的創傷；(5)輻射性物質；(6)電擊。

3. 化學因素
   (1) 高濃度的糖或鹽分：使得細胞滲透壓改變，造成細胞損傷。
   (2) 毒素：汞中毒；四氯化碳引起的**脂肪肝**。
   (3) 藥物：過量止痛藥引起肝細胞損傷。
   (4) 日常生活接觸到的物質：空氣汙染物、菸、酒和石綿等。

4. 感染性微生物：(1)病毒：造成宿主特定細胞或組織造成傷害，**在於病毒的組織趨向性**(tropism)，其取決於宿主細胞表面的受體蛋白及宿主細胞特殊的轉錄因子、物理性的屏障（如溫度、pH值）；(2)立克次體；(3)細菌；(4)黴菌；(5)寄生蟲。

5. 免疫反應
   (1) 過敏性反應(anaphylactic reaction)。
   (2) **自體免疫疾病**(autoimmune disease)：如 SLE、類風濕性關節炎(rheumatoid arthritis, RA)等疾病，因為產生對抗自己體內細胞的抗體而造成各種不同的疾病。

6. 遺傳因素

　(1) 貯積性疾病：如肝醣貯積性疾病造成肝細胞過度堆積肝醣，引起肝細胞損傷。

　(2) 鐮刀型貧血：患者的紅血球因為遺傳因素，呈現鐮刀狀，紅血球易破。

7. 營養失衡：如缺乏養分，造成細胞營養不夠而引起細胞損傷。

二、細胞傷害的機制

　　包括破壞細胞膜、影響粒線體的功能、破壞細胞內蛋白質的生成和代謝、細胞內鈣離子大量堆積。

　　一些實驗室檢驗項目可用以觀察特定器官組織的損傷，如：(1) CK-MB, Troponin I and T：心臟肌肉細胞損傷；(2) ALT, AST：肝臟細胞損傷；(3) Amylase, Lipase：胰臟細胞損傷。

　　而細胞傷害變化的觀察方法有：

1. 數分鐘到數小時後，以電子顯微鏡可以觀察到細胞傷害的變化。

2. 數小時到數天後，以抽血檢驗特定酵素，可以觀察相關器官組織的細胞傷害變化。

3. 數小時到數天後，一般光學顯微鏡才有辦法觀察到細胞傷害的變化。

三、急性細胞傷害的分類

1. **可回復性傷害**：即引起細胞傷害的因素去除之後，細胞可以回復。

　(1) **細胞腫脹**(cellular swelling)：細胞傷害造成細胞膜通透性增加，引起細胞腫脹。細胞腫脹有時候會以細胞內小泡來表現，又稱為**水腫變化**(hydropic change)。

(2) **脂肪變性**(fatty change)：細胞傷害後，造成細胞代謝受損，細胞內堆積脂肪小泡。較常見於**肝細胞**和**心臟肌肉細胞**等。

2. 不可回復性傷害：即細胞已經死亡，縱使去除引起細胞傷害的因素，細胞仍無法恢復，包括有：細胞凋亡和細胞壞死，兩者雖然都造成細胞死亡，但機轉不同。

(1) **細胞凋亡**(apoptosis)：細胞有計畫性的死亡，不會引起發炎反應，**細胞皺縮**(cell shrinkage)，**細胞核呈現碎裂狀**(fragmented nuclei)，細胞裂解成**凋亡小體**(apoptotic bodies)，**和粒線體最有關係**。

(2) **細胞壞死**(necrosis)：細胞因為自身溶解酵素產生自體溶解或是受到外來物質或是發炎細胞的破壞，產生異體溶解，造成細胞死亡，稱為細胞壞死。細胞壞死又可以依照組織型態和引起原因的不同分類（表 2-1）。

表 2-1　細胞壞死

分 類	說 明
凝固性壞死	**常發生在實體器官**，細胞壞死中最常見的型態。因蛋白質變性凝固，**細胞核濃縮或消失，細胞及組織外形得以保持**，如心肌梗塞的壞死心肌細胞即為凝固性壞死
液化性壞死	中樞神經系統的神經細胞壞死最常見的型態
乾酪性壞死	**類上皮細胞易出現**，最常發生在**結核菌感染**，外觀似一塊塊乾掉的白色乳酪
脂肪性壞死／脂肪皂化	釋出胰液中的脂肪酵素和脂肪作用後，和鈣結合，**產生外觀似粉筆樣白色區域**，常發生在胰臟損傷後
壞疽性壞死	常出現在**糖尿病病人**的**四肢末端**
乾疽性壞死	糖尿病病人的四肢末端，因為血管病變，造成血液灌流不足，引起細胞壞死的現象
濕疽性壞死	壞疽性壞死發生次發性感染時，出現的流膿現象

四、細胞內外物質堆積的種類

　　細胞因代謝速率變慢等原因形成的堆積物種類頗多，簡介如下：

1. **血鐵質**(hemosiderin)：是由血基質衍生而來的一種黃棕色顆粒性色素，常因為出血引起巨噬細胞吞噬紅血球之後所形成的。
   (1) 血鐵質沉積症：血鐵質沉積在身體的器官組織中。
   (2) 血色素沉積症：血鐵質囤積在身體的器官組織中，並引起這些地方的損傷。例如：
   　　A. 過度沉積在肝臟會引起肝硬化。
   　　B. 過度沉積在心臟，會造成心臟負荷過大而引起心臟衰竭。
   　　C. 過度沉積在胰臟有時會造成**糖尿病**。

2. 碳沉積症：常發生在肺部，因為碳粒沉積所致。若堆積多量碳粒，有可能引起塵肺症。

3. 黑色素(melanin)：由體內的黑色素細胞所形成的黑色顆粒性物質。

4. **褐脂質**(lipofuscin)：**細胞內受到自由基傷害後的產物。**因為褐脂質是自由基對於細胞膜上的脂質產生氧化作用的產物，呈現黃褐色，所以叫做褐脂質。**在老化或萎縮中的細胞，最常出現。**

5. 肝醣：當體內無法正常代謝肝醣時，肝醣會堆積在體內器官組織，嚴重的會影響身體器官組織的功能。

6. 鈣：身體中，鈣的沉積通常都在細胞外，依照形成的原因，常分類為下列兩者：
   (1) **失養性鈣化**(dystrophic calcification)
   　　A. 鈣和其他礦物質沉積在壞死的組織中，稱為失養性鈣化。
   　　B. 血中鈣的濃度不一定會升高。
   　　C. 常見於慢性胰臟炎的皂化物質、心臟瓣膜的鈣化。

(2) **轉移性鈣化**(metastatic calcification)

　　A. 鈣和其他礦物質不一定沉積在壞死的組織中，正常的組織也可以。

　　B. **經常伴有高血鈣症**(hypercalcemia)。

　　C. 常見於多發性骨髓癌、癌症轉移至骨頭、副甲狀腺機能亢進。

　　D. 轉移性鈣化大量沉積在腎臟，稱為腎鈣沉積症(nephrocalcinosis)，會影響腎臟功能。

7. **類澱粉變性**(amyloidosis)：為一種**病理性蛋白質沉積**，發生於身體的不同組織和器官的細胞之間。**為無定形、嗜酸性的細胞外物質的沉積，可以用剛果紅染出**，沉積物質會包繞細胞或擠壓周圍細胞使其萎縮。約 95%類澱粉變性中的澱粉樣物質是由原纖維性蛋白構成（表 2-2）。

表 2-2　類澱粉變性

分　類	說　明
免疫系統	5~15%為**多發性骨髓瘤**。除完整免疫球蛋白外，出現類澱粉輕鏈(AL)
反應性全身性	全身性 AA 蛋白沉積，其中結核病、支氣管擴張和慢性骨髓炎為最常見的原因
血液透析相關	長期血液透析的病人可因 β_2-微球蛋白沉積而出現類澱粉變性
局部性	僅限於某個單個器官或組織，常見於肺、皮膚、膀胱、舌和眼上區
內分泌性	如**甲狀腺髓樣癌**、胰島腫瘤、嗜鉻細胞瘤、胃的未分化癌和**第二型糖尿病**時的胰島

表 2-2 類澱粉變性（續）	
分　類	說　明
脾	類澱粉物質沉積在脾，在巨觀上出現木薯樣的顆粒，稱為**西米脾**(sago spleen)
神經系統	**阿茲海默氏病病人**腦中的類澱粉物質沉積為一種特殊類型的 β₂ 類澱粉蛋白。**類澱粉斑塊**(amyloid plaques) 及**神經纖維糾結**(neurofibrillary tangle)為阿茲海默氏病的兩大特徵

8. 其他物質
   (1) 脂肪堆積在肝臟產生脂肪變性(steatosis)。
   (2) 在免疫系統中扮演重要角色的漿細胞，其產生的免疫球蛋白堆積形成的構造，稱為盧西氏小體(Russell's bodies)。
   (3) 巨噬細胞吞噬膽固醇並且堆積在細胞質中，這種巨噬細胞稱為**泡沫細胞**(foam cells)。而大量的泡沫細胞聚集成團，其外觀呈現黃色，稱為**黃色瘤**(xanthoma)。

2-2 細胞適應

　　細胞為了適應外在環境或是人體體內狀態的改變所產生的變化，稱為細胞適應(cellular adaptations)。細胞適應包括：**肥大、萎縮、增生、發育不全、化生**等。

一、肥大(Hypertrophy)

1. 定義：**細胞因其內容物的增加而變大，器官或組織也隨著變大**。如：懷孕時因雌性激素不斷刺激所造成的子宮變大，慢性心臟疾病病人的代償性心臟肥大，健美先生因不斷地體能訓練而使全身肌肉發達成塊。

2. 肥大現象是**可逆**的，一旦**刺激消失**後，**細胞即有可能會回復**到原來的大小。

二、萎縮(Atrophy)

1. 定義：細胞因內容物的減少而變小，器官或是組織之大小亦隨之變小。如：(1)老化而使腦細胞萎縮；(2)中風病人，神經細胞死亡，引起其支配的肌肉細胞萎縮；(3)女性停經後雌激素的刺激減少，造成性器官萎縮，如：乳房；(4)長期因腦水腫或腦腫瘤的壓迫，造成腦壓迫性萎縮。

2. 萎縮和肥大是相反的細胞適應現象。

3. 萎縮的細胞並沒有因此而死亡，但其功能可能會發生變化及失去部分之功能。

三、增生(Hyperplasia)

1. 定義：細胞數目增加（有時也會伴有細胞大小的增加），是良性現象，如：青少女受雌激素之刺激，乳房腺體的數量增加。

2. 發生於黑人或女性的瘢瘤（keloid，或稱**蟹足腫**），乃一種**不正常增生的疤痕組織**。所謂的不正常增生(atypical hyperplasia)是指細胞數目增加，細胞汰換速度快，所以可能有少數不正常的細胞產生，具有變成惡性腫瘤的危險性。

四、發育不全(Hypoplasia)

1. 定義：和增生是相反的意思，指細胞數量的減少，因而造成器官或是組織變小。如：(1)長期用鼻胃管灌食營養者的小腸絨毛發育不全；(2)分泌生長激素的腦下垂體發育不良，導致侏儒症(dwarfism)。

2. 不發育(aplasia)則指某一器官或組織胚胎發育時就沒有形成。

五、化生(Metaplasia)

1. 定義：**一種已分化組織轉化為另一種相似性質的分化組織。**

2. **鱗狀上皮化生**(squamous metaplasia)：長期吸菸者，其呼吸道上皮由原來的偽複層柱狀上皮變成複層鱗狀上皮。

3. **腺狀上皮化生**(glandular metaplasia)：胃液長期逆流至食道，使得食道上皮由複層鱗狀上皮變成單層柱狀上皮。**食道的腺狀上皮化生**又稱為**巴瑞特氏食道**(Barrett's esophagus)，被認為是引起食道腺狀上皮癌的危險因子。

QUESTI?N

1. 下列何者最不會出現澱粉樣變性病(amyloidosis)？(A)多發性骨髓瘤(multiple myelomsa)　(B)第二型糖尿病　(C)阿滋海默症(Alzheimer's disease)　(D)全身性硬皮症(systemic sclerosis)

   解析) 多發性骨髓瘤的類澱粉物質為類澱粉輕鏈。糖尿病患者的胰島中，類澱粉物質含多胜肽激素。阿滋海默症腦中的沉積物為β_2類澱粉蛋白。 （96專高一）

2. 西米脾(sago spleen)是何種物質的堆積？(A)類澱粉(amyloid)　(B)鐵質(iron)　(C)血紅素(hemoglobin)　(D)銅質(copper)

   解析) 脾類澱粉變性是類澱粉物質沉積在脾小體，大體上出現木薯樣的顆粒，稱為西米脾。 （96專高一）

3. 類上皮細胞易出現何種壞死？(A)凝固性壞死　(B)液化性壞死　(C)乾酪性壞死　(D)脂肪性壞死 （97專高二）

4. 凝固性壞死(coagulative necrosis)最不常發生在：(A)肝臟　(B)腎臟　(C)心臟　(D)肺臟 （98專高一）

   解析) 凝固性壞死常發生在實體器官，故不容易出現在肺臟。

5. 下列何者不是類澱粉(amyloid)之特性？(A)嗜伊紅性　(B)無特定形狀　(C)可以用剛果紅染出　(D)兼具澱粉與脂質的特性

   解析) 類澱粉是一種蛋白質的沉澱。 （98專高一）

6. 青銅色糖尿病(Bronze diabetes)是因何種物質堆積所致？(A)銅　(B)鐵　(C)水銀　(D)砷 （98專高二）

   解析) 鐵質過度沉積於胰臟，有時會造成糖尿病。

7. 易有皂化(saponification)現象的是何種壞死？(A)凝固性　(B)液化性　(C)乾酪性　(D)脂肪性 （99專高二）

   解析) 脂肪性壞死最常發生於胰臟損傷之後。而脂肪皂化是指胰臟損傷，釋出胰液中的脂肪酵素和脂肪作用後，和鈣結合，產生外觀似粉筆樣白色區域，稱為脂肪皂化。

解答：　1.D　　2.A　　3.C　　4.D　　5.D　　6.B　　7.D

8. 壞疽性壞死最常發生在糖尿病患者的哪一部位？(A)下肢　(B)肺臟　(C)胃腸道　(D)大腦　　　　　　　　　　　　　　　（100專高二）

解析 末梢感覺神經異常是糖尿病常見的的合併症，加上皮膚血循不良等因素，而常發生糖尿病足，出現壞疽性壞死。

9. 當細胞之DNA受到損傷時，細胞會停止生長而修復其DNA，倘若無法修復，細胞會自行死亡，這個現象稱為：(A)壞死(necrosis)　(B)凋亡(apoptosis)　(C)分化(differentiation)　(D)萎縮(atrophy)

解析 (A)壞死是細胞有不可逆的損傷，造成細胞、組織之死亡；(C)分化是分化出不同功能的細胞；(D)萎縮是細胞有實質的喪失而使細胞體積縮小。　　　　　　　　　　　　　　　　　（100專高二）

10. 腦部組織因動脈阻塞所引起的缺血性壞死，最常呈現：(A)脂肪壞死　(B)液化性壞死　(C)乾酪樣壞死　(D)凝固性壞死

解析 中樞神經系統的神經細胞壞死，最常呈現的是液化性壞死。至於脂肪壞死較好發於胰臟損傷之後。乾酪樣壞死最常出現於結核菌感染。凝固性壞死是細胞壞死中，最常見的型態，常發生在實體器官，例如心肌梗塞的壞死心肌細胞即為凝固性壞死。（101專高二）

11. 下列四種甲狀腺腫瘤何者最容易引起類澱粉(amyloid)沉積？(A)乳突狀癌(papillary carcinoma)　(B)濾泡性癌(follicular carcinoma)　(C)退行性癌(anaplastic carcinoma)　(D)髓狀癌(medullary carcinoma)　　　　　　　　　　　　　　　　　　　（102專高一）

解析 (A)甲狀腺乳突狀癌為甲狀腺癌中最常見者。(B)濾泡性癌為第二常見者。(C)退行性癌為預後最差者。(D)髓狀癌則是最容易引起類澱粉沉積者。類澱粉可以藉由染剛果紅後，以偏光鏡觀察會呈現蘋果綠的顏色。

12. 下列哪一種胞器與凋亡(apoptosis)最有關係？(A)內質網(endoplasmic reticulum)　(B)高爾基體(Golgi apparatus)　(C)溶酶體(lysosome)　(D)粒線體(mitochondria)　　　　　　　　（102專高一）

解析 細胞凋亡為細胞有計畫性的死亡，不會引起發炎反應，細胞核呈現碎裂狀，細胞裂解成凋亡小體，和粒線體最有關係。

解答：　　8.A　　9.B　　10.B　　11.D　　12.D

13. 下列何者是阿茲海默症(Alzheimer disease)的顯微鏡下之特殊病理
學發現？(A)海綿狀病變(spongiform encephalopathy)　(B)奈格利
小體(Negri body)　(C)路易體(Lewy body)　(D)神經纖維糾結
(neurofibrillary tangle)　　　　　　　　　　　　　（102專高一）

解析 (A)海綿狀病變為狂牛病的特徵之一。(B)奈格利小體是狂犬病的
特徵之一。(C)路易體是巴金森氏症的特徵之一。(D)神經纖維糾
結為阿茲海默症的特徵之一。

14. 在老化或萎縮中的細胞，最常出現哪一種內源性色素？(A)脂褐
質(lipofuscin)　(B)黑色素(melanin)　(C)血鐵質(hemosiderin)
(D)膽紅素(bilirubin)　　　　　　　　　　　　　　（102專高二）

解析 (A)在老化或是萎縮中的細胞，因為受到自由基傷害後的產物，
稱為褐脂質。(B)黑色素是由體內的黑色素細胞所形成的黑色顆
粒性物質。(C)血鐵質是由血基質衍生而來的一種黃棕色顆粒性
色素，常因為出血引起巨噬細胞吞噬紅血球之後形成的。(D)膽
紅素是膽色素的一種，是人類膽汁中主要色素。

15. 澱粉樣變性病(amyloidosis)是指下列何者？(A)細胞內澱粉堆積
(B)細胞內脂肪堆積　(C)細胞外水分堆積　(D)細胞外蛋白質堆積

解析 澱粉樣變性病為一種病理性蛋白質沉積，發生於身體的不同組織
和器官的細胞之間。為無定形、嗜酸性的細胞外物質的沉積，可
以用剛果紅(Congo red)染出。故由上述，可知澱粉樣變性病為一
細胞外蛋白質堆積的疾病。　　　　　　　　　　　（104專高一）

16. 濁腫(cloudy swelling)最不易出現在哪一器官的細胞？(A)心臟
(B)肝臟　(C)腎臟　(D)肺臟　　　　　　　　　　　（104專高二）

解析 濁腫(cloudy swelling)常發生在實體器官，是細胞壞死中最常見
的型態。壞死的細胞因為蛋白質變性，雖細胞已壞死，細胞及組
織外形得以保持。本題選項中，心臟、肝臟和腎臟都是屬於實質
器官，而肺臟因為包括很多空氣，不屬於實質器官，故不容易出
現濁腫(cloudy swelling)。

解答：　13.D　14.A　15.D　16.D

17. 下列何種染色方法，最常用於證明組織切片中有類澱粉(amyloid)存在？ (A)蘇木紫及伊紅(hematoxylin&eosin)　(B)剛果紅(Congo red)　(C)鍍銀(silver)　(D)抗酸(acid fast)　　　　（104專高二）

解析 類澱粉變化(Amyloidosis)為一種病理性蛋白質沉積，發生於身體的不同組織和器官的細胞之間。為無定形、嗜酸性的細胞外物質的沈積，可以用剛果紅(Congo red)染出。其他選項的染色方法，則無法染上並證明類澱粉的存在。

18. 多發性骨髓瘤(multiple myeloma)產生的類澱粉沉積症(amyoidosis)化學相關的前驅蛋白是下列何種物質？ (A)免疫球蛋白輕鏈　(B)降鈣素　(C)胰島素類澱粉胜肽　(D)心房利鈉因子

解析 多發性骨髓瘤是漿細胞在骨髓多處產生的贅瘤性增殖，而漿細胞是屬於B淋巴球的一種，為身體中主要負責製造免疫球蛋白的細胞，故若是多發性骨髓瘤產生了類澱粉沈積症，其化學相關的前驅蛋白為免疫球蛋白輕鏈。　　　　（105專高一）

19. 下列何者不是可逆性細胞損傷的變化？ (A)細胞膜呈泡狀凸出　(B)粒線體腫脹　(C)內質網之擴張　(D)細胞核崩裂　（106專高二）

解析 可逆性細胞損傷的變化，包括有(A)細胞膜成泡狀突出(B)粒線體腫脹(C)內質網之擴張等所謂的細胞腫脹(cellular swelling)現象。另外細胞內堆積脂肪小泡等所謂的脂肪變化(fatty change)，也是屬於可逆性的細胞損傷的變化。而選項(D)細胞核崩裂，是屬於所謂不可逆的細胞損傷之變化，故本題的答案選項為(D)。

20. 下列哪一器官遭受到可逆性傷害時，最常以脂肪變性(fatty change)來呈現？ (A)肺　(B)肝　(C)腎　(D)脾　　　　（106專高二）

解析 所謂的脂肪變性，是指細胞傷害後，造成細胞代謝受損，細胞內堆積脂肪小泡，稱為脂肪變化，比較常見於肝臟細胞。故本題答案選項為(B)。其他三個選項的器官比較不容易有脂肪變性出現。

21. 下列何種變化最可能發生在凋亡(apoptosis)的細胞？ (A)脂肪變性(fatty change)　(B)褐脂質堆積(lipofuscin deposition)　(C)細胞皺縮(cell shrinkage)　(D)細胞腫脹(cell swelling)　　　　（109專高二）

解答：　17.B　18.A　19.D　20.B　21.C

22. 下列細胞形態或胞器的改變，何者是屬於細胞可逆性的損傷？
(A)脂肪變性　(B)溶酶體破裂　(C)細胞核溶解　(D)細胞核破裂

解析　脂肪變性是指非脂肪細胞的其他實質細胞細胞質內有脂滴(fat droplet)堆積，屬於可逆性傷害。　　　　　　　　　　　(110專高一)

23. 細胞壞死(Necrosis)時，最早會出現：(A)細胞核濃縮　(B)細胞核破裂　(C)細胞核溶解　(D)胞膜破裂　　　　　　　　(111專高一)

解析　凝固性壞死的細胞其細胞質因蛋白質凝固而染色較紅，細胞核則濃縮或消失。

24. 肝臟因為慢性右側心臟衰竭發生嚴重充血現象時，肝小葉中心區域出現出血性壞死，稱為：(A)脂肪肝　(B)荳蔻肝　(C)肉芽腫　(D)潰瘍　　　　　　　　　　　　　　　　　　　　(111專高一)

25. 一位患有慢性胃食道逆流的病人，在食道下三分之一處發現有區域性柱狀上皮的出現，此現象稱為：(A)增生(hyperplasia)　(B)肥大(hypertrophy)　(C)萎縮(atrophy)　(D)化生(metaplasia)

(112專高一)

解析　胃食道逆流使得食道上皮由複層鱗狀上皮變成單層柱狀上皮，屬於腺狀上皮化生(glandular metaplasia)。

26. 病毒會針對特定細胞或組織造成傷害，取決於病毒的組織趨向性(tropism)，下列何因素對組織趨向性的影響最小？(A)宿主細胞表面的受體蛋白　(B)宿主細胞膜的脂肪組成　(C)宿主細胞內特殊的轉錄因子　(D)宿主細胞物理性的屏障，如溫度、pH值

(112專高二)

解答：　22.A　23.A　24.B　25.D　26.B

發炎與修復

CHAPTER 03

出題率：♥ ♥ ♡

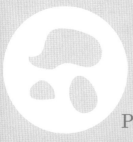

Pathology

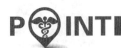

3-1　概　論

　　當受到體內或是體外的刺激傷害時，會引起發炎反應和修復反應，兩者常常同時發生。

一、發炎反應(Inflammation)

1. 發炎反應主要作用在使受傷部位增加發炎性細胞(inflammatory cells)，以清除外來物或病原體。

2. 發炎性細胞包括有：嗜中性球(neutrophils)、單核球(monocytes)、淋巴球(lymphocytes)、漿細胞(plasma cells)等。

3. 發炎又可以分為急性發炎(acute inflammation)和慢性發炎(chronic inflammation)兩大類。

二、修復反應(Repair)

1. 修復反應主要作用在修補有缺陷的組織。

2. 修復反應的主要細胞包括有：基質細胞、纖維母細胞等。
   (1) **基質細胞**(stromal cells)：受傷的組織中，若含有殘存的基質細胞，則基質細胞可以再分化為原來的細胞，較少有疤痕組織(scar tissue)產生。
   (2) **纖維母細胞**(fibroblasts)：受傷的組織中，若沒有殘存的基質細胞，則由纖維母細胞產生膠原纖維來修補缺損的地方，但就會形成疤痕組織。

3-2 急性發炎

以急性發炎的特徵、作用機轉及發炎後的結果來簡介之。

一、急性發炎的特徵

1. **紅**：發炎反應刺激血管擴張，血流量增加，在外觀上呈現較紅的顏色。

2. **腫**：發炎反應刺激血管擴張，血管通透性增加，血管內血液和蛋白流出至組織中，引起水腫。

3. **熱**：發炎反應刺激血管擴張，血流量增加，使病灶處在觸摸上有較熱的感覺。

4. **痛**：發炎反應刺激白血球釋放發炎反應性物質造成組織傷害，引起疼痛的感覺。

5. 急性發炎的其他特徵：
   (1) 在傷害之後就會產生，持續的時間較短，約數分鐘到數天。
   (2) 發炎細胞主要以**嗜中性球**為主。之後由淋巴細胞或是巨噬細胞(macrophages)來清除發炎組織中的壞死細胞和外來物。
   (3) 蜂窩性組織炎(cellulitis)是屬於一種急性發炎。
   (4) 燒燙傷所引起的皮膚水泡是屬於漿液性炎症。
   (5) 產後乳腺炎和急性闌尾炎為急性發炎反應，故發炎細胞以嗜中性球為主。

二、急性發炎的作用機轉

1. **充血與血管反應**：
   (1) **細小動脈短暫性痙攣**：當人體受傷後，神經反射及發炎物質作用在局部血管，首先會產生細小動脈短暫性痙攣。

(2) 急性發炎反應釋放出發炎物質，引起血管擴張，進而引起血流量增加。

(3) 血流量增加使得發炎組織形成紅、腫、熱的變化。

2. 滲出作用：

(1) 血管內皮細胞收縮、傷害等作用，會引起**血管滲透性增加**。

(2) 早期血管滲透性增加，只有水分子及較低分子量物質釋出，稱為**清澈液**(transudate)。

(3) 若連血管內皮細胞都受到傷害而死亡，則較大分子量的物質，如蛋白質等，也會釋出到組織中，稱為**滲出液**(exudate)。

3. **白血球外滲**：白血球從血管的血液中**移動並集中在受傷組織**，所需要的步驟包括：

(1) **邊緣移動**(margination)：是指血液受到血管滲透性增加的影響，會使血流速度減緩，促使白血球往血管壁移動。

(2) 滾動(rolling)：白血球往邊緣移動之後，會在血管壁上滾動，以找到合適的受體和白血球上的分子結合。在此過程中，有一些黏附分子參與其中的作用，包括：血管內皮細胞上的 E-selectin (ELAM-1)、P-selectin (GMP140)、CD34 等，以及白血球上的 L-selectin 等。在正常情況下，黏附分子含量很低甚至沒有，發炎反應刺激後才讓黏附分子增加。

(3) 黏附作用(transmigration)：白血球會藉著黏附分子，緊密的黏附在血管內皮上。這些黏附分子包括：

A. 血管內皮細胞上的 ICAM-1、VCAM-1。

B. 白血球上的 LFA-1 (CD11a/CD18)、Mac-1 (CD11b/CD18) 及 VLA-4。

(4) 穿越血管壁(chemotaxis)：當白血球與血管壁緊密結合後，之後會藉由血管內皮的黏附分子 PECAM-1，將白血球移動並穿越血管壁。

4. **趨化及活化**(activation)：
  (1) **趨化性**：病原體或是受傷的組織會釋放出化學物質，使白血球往病原體或是受傷的組織移動的現象。
  (2) 白血球的活化：白血球受化學物質刺激活化。

5. **吞噬作用**：白血球受到化學物質的刺激之後，會活化進而促進其吞噬作用，包括下列三個步驟：(1)辨識欲進行吞噬作用的物質；(2)將這些物質加以吞噬；(3)以白血球內的酵素將這些物質消化分解。

三、化學介質

1. **血管活性胺**(vasoactive amine)：包含**組織胺**(histamine)和血清素(serotonin)，與血管擴張及通透性改變有關。

2. 激肽系統(kinin system)：炎症刺激使釋出緩激肽，引起疼痛。

3. 補體系統(complement system)。

4. 凝血系統(clotting system)。

三、急性發炎後的結果

1. 和未發炎前的狀態一樣
  (1) 若是受傷範圍較小，且傷口較為乾淨，免疫力足夠，則急性發炎後，發炎細胞會將發炎過程所產生的廢棄物加以處理乾淨。
  (2) 若是傷口周圍的組織仍有足夠的基質細胞，則可以分化再生為原來的細胞，則不會有疤痕組織的形成。

2. 疤痕組織的形成：
   (1) 若是受傷範圍較大，較易有疤痕組織的形成。
   (2) 受傷範圍較大，常造成傷口周圍組織的基質細胞缺損，則將由纖維母細胞產生膠原纖維填補傷口，易有疤痕組織的形成。

3. 組織壞死形成膿瘍：
   (1) 病原體或是體內物質引起較大規模的急性發炎反應，造成組織壞死。
   (2) 組織壞死所殘留的細胞碎屑(cell debris)、死去的發炎細胞、血管的滲出液等，合稱為膿瘍(abscess)。

4. 慢性發炎：急性發炎形成慢性發炎的原因包括：
   (1) 引起急性發炎的原因一直無法去除。
   (2) 身體免疫力低下。

3-3　慢性發炎

一、參與慢性發炎的細胞

1. **巨噬細胞**(macrophages)：
   (1) 由單核吞噬細胞系統(mononuclear phagocyte system, MPS)所形成，比較常見的包括：血液中的單核球、神經系統中的微神經膠細胞、肝臟的庫佛氏細胞、皮膚的樹突細胞等。
   (2) 經由發炎反應的刺激而形成，比單核球更大，且具有吞噬功能。
   (3) 活化的巨噬細胞在吞噬過程中，會分泌一些化學物質，造成組織損傷，及促進傷口纖維化。

2. **漿細胞**(plasma cells)：在發炎反應中，製造抗體(antibodies)，產生免疫作用。漿細胞為 B 淋巴球所轉變而來。

3. **淋巴球**(lymphocytes)：包括有 T 淋巴球和 B 淋巴球，在發炎反應的過程中，產生許多種類的細胞激素(cytokines)來刺激活化其他發炎性細胞。

4. **嗜酸性球**(eosinophils)：在對抗**寄生蟲感染**的慢性發炎反應，或是**長期的過敏反應**中，可以見到嗜酸性球的增加。

5. 纖維母細胞(fibroblasts)：參與慢性發炎反應中的組織修復的功能。

二、肉芽腫性發炎(Granulomatous Inflammation)

1. 一種較為特殊的慢性發炎反應組織型態。

2. **引起原因較常見者為**：(1)**結核菌**(*Mycobacterium tuberculosis*)**感染**；(2)**痲瘋病菌**(*Mycobacterium leprae*)感染；(3)外來物質的，如傷口的縫線等；(4)**類肉瘤症**(sarcoidosis)。

3. **組織學特徵**：出現多核巨大細胞(multinucleated giant cells)，伴有明顯的淋巴球聚集，周圍有纖維母細胞或是結締組織的增加。多核巨大細胞又可稱為**類上皮細胞**(epithelioid cells)，因為其外觀在顯微鏡下，類似上皮性細胞。

3-4　修復反應

　　細胞的修復反應主要包括兩個反應：

一、基質細胞再生

1. 指被破壞的組織由和原來相同類型的細胞再生來取代的過程，例如：
   (1) 外科手術中，若是傷口很乾淨清潔，縫合完整的話，則由新生的表皮組織取代缺損的表皮組織。
   (2) 骨頭受傷缺損，則骨頭會有新生的骨骼組織來取代修補缺損的骨頭。
2. 基質細胞再生的必要條件為此類基質細胞具有再生的能力。
   (1) 不具有再生能力的細胞：心肌細胞、神經細胞、骨骼肌細胞等。因此若是發生損傷，則修復反應將由纖維母細胞產生膠原纖維來填補，就會形成疤痕組織。
   (2) 具有再生能力的細胞：口腔的黏膜上皮、**腸胃道的黏膜上皮**、骨髓細胞等。這些細胞又叫做**不穩定細胞**(labile cells)。

二、疤痕組織的形成

1. 指被破壞的組織由**纖維母細胞**產生**膠原纖維**來填補，形成疤痕組織，但疤痕組織不具有原先組織的功能。
2. 通常是因為不具有再生能力細胞的組織發生損傷，較易有疤痕組織的形成。
3. 具有再生能力細胞的組織，若是發生較大範圍或是較嚴重的損傷，造成具再生能力的基質細胞大量缺損的話，也會有疤痕組織的形成。

3-5　傷口的癒合與修復

　　傷口的癒合與修復的步驟主要包括：**發炎反應、基質細胞的再生、纖維母細胞的再生、傷口的癒合**等。一般來說，**傷口感染是造成癒合延遲的重要因素，且癒合過程易出現肉芽組織**(granulation tissue)，**另外糖尿病患因血液灌注不良引起傷口癒合異常**。

　　依照傷口的兩側距離遠近，將傷口的癒合分為**初級癒合**和**次級癒合**，說明於下。

一、初級癒合(Primary Closure)

1. 會形成初級癒合的傷口，其兩側距離較近且較平整。而上皮組織和結締組織的細胞通常破壞的程度較小，因此癒合較為容易且完全。如：乾淨的手術傷口。

2. 傷口的初級癒合和恢復，一般所花的時間約數天。

二、次級癒合(Secondary Closure)

1. 會形成次級癒合的傷口，其兩側距離較遠且較不平整，甚至有大範圍的組織缺失。而上皮組織和結締組織的細胞通常破壞的程度較大，因此癒合較不容易且不完全。如：膿瘍、汙染性傷口、大範圍組織缺損的傷口等。

2. 傷口的次級癒合和恢復，一般所花的時間約數週至數月。

3. **皮質類固醇會抑制發炎反應並阻礙膠原纖維的製造合成，進而造成傷口延遲癒合。**

QUESTI?N

1. 30歲女性，上個月剛生下一名女嬰以母乳哺育。最近覺得左側乳房紅腫，且痛得無法碰觸，同時也有發燒的現象。下列何種乳房的病理變化，最可能發生且可以解釋她目前的症狀？(A)脂肪組織壞死　(B)嗜中性白血球堆積　(C)多發性管內乳頭瘤　(D)乳癌細胞充滿乳管 　　　　　　　　　　　　　　　　　　　　　　　　　（96專高二）

   解析 該婦女應為產後乳腺炎，為急性發炎反應，故發炎細胞以嗜中性白血球為主。

2. 在典型的發炎現象，依發生時序的前後，最早發生的是：(A)短暫性之血管收縮　(B)血管擴張　(C)血管通透性增加　(D)血流增加 　　　　　　　　　　　　　　　　　　　　　　　　　（97專高一）

   解析 當人體受傷後，神經反射及發炎物質作用在局部血管，首先會產生細小動脈短暫性痙攣，之後血管擴張、血流增加，然後血管通透性增加。

3. 在發生組織細胞傷害時，修復時最少出現纖維芽細胞(fibroblast)的是：(A)肺　(B)皮膚　(C)腦　(D)肝　　　　　　　（98專高二）

4. 何者最常發生肉芽腫性發炎？(A)鏈球菌　(B)淋病球菌　(C)分枝桿菌　(D)金黃色葡萄球菌 　　　　　　　　　　　　　　（99專高一）

   解析 分枝桿菌，例如：結核菌和痲瘋桿菌等，最易造成肉芽腫性發炎這種較為特殊的慢性發炎反應，至於鏈球菌、淋病球菌、和金黃色葡萄球菌等，一般不會引起肉芽腫性發炎反應。

5. 有關急性炎症的病灶之敘述，何者錯誤？(A)局部水腫　(B)滲出液增加　(C)嗜中性白血球增加　(D)纖維芽細胞增加　（99專高一）

   解析 纖維芽細胞增加是屬於慢性發炎反應。

解答：　　1.B　　2.A　　3.C　　4.C　　5.D

6. 下列何種疾病最不可能引起組織的肉芽腫性發炎(granulomatous inflammation)？(A)痲瘋　(B)急性盲腸炎　(C)梅毒　(D)類肉瘤病
（100專高二）

解析 肉芽腫性發炎是病原體所造成的實質壞死、組織球增生，形成腫塊。急性盲腸炎為一急性發炎反應，最不可能引起肉芽腫性發炎這種慢性發炎反應。

7. 在組織發炎時，下列哪一類化學媒介物(chemical mediator)與組織的疼痛最有關係？(A)組織胺(histamine)　(B)緩激肽(bradykinin)　(C)趨化激素(chemokine)　(D)血清素(serotonin)　（101專高一）

解析 緩激肽是一種強力的血管擴張劑，所以會導致血管擴張引起血壓下降。另外緩激肽也是一種發炎的媒介物，所以會增加微血管網的通透性，引起周邊組織水腫。緩激肽還有一種功能，就是會刺激神經末梢產生痛覺，所以和組織的疼痛最有關係。

8. 在急性發炎膿瘍的病變中，發炎細胞主要為：(A)淋巴球　(B)漿細胞　(C)嗜中性白血球　(D)嗜伊紅性白血球　（101專高一）

解析 淋巴球在發炎反應中，產生許多種類的細胞激素來刺激活化其他發炎細胞，在慢性發炎的病灶中較多。漿細胞在發炎反應中製造抗體，產生免疫作用，也是在慢性病灶中較多。嗜中性白血球在急性發炎中佔多數，也是急性發炎反應中重要的顆粒性白血球。嗜伊紅性白血球主要見於寄生蟲感染的慢性發炎反應或是長期的過敏反應。

9. 下列何種組織較容易被放射線所傷害？(A)肝臟　(B)腸胃道黏膜　(C)血管內皮　(D)心臟肌肉　（101專高一）

解析 細胞分裂生長快的組織較容易被放射線所傷。故像腸胃道的黏膜上皮細胞、口腔的黏膜上皮細胞及骨髓細胞等，都是比較容易被放射線所傷害。

10. 下列何種細胞屬於不穩定細胞(labile cell)？(A)神經元細胞　(B)心肌細胞　(C)骨骼肌細胞　(D)胃腸道上皮細胞　（102專高一）

解析 神經元細胞、心肌細胞和骨骼肌細胞為無法再生之細胞。而胃腸道上皮細胞為具有再生能力的細胞，又稱為不穩定細胞。另外像口腔黏膜細胞、骨髓細胞等也都屬於不穩定細胞。

解答：　　6.B　　7.B　　8.C　　9.B　　10.D

11. 下列哪種情況較不會出現血液中白血球增多(leukocytosis)？(A)慢性骨髓性白血病　(B)急性闌尾炎　(C)燒燙傷後大量組織壞死　(D)慢性萎縮性胃炎　　　　　　　　　　　　　　（102專高二）

　　解析 (A)慢性骨髓性白血病為血癌，故血液中白血球增多。(B)急性闌尾炎為急性發炎反應，故血液中白血球增多。(C)燒燙傷後大量組織壞死，會有組織發炎反應，故血液中白血球增多。(D)慢性萎縮性胃炎為胃黏膜之萎縮性病變，故較不會有血液中白血球增多的現象。

12. 褥瘡屬於哪一類的病灶？(A)先天性畸形　(B)贅生性　(C)潰瘍性　(D)過敏性　　　　　　　　　　　　　　　　　　（104專高二）

　　解析 組織壞死所殘留的細胞碎屑(cell debris)、死去的發炎細胞、血管的滲出液等，合稱為膿瘍(abscess)，所以褥瘡是屬於一種潰瘍性的病灶。

13. 下列何種細胞在慢性發炎的病灶中出現的機會最少？(A)淋巴球　(B)漿細胞　(C)嗜中性白血球　(D)嗜伊紅性白血球　（106專高一）

　　解析 急性發炎的發炎細胞主要以嗜中性白血球為主，慢性發炎的發炎細胞主要以淋巴球、漿細胞和嗜伊紅性性白血球為主。

14. 下列何者不是組織發炎時，白血球外滲(leukocyte extravasation)過程的步驟？(A)著邊(margination)　(B)黏著(adhesion)　(C)穿越(transmigration)　(D)吞噬(phagocytosis)　　　（106專高一）

　　解析 白血球外滲所需的步驟包括：邊緣移動（或著邊）、滾動、黏附作用、穿越血管壁、趨化及活化，故不包括吞噬。

15. 在急性發炎，白血球發生外滲(extravasation)過程中，下列哪一步驟最先發生？(A)鋪道(pavement)　(B)遷移(migration)　(C)著邊(margination)　(D)穿越(transmigration)　　　　（107專高一）

16. 下列何者不屬於典型慢性發炎的炎症浸潤細胞？(A)嗜中性白血球　(B)巨噬細胞　(C)淋巴球　(D)漿細胞　　　（107專高二）

　　解析 嗜中性白血球為急性發炎細胞，而巨噬細胞、淋巴球和漿細胞是屬於慢性發炎細胞。故本題的選項為(A)。

解答： 11.D　12.C　13.C　14.D　15.C　16.A

17. 下列何種因素最可能延緩傷口的癒合？(A)縫合傷口　(B)維持傷口清潔　(C)使用抗生素　(D)使用類固醇藥物　　　　（108專高一）

解析 類固醇的副作用有增加感染性、減緩血管新生速度、減少傷口的膠原蛋白產生、細胞增生速度減緩。因此使用類固醇藥物會延緩傷口的癒合；服用維生素A能促進傷口癒合。

18. 下列何種疾病最不常以肉芽腫性發炎來呈現？(A)結核病　(B)痲瘋　(C)類肉瘤病　(D) B型肝炎　　　　（108專高二）

解析 B型肝炎屬於病毒性肝炎。

19. 血清素(serotonin)是屬於哪一類之炎症化學介質？(A)血管活性胺(vasoactive amine)　(B)激肽系統(kinin system)　(C)補體系統(complement system)　(D)凝血系統(clotting system)　　　　（110專高二）

解析 血管活性胺包含組織胺和血清素，與血管擴張及通透性改變有關。

20. 有關組織傷口癒合的敘述，下列何者最不適當？(A)傷口感染是造成癒合延遲的重要因素　(B)組織癒合過程易出現肉芽組織(granulation tissue)　(C)使用類固醇抗發炎藥能有效抑制發炎並增進傷口癒合強度　(D)糖尿病患因血液灌注不良引起傷口癒合異常　　　　（113專高一）

解析 (C)會抑制發炎反應並抑制膠質合成，所以服用類固醇的病人其傷口癒合的速度也比較差。

解答：　17.D　18.D　19.A　20.C

MEMO

體液代謝障礙

出題率：♥ ♥ ♥

CHAPTER

04

Pathology

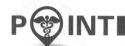

重｜點｜彙｜整

4-1　概　論

1. 體內水分占全身體重 60%，2/3 在細胞內，稱為細胞內液；1/3 在細胞外，稱為細胞外液。

   (1) 細胞外液包括有：組織間液、血漿、淋巴液、腦脊髓液 (CSF)、膽汁、消化液，如胃液(gastric juice)等。

   (2) 細胞外液大部分在血管外，少部分在血管內，稱為血漿。

2. **恆定**(homeostasis)：體液的生成和代謝，在身體中保持平衡穩定的狀態。任何破壞體液恆定狀態的障礙，稱為體液代謝障礙（表 4-1）。

表 4-1　體液代謝障礙

分　類	定　義
脫水(dehydration)	體內的體液量比正常狀態要低
水腫(edema)	細胞間隙內的體液量比正常狀態要高
充血(hyperemia)	動脈擴張，使血液流入組織的量增加
鬱血(congestion)	靜脈血液回流受阻，使得靜脈血液鬱積
出血(hemorrhage)	血液由受損的血管外滲至周邊組織，甚至體外
血栓(thrombus)	血管受損引發體內凝血機制(coagulation)，形成的固體狀的血栓
栓塞(embolism)	血管被原發自其他地方的物質所塞住，這些物質稱為**栓子**(embolus)
梗塞(infarction)	動脈或是靜脈因為血流循環發生阻塞，而使其支配的器官組織發生壞死
休克(shock)	在體內的循環量不足，例如心臟衰竭或是大失血等情況，導致體內組織或是細胞血液灌流量不夠

4-2 各 論

一、脫 水

1. 定義：體內的體液量比正常狀態要低。

2. 致病機轉：身體吸收的水分比排出的水分要少。

3. 致病原因：缺水、大量失血、嚴重燒燙傷、大量排汗、尿崩症 (diabetes insipidus)等。

4. 輕度脫水：流失體內 5%的水分。

5. 中度脫水：流失體內 10%的水分。

6. 重度脫水：流失體內 15%的水分。

7. 身體脫水，輕則口乾舌燥、少尿、**心跳加快**，嚴重則影響正常代謝，甚至死亡。

二、水 腫

(一) 水腫的定義與分類

細胞間隙內的體液量（不包括血液和淋巴）比正常狀態要高。若是細胞間隙內的血液比正常狀態要高，叫做**出血** (hemorrhage)；若是細胞間隙內的淋巴比正常狀態要高，叫做**淋巴水腫**(lymphedema)。

依照水腫影響的範圍，可以分為局部性水腫、體腔積水、全身性水腫等。

1. **局部性水腫**

(1) **皮下黏液水腫**(myxedema)：常見於**甲狀腺機能低下者**。

(2) **腦水腫**(brain edema)：常見於**腦震盪**或是**腦挫傷者**。

(3) **肺水腫**(lung edema)：**心肺機能衰竭**或是溺水者。

(4) **喉水腫**(laryngeal edema)：短時間內，進行多次氣管插管的病人，常會引起喉水腫，進而造成呼吸困難。

2. **體腔積水**

(1) **腹腔積水**：又叫做腹水(ascites)，常見於**肝硬化**、腹膜有癌細胞轉移者。

(2) **腎臟積水**：又叫做**水腎**(hydronephrosis)，常見於腎臟排尿系統中，有結石或是腫瘤阻塞，造成尿液不易排出。

(3) **陰囊積水**(hydrocele)：小兒常見的疾病之一，成因是包圍睪丸外面的一種鞘狀組織，內有腹腔液蓄積而造成的。

(4) **水胸**(hydrothorax)：**胸腔內積水**。

(5) **心包膜積水**(pericardial effusion)：包覆在心臟外的兩層心包膜中間的**心包膜腔積水**。

(6) **水腦**(hydrocephalus)：**大腦腦室積水所致**。

3. **全身性水腫**(anasarca)：因為各種原因所導致全身性的水腫。

(二) 水腫的成因

水腫的成因包括：血管內的**靜水壓**(hydrostatic pressure)**上升**、**血管內的血漿滲透壓**(plasma osmotic pressure)**下降**、淋巴系統阻塞、**鈉過多滯留在體內**、血管通透性增加。

◆ 血管內的靜水壓上升

1. 血管內的靜水壓乃是將血管內的血液往血管外壓擠的壓力；血管內的血漿滲透壓乃是將組織間隙內的體液往血管內吸收的壓力。

2. 若是血管內的靜水壓遠大於血管內的血漿滲透壓，則血管內的血液將會往血管外移動而造成水腫。

3. 會引起血管內的靜水壓上升之常見疾病
   (1) **心臟衰竭**(heart failure)：心臟功能不佳，造成靜脈血回流不佳，血管內的靜水壓上升，引起下肢水腫，嚴重者進而全身水腫。
   (2) **肝硬化**：肝臟硬化，導致肝靜脈或是**肝門靜脈**(portal vein)**的血管內的靜水壓上升**，引起腹水。
   (3) 靜脈曲張(varicose vein)：長期站立者，靜脈受到壓迫，造成靜脈血回流不佳，血管內的靜水壓上升，引起下肢水腫。

◆ 血管內的血漿滲透壓下降

1. 血管內的血漿滲透壓乃是將組織間隙內的體液往血管內吸收的壓力。

2. 血管內的血漿滲透壓的維持需要血管內的一些蛋白質，其中最為重要的是**白蛋白**(albumin)。

3. 若是血管內的血漿滲透壓遠小於血管內的靜水壓，則血管內的血液將會往血管外移動而造成水腫，且電子顯微鏡檢查發現足**細胞(podocyte)**突起消失。

4. 會引起血管內的血漿滲透壓下降之常見疾病
   (1) 肝硬化：導致肝臟功能不佳，白蛋白的製造減少，因而降低血管內的白蛋白，引起血管內的血漿滲透壓下降，因而造成腹水。
   (2) 腎病症候群：腎病症候群的特徵乃是腎臟內的腎絲球過濾再吸收功能受損，因此造成白蛋白每天從尿液中流失，降低血管內的白蛋白含量，引起血管內的血漿滲透壓下降，造成全身水腫。
   (3) **營養不良**：身體養分缺乏，造成白蛋白的製造減少，降低血管內的白蛋白含量，引起血管內的血漿滲透壓下降，因而造成水腫。

◆ 淋巴系統阻塞

1. 淋巴系統是體內和血管系統相似的另外一套循環系統,主要在幫忙體內淋巴液的運送和回流。

2. 淋巴系統阻塞,會造成淋巴管內靜水壓的上升,淋巴管內的淋巴外滲到組織間質中,引起淋巴水腫。

3. 會造成淋巴水腫的常見疾病

    (1) **絲蟲病**(filariasis):感染絲蟲病會引起淋巴管和淋巴組織的纖維化,因而造成淋巴系統阻塞,淋巴管內靜水壓的上升,淋巴管內的淋巴外滲到組織間質中,引起淋巴水腫。絲蟲病感染後引起的下肢淋巴水腫,又稱為**象皮病**(elephantiasis)。

    (2) **乳癌病人的手術併發症**:乳癌病人常會接受乳房切除術合併腋下淋巴結廓清術。淋巴結廓清術常會造成淋巴系統回流困難,因此易使手術部位的手臂有淋巴水腫的情況。

    (3) **放射線治療**:一些癌症的根除性手術,術後為了預防癌症復發,會再加上局部放射線療法,但放射線療法也常引起局部組織纖維化,造成淋巴系統回流困難,引起淋巴水腫。

◆ 鈉過多滯留在體內

1. 身體中有過多的鈉,就會使血管內的血漿滲透壓上升,刺激腦部的滲透壓感受器,身體為了維持恆定,就會引發口渴的感覺,增加水分的攝取。

2. 腎臟功能不佳,常造成鈉過多滯留在體內,身體增加水分的攝取,就可能會引起全身水腫。

◆ 血管通透性增加

1. 發炎反應常使血管內皮細胞收縮、傷害等作用,血管滲透性因而增加,血管內體液外滲到組織間質中,引起水腫。

2. 發炎反應引起血管通透性的增加而造成的水腫,常是局部性的。

三、充　血

1. 定義：**動脈擴張，使血液流入組織的量增加**，使得組織呈現較為鮮紅的顏色，又可稱為主動充血。

2. 主動充血較少引起疾病，較常見於運動之後，供給肌肉的動脈擴張，使得肌肉組織的動脈含氧血增加，使得肌肉組織呈現較為鮮紅的顏色。

3. **若是因為左心衰竭，進而導致慢性肺充血，這時候肺臟實質中，會出現吞噬血鐵質的巨噬細胞，這類的細胞就稱為心衰竭細胞**(heart failure cells)。

四、鬱　血

1. 定義：靜脈血液回流受阻，使得**靜脈血液鬱積，導致缺氧血紅蛋白累積**，使得組織呈較為暗紅的顏色，又稱為被動充血。

2. 被動充血較常引起疾病。因為被動充血增加的血液是屬於靜脈血，是缺氧血，所以若是長期性的鬱血，易導致器官組織的病變。如：**慢性肺部鬱血**會引起**肺部組織的纖維化**；慢性肝臟鬱血會引起肝臟的纖維化；當**右心衰竭**導致肝臟血液回流不易，肝臟中央靜脈鬱血，而使肝臟外觀出現紅（充血）白（纖維化）區域相間的外觀，因而稱為**荳蔻肝**(nutmeg liver)。

五、出　血

1. 定義：血液由受損的血管外滲至周邊組織，甚至體外。

2. 血腫(hematoma)：出血後，血液聚集在組織之中，形成腫塊，稱為血腫。

3. 瘀斑(petechia)：皮膚深層的點狀出血，直徑約小於 2 mm。

4. 紫斑(purpura)：皮下組織較大範圍的出血所形成的紫色斑塊，直徑約小於 1 cm。

5. 瘀血(ecchymosis)：較常見於血管受到外力撞擊，引起血管破裂而出血，皮下組織較大範圍的出血所形成的紫色斑塊，直徑大於 1 cm。

6. 出血超過全身血量的 20%以上，會引起休克，需緊急補充體液。

7. 一些出血的現象

(1) 血胸：胸腔內積血。

(2) 心包膜腔積血：較常見於心臟外傷。

(3) **關節血腫**：較常見於**血友病**患者，關節外傷之後，在關節處積血。

(4) 流鼻血：鼻腔內黏膜的微血管相當豐富但也較為脆弱，因此容易破裂而流血。

(5) 吐血：較常見於肝硬化者，因為肝門靜脈回流受阻，引起食道靜脈曲張，容易血管破裂而吐血。

(6) 咳血：經常咳嗽，會牽扯供應氣管的血管，引起血管破裂，造成咳血。

六、血　栓

1. **定義：血管受損，引起身體內凝血機制，所形成的固體狀物質，稱為血栓。**

2. 血栓的形成步驟包括有：(1)**血管內皮細胞損傷**；(2)血小板附著於受損的傷口**產生血液鬱滯或層流紊亂**；(3)血小板釋放出 ADP 和 TXA$_2$ 等物質，來促進更多的血小板聚集及**高血液凝固性**；(4)血栓素(thrombin)可以活化蛋白質 C (protein C)和蛋白質 S

(protein S)等抗凝血因子，另外血栓素還可以促進纖維蛋白(fibrinogen)的聚集，促進血栓形成。

3. 動脈粥狀硬化會在血管壁形成粥狀硬化斑塊，影響血液正常的流動，容易產生動脈血栓。

4. 容易產生血栓的危險群：靜脈嚴重曲張者、長期臥病在床者、關節置換術後幾天、孕婦、動脈粥狀硬化者、癌症患者等。

5. **瀰漫性血管內凝血**(disseminated intravascular coagulation, DIC)：主要見於嚴重感染、癌症末期、生產後羊水栓塞等併發症，造成血管內有大量纖維蛋白凝聚而成的血栓，這些血栓阻塞住身體內的重要器官，如心臟、肺臟、腎臟、肝臟、腦部等，造成這些器官的血液及氧氣供應量不足而功能喪失。另外，也因為身體內大量凝血，造成凝血因子的耗盡，會引起廣泛性出血的併發症。

6. **深部靜脈血栓**(deep venous thrombosis)：小腿後肌群有飽脹感、水腫（如**患側下肢遠端水腫**）、紅腫熱痛（如**患側遠端疼痛**）、或廣泛性淺靜脈怒張，有時還會**併發肺栓塞**。

七、栓　塞

1. 定義：血管被原發自其他地方的物質所塞住，這些物質稱為栓子。

2. 栓子可以是各種型態和組成：
   (1) 固體：如血栓、癌細胞團塊、脂肪小塊形成的栓子。
   (2) 液體：如羊水栓子。
   (3) 氣體：如造成潛水夫病的氮氣栓子。

3. 體內的栓子絕大部分是血栓栓子，由血栓栓子所造成的栓塞，稱為血栓栓塞症。

4. 栓塞的種類：較為常見的包括：血栓栓塞(thromboembolism)、全身性栓塞(systemic embolism)、脂肪栓塞(fat embolism)、氣體栓塞(air embolism)、羊水栓塞(amniotic fluid embolism)、腫瘤栓塞(tumor embolism)等。以下分別簡介之。

(一) 血栓栓塞

1. 脫落的血栓，在血管中流動，形成栓子所造成的栓塞，稱為血栓栓塞，是**所有栓塞中最為常見者**。

2. 大多數小型的血栓栓塞都不會引起臨床症狀，因為體內會將小的栓子加以分解。

3. 肺栓塞(pulmonary thromboembolism)：由腿部深層靜脈所形成的栓子，流經右心房、右心室後，進入肺臟而阻塞在肺部血管中，稱為肺栓塞。

4. 奇異性栓塞(paradoxical embolism)：由腿部深層靜脈所形成的栓子，流經右心房、右心室後，本應進入肺臟形成肺栓塞，結果在心臟中，經由左右心房中隔或是左右心室中隔，進入左心房或是左心室中，再經由大動脈輸出，造成腦部血管或是周邊血管阻塞的現象。

(二) 全身性栓塞

1. 肺栓塞是由腿部深層靜脈所形成的栓子，所以主要來源是靜脈，而全身性栓塞是來自**動脈粥狀硬化所形成的斑塊、心臟瓣膜上的贅生物**(vegetation)等，所以主要來源是動脈。

2. 動脈栓子形成後，易隨著全身循環至各器官造成栓塞，較常引起栓塞的部位包括有腦部、腸、腎臟、脾臟等。

3. 肝臟因為有肝動脈和肝門靜脈兩套供血系統，加上其血流側枝循環(collateral circulation)豐富，所以很少受到全身性栓塞的影響。

(三) 脂肪栓塞

1. 脂肪栓塞的栓子主要由脂肪小滴所組成。

2. **較常見於長骨骨折或是骨科大手術術後**，因為骨折或是骨科手術會造成骨髓暴露，骨髓內的脂肪就有可能進入血液中，引起脂肪栓塞，但只有少數的病人會有嚴重的臨床症狀。

3. 嚴重的脂肪栓塞，會造成呼吸系統和神經系統功能傷害，**呼吸困難、躁動、神智不清等症狀及皮下點狀出血和血小板減少等情形**，甚至引起死亡。

(四) 氣體栓塞

1. **潛水夫病**：潛水夫潛入壓力較大的水中，造成較多的氮氣溶入血液中，若是急速回到地面，則壓力急速變小，造成大量氮氣釋放在血管中，形成氣體栓子。

2. 潛水夫病的影響：大量氣體栓子在全身各處，容易引起肺部栓塞而呼吸困難，腦部栓塞而造成神經症狀等。

3. 潛水夫病的治療：需將病人送至壓力艙中，加壓讓氮氣再度溶入血液中，之後再慢慢減壓。

(五) 羊水栓塞

1. **因生產時羊水進入母體循環中，形成羊水栓子，造成全身性症狀**。如呼吸困難、發紺、休克、意識不清、皮下出血等。

2. 目前仍無法預防，且很難治療，故死亡率仍相當高。

3. **羊水栓子的組成為：胎兒的鱗狀上皮、脂肪、黏液**等。

(六) 腫瘤栓塞

1. 腫瘤栓塞幾乎都是由惡性腫瘤所引起，引起腫瘤栓塞的栓子主要是由惡性腫瘤細胞所組成。

2. 有腫瘤栓塞的病人，預後通常相當不好。

八、梗　塞

1. **血管**（主要是動脈）**因為血流循環發生阻塞，而使其供應養分或是氧氣的器官組織發生壞死**，稱為梗塞。

2. 引起梗塞的原因絕大部分是血栓栓塞，其他較少見的原因，如：血管受到壓迫、血管扭轉等。

3. 大部分器官的梗塞會產生**凝固性壞死**(coagulative necrosis)。

4. **腦部梗塞**會產生**液化性壞死**(liquefactive necrosis)。

5. 梗塞而造成壞死的區域通常呈現三角形。

6. 敗血性梗塞(septic infarct)：梗塞區域有感染的現象。

7. 無菌性梗塞(bland infarct)：梗塞區域沒有感染的現象。

8. 梗塞最常被分類為：白色梗塞(white infarct)和紅色梗塞(red infarct)，兩者的比較整理如表 4-2。

表 4-2　白色梗塞與紅色梗塞的比較

梗塞種類	白色梗塞	紅色梗塞（出血性梗塞）
梗塞血管	以動脈為主	以靜脈為主
梗塞壞死區域顏色	白色	紅色
常見梗塞壞死的器官	多以實質性器官為主，如：腎臟、**脾臟**、心臟等	多以血流供應有側枝循環的器官或是結構較為鬆散的器官為主，如：**肺臟**、小腸、睪丸、**卵巢**等

九、休　克

1. 定義：**體內的循環量不足**，例如心臟衰竭或是大失血等情況，導致全身性器官組織血液灌流量不足的現象。

2. 休克對各種器官都會產生不同程度的影響，整理列於表 4-3。

表 4-3	休克對器官造成的影響
器　官	**休克對器官造成的影響**
心　臟	心臟衰竭，心臟無法供應周邊組織足夠的血液和養分
肺　臟	休克肺(shock lung)，也就是廣泛性的肺部損傷
腦　部	因為休克，血液供氧不足而產生缺氧性腦部病變
腎　臟	急性腎小管壞死(acute tubular necrosis, ATN)，產生寡尿，甚至無尿的現象
腸胃道	出血性腸胃道病變
肝　臟	出血性壞死；小葉中心性壞死，巨觀下會呈現荳蔻肝(nutmeg liver)
血　管	血管擴張，**血壓下降**

3. 休克的種類：

(1) 低血容性休克(hypovolemic shock)：

　　A. 主要形成原因：體內血液不足，常見於大失血、大面積燒傷、嚴重腹瀉脫水等造成體液嚴重流失。

　　B. 低血容性休克為所有休克類型中，最為常見者。

　　C. 主要治療：緊急補充體液。

(2) **敗血性休克**(septic shock)：因為**全身性感染**所引起的，主要的感染原為**革蘭氏陰性菌**，主要的致病因為其釋放出的內毒素(endotoxin)在體內引起一連串反應，造成嚴重瀰漫性血管內凝血(DIC)而休克，甚至死亡，所以又稱為**內毒素休克**(endotoxin shock)。

(3) **心因性休克**(cardiogenic shock)：
　　A. 定義：心臟功能受損，造成心臟無法將足夠的血液打入周邊循環中，造成供血量不足而休克。
　　B. 主要成因：心律不整、心肌梗塞、**肺動脈栓塞**等。
　　C. 臨床表徵：**低血壓、快而弱的脈搏、呼吸急促等**。
(4) **過敏性休克**(anaphylactic shock)：
　　A. 定義：身體對於過敏原產生全身性的嚴重過敏反應，造成血管過度擴張而引起休克。
　　B. 主要成因：身體對於注射的蛋白質或是藥物產生過敏反應。
(5) **神經性休克**(neurogenic shock)：
　　A. 定義：因為中樞神經系統外傷或是手術麻醉，造成血管擴張，引起周邊血液灌流量不足而休克。
　　B. 屬於**原發性休克**。

QUESTI?N　題│庫│練│習

1. 肺臟在下列何種病變最不易出現血鐵質(hemosiderin)？(A)左心衰竭　(B)肺出血　(C)肺鬱血　(D)脫水　　　　　　　　（98專高二）

   解析 血鐵質是由血基質衍生而來的一種黃棕色顆粒性色素，常因出血引起巨噬細胞吞噬紅血球之後而形成。左心衰竭可導致肺充血，此時肺臟實質中會出現吞噬血鐵質的巨噬細胞，即稱為心衰竭細胞。

2. 與身體水腫最有關的血漿內的蛋白是：(A)球蛋白　(B)白蛋白　(C)角質蛋白　(D)黏液蛋白　　　　　　　　　　　（98專高二）

   解析 血漿蛋白質中，對於維持血漿滲透壓最重要的是白蛋白。若白蛋白減少，造成血漿滲透壓下降，則血管內的血液往血管外移動而造成水腫。

3. 下列何種栓塞與骨折最有關？(A)氣體　(B)羊水　(C)脂肪　(D)腫瘤　　　　　　　　　　　　　　　　　　　　（99專高一）

   解析 骨折所造成的壓力差會使脂肪球從骨髓移至血管，或增加兒茶酚胺(catecholamines)濃度使血液中脂肪移動、形成脂肪球，脂肪球與血小板結合、隨血液移動而發生脂肪栓塞。

4. 冠狀動脈粥狀硬化造成血栓形成最主要的機轉為何？(A)血管內皮受傷　(B)血液流速異常　(C)血液凝固性過高　(D)血管構造異常　　　　　　　　　　　　　　　　　　　（99專高二）

   解析 冠狀動脈粥狀硬化會蝕潰(erosion)或破裂(disrupture)血管，而導致血栓或栓塞。

5. 下列何種病變最易造成身體水腫？(A)嘔吐　(B)嚴重腹瀉　(C)尿崩症　(D)肝硬化　　　　　　　　　　　　　（100專高一）

   解析 肝硬化因肝門靜脈高壓、留鹽激素作用亢進、血中白蛋白下降、腎素—血管收縮素—留鹽激素系統活化，致使身體明顯出現水腫。

6. 休克的病人最常出現下列哪種現象？(A)酸血症　(B)鹼血症　(C)高尿酸血症　(D)高蛋白血症　　　　　　　　　（100專高一）

解答：　　1.D　　2.B　　3.C　　4.A　　5.D　　6.A

解析 休克會造成心搏量及血壓降低，組織灌流量不足，細胞缺氧，使細胞的能量代謝由有氧呼吸轉為無氧呼吸，致使乳酸堆積，造成代謝性酸血症(metabolic acidosis)。

7. 下列何者較不會出現壓陷性水腫(pitting edema)？(A)右心衰竭(right-sided heart failure)　(B)象皮病(elephantiasis)　(C)腎病症候群(nephrotic syndrome)　(D)肝硬化(liver cirrhosis)　（100專高二）

解析 (A)右心衰竭致體靜脈循環鬱血而水腫；(B)象皮病是淋巴回流受阻引起之淋巴水腫；(C)腎病症候群引起之水腫是因腎絲球基底膜對蛋白質通透性增加所致；(D)肝硬化病人因門脈高壓、血中白蛋白低下、留鹽激素亢進等因素致水腫。

8. 一位37歲男性，因機車車禍造成右大腿骨折住院開刀矯正，住院後第二天突然發生呼吸急促(tachypnea)、呼吸困難(dyspnea)、躁動不安(irritability)和意識模糊。下列何者是病人臨床表現的最可能原因？(A)脂肪栓塞(fat embolism)　(B)氣體栓塞(air embolism)　(C)動脈血栓栓塞(arterial thromboembolism)　(D)深部靜脈栓塞(deep venous thrombosis)　（101專高一）

解析 骨折所造成的壓力差會使脂肪球從骨髓移至血管，或增加兒茶酚胺(catecholamines)濃度使血液中脂肪移動、形成脂肪球，脂肪球與血小板結合、隨血液移動而發生脂肪栓塞。

9. 下列何種器官會因為慢性鬱血(chronic congestion)出現心臟衰竭細胞(heart failure cell)？(A)心臟　(B)肺臟　(C)肝臟　(D)脾臟

解析 血鐵質是由血基質衍生而來的一種黃棕色顆粒性色素，常因出血引起巨噬細胞吞噬紅血球之後而形成。左心衰竭可導致肺充血，此時肺臟實質中會出現吞噬血鐵質的巨噬細胞，即稱為心衰竭細胞。　（101專高一）

10. 下列何種病原體感染最少引起敗血性休克(septic shock)？(A)格蘭氏陽性細菌　(B)格蘭氏陰性細菌　(C)黴菌　(D)病毒

解析 敗血性休克主要是因為全身性感染所引起，主要的感染原是格蘭氏陰性細菌，但格蘭氏陽性細菌和黴菌也會引起敗血性休克。至於病毒感染則極少見敗血性休克。　（101專高二）

解答：　7.B　　8.A　　9.B　　10.D

11. 左心室衰竭的病人最先引起哪個器官水腫？(A)肺　(B)腎　(C)胃 (D)腸　　　　　　　　　　　　　　　　　　　　　　（101專高二）

　　解析〉左心室衰竭，引起肺靜脈回流較為不易，所以會引起肺水腫。至 於右心室衰竭，引起下腔靜脈和上腔靜脈回流較為不易，所以易 引起全身周邊組織水腫。

12 肝臟鬱血與何種器官功能不佳最有關係？(A)腦　(B)心　(C)胃 (D)腎　　　　　　　　　　　　　　　　　　　　　　（102專高二）

　　解析〉當右心衰竭時，會導致肝臟血液回流不易，肝臟中央靜脈鬱血， 而使肝臟外觀出現紅白區域相間的外觀，因而稱為荳蔻肝。

13. 吸菸和下列何種肺部疾病的發生較無關？(A)肺栓塞　(B)肺癌 (C)肺氣腫　(D)慢性支氣管炎　　　　　　　　　　　　（102專高二）

　　解析〉肺栓塞：由腿部深層靜脈所形成的栓子，流經右心房、右心室 後，進入肺臟而阻塞在肺部血管中。

14. 一位23歲孕婦在產後2小時突然出現呼吸困難、發紺、休克和意 識不清，婦產科醫師發現病人也有肺水腫和皮下出血。下列何者 是引起病人症狀的最可能原因？(A)電解質異常 (electrolyte imbalance)　(B)羊水栓塞(amniotic fluid embolism)　(C)產後出血 (post-partum hemorrhage)　(D)敗血性休克(septic shock)

　　解析〉羊水栓塞是因為生產時，讓羊水進入母體循環中，形成羊水栓 子，造成全身性症狀，如呼吸困難、發紺、休克、意識不清、皮 下出血等。　　　　　　　　　　　　　　　　　　（103專高一）

15. 下列何者是休克時腎臟最常見的病理變化？(A)腎小球出血　(B) 腎間質白血球浸潤　(C)腎間質脂肪堆積　(D)腎小管壞死

　　　　　　　　　　　　　　　　　　　　　　　　　（104專高一）

　　解析〉休克是指在體內的循環量不足，例如心臟衰竭或是大失血等情 況，導致體內組織或是細胞血液灌流量不夠。休克對各個器官都 有可能會有不同程度的影響，對腎臟而言，最常會造成急性腎小 管壞死(Acute tubular necrosis, ATN)，產生寡尿，甚至無尿的情 況。休克對其他器官的影響，請參見第四章的表4-2。

解答：　11.A　12.B　13.A　14.B　15.D

16. 下列何種栓塞與潛水有關？(A)脂肪栓塞　(B)氣體栓塞　(C)血栓栓塞　(D)腫瘤栓塞 　　　　　　　　　　　　　　　（104專高二）

解析) 潛水夫潛入壓力較大的水中，造成較多的氮氣溶入血液中，若是急速回到地面，則壓力急速變小，造成大量氮氣釋放在血管中，形成氣體栓子，稱為氣體栓塞。

17. 下列何者是引起潛水夫病(caisson disease)的主要原因？(A)腫瘤塊　(B)氣體　(C)白色念珠菌　(D)幽門螺旋桿菌　　（105專高一）

解析) 潛水夫病的致病機轉為潛水夫潛入壓力較大的水中，造成較多的氮氣溶入血液中，若是急速回到地面，則壓力急速變小，造成大量氮氣釋放在血管中，形成氣體栓子，故由上可知，引起潛水夫病的主要原因為氣體。

18. 下列何者不屬於血栓形成的Virchow氏三元素(Virchow's triad)？(A)內皮細胞受傷害(endothelial injury)　(B)高凝血能力(hypercoagulability)　(C)不正常血流(abnormal blood flow)　(D)高血鈣症(hypercalcemia)　　　　　　　　　　　（105專高一）

解析) 血栓形成的主要三要素包括有血管內皮細胞受傷害、血液呈現高凝血狀態和不正常的血流。故像嚴重靜脈曲張者、長期臥病在床者、關節置換術後幾天、孕婦、動脈粥狀硬化者、癌症患者等，皆是容易產生血栓的高危險群。故由上可知，高血鈣症並非形成血栓的主要要素。

19. 下列何者與血管受傷後的凝血發生最無關？(A)血管內皮細胞　(B)血小板　(C)紅血球　(D)纖維蛋白　　　　（105專高二）

解析) 血管受損，引起身體內凝血機制，所形成的固體狀物質，稱為血栓。血栓的形成步驟包括有：(1)血管內皮細胞損傷；(2)血小板附著於受損的傷口；(3)血小板釋放出ADP和TXA2等物質，來促進更多的血小板聚集；(4)血栓素(thrombin)可以活化蛋白質C (protein C)和蛋白質S (protein S)等抗凝血因子，另外血栓素還可以促進纖維蛋白(fibrinogen)的聚集，促進血栓形成。故由上可知，血管受傷後的凝血發生和紅血球最無關。

解答：　16.B　17.B　18.D　19.C

20. 下列何者為肺栓子(pulmonary emboli)的最常見來源？(A)腹主動脈粥狀硬化 (B)胸主動脈夾層動脈瘤 (C)下肢靜脈栓塞 (D)川崎氏病(Kawasaki disease) （105專高二）

解析 由腿部深層靜脈所形成的栓子，流經右心房、右心室後，進入肺臟而阻塞在肺部血管中，稱為肺栓塞。

21. 肺循環血栓栓塞(pulmonary thromboembolism)主要是塞在何部位？(A)肺動脈 (B)肺靜脈 (C)肺泡 (D)肺淋巴管

解析 肺循環血栓栓塞，又稱為肺栓塞，是由腿部深層靜脈所形成的栓子，流經右心房、右心室後，經由肺動脈進入肺臟而阻塞在肺部血管中，稱為肺栓塞，故由上可知，本題的答案為選項(A)肺動脈。 （106專高二）

22. 下列血管病理變化何者最不容易造成血管內血栓形成(thrombosis)？(A)肌肉層增生(hyperplasia) (B)動脈瘤(aneurysm) (C)粥狀動脈硬化(atherosclerosis) (D)血管炎(vasculitis)

解析 血管受損引起身體內凝血機制(coagulation)，形成的固體狀物質，稱為血栓。由此可知，血管內血栓形成，需要有血管的受損，所以選項(A)肌肉層增生為非，因為肌肉層增生不會造成血管的直接受損。 （106專高二補）

23. 下列何者最可能引起敗血性休克(septic shock)？(A) Epstein-Barr病毒 (B)大腸桿菌 (C)白色念珠菌 (D)放射線菌

解析 敗血性休克主要的感染原為革蘭氏陰性菌，主要的致病因為其釋放出的內毒素(endotoxin)在體內引起一連串反應，造成嚴重瀰漫性血管內凝血(DIC)而休克，甚至死亡，所以又稱為內毒素休克(endotoxin shock)。在本題的四個選項中，只有(B)大腸桿菌是屬於革蘭氏陰性菌。 （106專高二補）

24. 下列何種疾病表現的水腫與血液滲透壓(osmotic pressure)下降的關聯性最低？(A)慢性廣泛性肝病(chronic diffuse liver disease) (B)蛋白質性營養不良(protein malnutrition) (C)右心衰竭(right heart failure) (D)腎病症候群(nephrotic syndrome) （107專高一）

解答： 20.C 21.A 22.A 23.B 24.C

解析 (A)(B)(D)會降低血管中白蛋白的含量；(C)心臟功能不佳會造成靜脈血回流不佳，血管內靜水壓上升，引起下肢水腫，嚴重者甚至全身水腫。

25. 下列何者是引起肝門脈高壓(portal hypertension)最主要的肝內原因 (intrahepatic cause)？ (A)脂肪肝 (fatty liver)　(B)肝硬化 (cirrhosis)　(C)血吸蟲病 (schistosomiasis)　(D)肝結核 (tuberculosis)　　　　　　　　　　　　　　　　　（107專高一）

   解析 肝臟硬化導致肝靜脈或是肝門靜脈的血管內的靜水壓上升，即肝門脈高壓。(A)(C)(D)較不會引起肝門脈高壓。

26. 下列何者最不容易造成全身性血栓性栓塞 (systemic thromboembolism)之栓子(embolus)？ (A)左心室壁的血栓(mural thrombus)　(B)肺動脈瓣的鈣化變性　(C)變大的左心房內的血塊 (D)二尖瓣的感染性心內膜炎(infective endocarditis)　（107專高二）

   解析 左心室、左心房和二尖瓣都和體循環有關，血流變化時，易造成全身性血栓性栓塞。肺動脈瓣主要和肺循環有關，會引起肺栓塞，而非全身性血栓性栓塞。

27. 缺血性腸病 (ischemic bowel disease)中，發生全腸壁性梗塞 (transmural infarction)最主要的原因為何？ (A)長期服用口服避孕藥　(B)肝硬化　(C)放射線治療　(D)腸繫膜動脈的急性阻塞

   解析 梗塞是因為血管血流阻塞，使組織發生壞死。　（107專高二）

28. 有關主動充血(hyperemia)或被動充血(congestion)的敘述，下列何者最不適當？ (A)主動充血或被動充血都表示在特定部位的血流量增加　(B)主動充血是由小靜脈擴張引起的血流增加，使組織呈現紅色　(C)被動充血是組織血液流出受阻所致　(D)被動充血會導致缺氧血紅蛋白累積，使組織呈現藍紫色　（108專高一）

   解析 主動充血即動脈充血，俗稱充血，主因小動脈擴張使組織中的血量增多。被動充血即靜脈充血，俗稱瘀血，指血液瘀積在小靜脈和微血管所致。

解答：　25.B　26.B　27.D　28.B

29. 下列何種狀況與紅色梗塞關聯性最小？(A)卵巢扭轉導致靜脈阻塞 (B)肺臟出血性梗塞 (C)血液重新流入先前發生阻塞和壞死的組織 (D)脾臟發生缺血性凝固性壞死 （108專高一）

解析 脾臟發生缺血性凝固性壞死屬於白色梗塞。

30. 一位35歲男性因車禍造成右大腿骨折，兩天後病人出現呼吸困難、躁動不安、神智不清等症狀。就醫後發現病人有皮下點狀出血和血小板減少。下列何者是引起病人臨床表現的最可能原因？ (A)脂肪栓塞 (B)硬腦膜下出血 (C)細菌性肺炎 (D)急性肺梗塞 （108專高二）

解析 脂肪栓塞的栓子主要由脂肪小滴所組成。常見於長骨骨折或是骨科大手術術後，骨髓內的脂肪進入血液中。會造成呼吸系統和神經系統功能傷害。

31. 肺動脈栓塞導致死亡，是屬於哪類的休克？(A)低血容性休克 (B)心因性休克 (C)敗血性休克 (D)過敏性休克 （109專高一）

解析 心因性休克指心臟功能受損，造成心臟無法將足夠的血液打入周邊循環中，造成供血量不足而休克，故肺動脈栓塞導致死亡屬心因性休克。

32. 下列何者不是引發血管內靜水壓上升的原因？(A)血液白蛋白增加 (B)充血性心衰竭 (C)鈉鹽滯留 (D)靜脈血液回流受阻

解析 血液白蛋白減少，引起血管內的血漿滲透壓下降，使得血管內靜水壓上升。 （109專高一）

33. 一位46歲肝硬化患者，最近3個月逐漸出現下肢水腫和大量腹水，下列何者與此病人之下肢水腫原因的關係最小？(A)血液滲透壓變小 (B)門靜脈壓變大 (C)鈉離子貯積 (D)淋巴管阻塞

解析 肝硬化患者的水腫是因為肝門靜脈高壓、留鹽激素作用亢進、血中白蛋白下降所致。 （112專高一）

解答： 29.D 30.A 31.B 32.A 33.D

34. 一位18歲男性因四肢水腫而就醫。他被發現有明顯蛋白尿和高血脂，但是腎臟功能和血壓均正常。腎臟切片的光學顯微鏡檢查顯示正常腎小球構造，但電子顯微鏡檢查發現足細胞(podocyte)突起消失。引起此病人水腫的最可能機轉為下列何者？(A)鉀離子貯積　(B)血管內壓上升　(C)高血脂症　(D)血液滲透壓下降

（112專高二）

解析　血液中的白蛋白經腎絲球及尿液排出，血液滲透壓降低，無法使組織液的水分流回血管，體液堆積於組織間隙而形成水腫。

35. 容易引發血管內不正常血栓形成的因素不包括下列何者？(A)血管內皮細胞受損　(B)Hageman因子的缺乏　(C)血液鬱滯或層流紊亂　(D)高血液凝固性

（112專高二）

解析　Hageman因子為凝血因子XII。平時為不活化的狀態，當血管受損時才會受到激化，故平時多無自發性出血。

36. 下列何者不是下肢深部靜脈血栓(deep venous thrombosis)常引起的臨床表現？(A)患側下肢遠端水腫　(B)患側遠端疼痛　(C)肺栓塞　(D)肝臟栓塞

（112專高三）

解析　深部靜脈血栓可能會併發肺栓塞。

37. 下列何者不是心因性休克病患常見的臨床表現？(A)低血壓　(B)快而弱的脈搏　(C)呼吸急促　(D)尿量增加

（113專高一）

解析　心因性休克乃心搏輸出量減少所引起，造成供血量不足，因此尿量會減少。

解答：　34.D　35.B　36.D　37.D

腫　瘤

出題率：♥ ♥ ♡

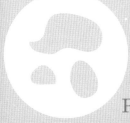

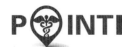

5-1　概　論

一、名詞解釋

◆ 增生(Hyperplasia)

1. 增生是指細胞的數目增加，此時非但細胞數目增加，細胞大小亦常增加。如：青少女受雌激素之刺激的關係，使得乳房腺體的數量增加，乳房外觀因而豐大。

2. 較常發生於黑人或女性的瘢瘤（keloid，又稱**蟹足腫**），乃一種**不正常增生的疤痕組織**。

◆ 化生(Metaplasia)

　　化生是一種正常細胞為了適應長期環境的變化和刺激而轉變成另一種型態且類似正常的組織細胞。如：

1. **鱗狀上皮化生**(squamous metaplasia)：**吸菸者**原有的呼吸道偽複層纖毛柱狀上皮會漸漸被複層鱗狀上皮所取代。

2. **腺狀上皮化生**(glandular metaplasia)：如**巴瑞特氏食道**(Barrett's esophagus)，在長期有胃酸逆流的情形下，食道末端之鱗狀上皮漸漸被腺狀上皮所取代。

3. **軟骨化生**(chondral metaplasia)：長期慢性發炎反應使得發炎組織中的纖維組織有軟骨的形成。

◆ 異位生長(Heterotopia)

　　異位生長是指在胚胎發育時期，某些組織甚至器官發生在正常情況下不該出現的位置。大部分的異位生長對人體並無大的影響。如：胃或小腸中的異位胰臟組織。

◆ 異生(Dysplasia)

1. 異生為本來成熟且分化良好的細胞在大小、形狀、排列層數、細胞分裂活性(mitotic activity)和核仁／細胞質比率（核質比）(nucleocytoplasmic ratio, N/C ratio)上發生變化。

2. **異生為癌變之前驅現象**，可以分為**輕度異生**(mild dysplasia)、**中度異生**(moderate dysplasia)和**重度異生**(severe dysplasia)等三級。異生的情形越嚴重，與惡性腫瘤組織越不易區分。

◆ 退行分化(Anaplasia)

1. 是指細胞由分化較好的狀態褪變成一種分化較為原始的狀態，甚至接近胚胎時期的不成熟細胞。

2. 依照退行分化的程度不同，會失去部分或是全部原來細胞的功能及特性。

◆ 腫瘤形成(Tumorigenesis/Neoplasia)

1. 是指細胞自然生長或死亡的機制失控，使得細胞不斷增殖或永不凋亡，終致於形成一個腫瘤。

2. 腫瘤形成可以產生良性腫瘤或是惡性腫瘤。

◆ 腫瘤／贅瘤(Tumor/Neoplasm)

1. 贅瘤是指一群新生長的細胞，單純指腫瘤細胞的增加現象。

2. 廣義的腫瘤是泛指身體中形成的腫塊(mass)；狹義的腫瘤是專指一群新生長的細胞所造成的腫塊，包括良性與惡性。

3. 因為贅瘤和腫瘤具有一些相類似的含意，所以目前是把腫瘤和贅瘤兩詞混用。

4. 研究腫瘤的學問稱之為腫瘤學(oncology)。

◆ 腫瘤分化程度(Differentiation)

1. 是指**腫瘤細胞在型態上及在功能上與正常細胞相似的程度**，分化程度越好的腫瘤越像正常細胞。

2. 病理學上常用來評估惡性腫瘤細胞分化的程度的項目包括：細胞多形性程度、細胞核濃染且增大的程度、核質比(N/C ratio)及細胞有絲分裂程度。

3. **細胞多形性程度越高**、細胞核越濃染、**核質比越大**和細胞有絲分裂程度越高，則此惡性腫瘤細胞的分化也越差。

4. 惡性腫瘤細胞的分化程度：分化良好(well-differentiated)、中等分化(moderated-differentiated)、分化差(poorly-differentiated)、未分化(undifferentiated)。

◆ 纖維化生(Desmoplasia)

在成團的癌細胞周圍，常可以見到不正常的緻密結締組織形成和增生。乃癌細胞的生長，對周圍組織所刺激形成的反應。

◆ 腫瘤的分類

1. **原位癌**(carcinoma in situ)：指組織中部分的上皮細胞整層已經變成了癌細胞，但**並未侵犯超過基底膜**。原位癌的癌細胞尚未具有轉移的能力。

2. 侵襲癌(invasive carcinoma)：指癌細胞侵犯超過上皮層的基底膜，進入基底膜下的組織，侵襲癌的癌細胞有遠端轉移能力。

3. 微侵襲癌(microinvasive carcinoma)：指癌細胞侵犯超過上皮層的基底膜，但進入基底膜下的深度相當淺，微侵襲癌的癌細胞具有遠端轉移能力。

4. 轉移(metastasis)：癌細胞經腫瘤附近的血管或淋巴管，入侵至其他組織或器官，與原來之癌症不相連。

　(1) 侵犯：和轉移不同，是指癌細胞生長在某個器官中，而之後沿著連續的路徑在周遭組織或器官中產生癌症，「與原來之癌症相連」。

　(2) 上皮癌(carcinoma)和肉瘤(sarcoma)的好發轉移路徑和較易遠端轉移的器官不同，如表 5-1 所示。

表 5-1 上皮癌與肉瘤的比較

項　目	上皮癌	肉　瘤
好發轉移路徑	經由**淋巴**轉移	經由**血液**轉移
較易遠端轉移的器官	附近的**淋巴結**	**肺臟**及**肝臟**

5. 腫瘤播種(tumor seeding)：為另外一種較少見的轉移方式，是指腫瘤細胞散布於體腔之中。常見的腫瘤播種包括：(1)肺癌細胞散布在肋膜腔中；(2)卵巢癌在腹腔中散布；(3)大腸癌細胞散布在腹膜上。

二、良性腫瘤與惡性腫瘤的區分

　　區分腫瘤的良性(benign)和惡性(malignant)相當重要，因為在治療及預後上有很大的差別。良性腫瘤與惡性腫瘤的區分整理於表 5-2 中。

表 5-2 ＼ 良性腫瘤與惡性腫瘤的區分

	良性腫瘤	惡性腫瘤
生長速率	慢	快
周圍組織侵犯	沒有	有
囊被(capsule)包圍	**通常有**	通常沒有
轉移現象	沒有	有
細胞分化	良好	不好
有絲分裂	較少	較多
細胞核	正常	濃染且增大
核質比(N/C ratio)	**偏向正常**	**通常較高**
血管淋巴管侵犯	沒有	有
纖維化生	沒有	有
繼發改變	很少發生壞死和出血	常有壞死、出血和潰瘍

三、腫瘤的分類及其命名

常見的腫瘤的分類及命名整理於表 5-3。

表 5-3 ＼ 常見的腫瘤分類及其命名

原發細胞或組織	良　性	惡　性
血管 (blood vessels)	血管瘤 (hemangioma)	血管肉瘤 (hemangiosarcoma)
淋巴管 (lymphatic vessels)	淋巴管瘤 (lymphangioma)	淋巴管肉瘤 (lymphangiosarcoma)
硬骨 (compact bones)	骨瘤 (osteoma)	骨肉瘤 (osteosarcoma)
軟骨 (cartilages)	軟骨瘤 (chondroma)	軟骨肉瘤 (chondrosarcoma)

表 5-3 ╲ 常見的腫瘤分類及其命名（續）

原發細胞或組織	良　　性	惡　　性
平滑肌 (smooth muscles)	**平滑肌瘤** (leiomyoma)	平滑肌肉瘤 (leiomyosarcoma)
骨骼肌 (skeletal muscles)	骨骼肌瘤 (rhabdomyoma)	骨骼肌肉瘤 (rhabdomyosarcoma)
鱗狀上皮細胞 (squamous epithelial cells)	**鱗狀乳突狀瘤** (squamous papilloma)	鱗狀細胞癌 (squamous cell carcinoma)
纖維組織 (fibrous tissues)	**纖維瘤** (fibroma)	纖維肉瘤 (fibrosarcoma)
脂肪組織 (adipose tissue)	**脂肪瘤** (lipoma)	脂肪肉瘤 (liposarcoma)
腺體組織 (glandular tissue)	腺瘤 (adenoma)	腺癌 (adenocarcinoma)
唾液腺 (salivary glands)	多形性腺瘤 (polymorphic adenoma)	惡性混合瘤 (malignant mixed tumor)
黑色素細胞 (melanocytes)	**痣** (nevus)	**黑色素瘤** (melanoma)
乳房 (breast tissues)	纖維腺瘤 (fibroadenoma)	惡性葉狀癌 (malignant phylloides tumor)
性腺的幹細胞	成熟畸胎瘤 (mature teratoma)	不成熟畸胎瘤 (immature teratoma)
腦膜細胞 (meingeal cells)	腦膜瘤 (meningioma)	惡性腦膜瘤 (malignant meningioma)
神經細胞 (neurons)	神經細胞瘤 (ganglioneuroma)	神經母細胞癌 (neuroblastoma)

5-2　癌症概述

一、癌症的形成原因

1. 細胞核基因的異常是導致癌症發生的基本原因。

2. **致癌基因**(oncogen)或是**抑癌基因**(tumor suppressor gene)的缺損或變異容易導致癌症的發生。

   (1) **致癌基因**(oncogen)：*sis*、*erb*-B_2、*ras*、*abl*、*raf*、*myc*、*fos*、cyclin D、CDK4。其中 *abl* 最常被標靶治療(targeted therapy)當作攻擊的對象。

   (2) **抑癌基因**(tumor suppressor gene)：*Rb*、*p53*、*APC*、*NF*-1、*WT*-1、*BRCA*-1、*BRCA*-2、*MLH*-1、*MSH*-2。

   (3) 目前肺癌的標靶藥物治療，最主要是針對表皮生長因子受體(*EGFR*)基因突變來治療。*K-RAS* 基因主要是和大腸癌的治療有關，*Her2/Neu* 基因主要是和乳癌的治療有關。

3. **啟始促進理論**：在癌症的啟始階段(initiation)中，正常細胞由於受到**啟動因子**(initiator)的影響，造成致癌基因或是抑癌基因的缺損或變異，使得細胞基因發生突變，在此階段形成的突變細胞，必須要經過促進階段(promotion)，受到**促進因子**(promoter)的促進作用，使突變細胞越來越多，分化程度越來越差，最後形成了惡性腫瘤。有些啟動因子也是促進因子。

4. 啟動因子：常見包括(1)放射線；(2)化學藥物：如亞硝胺類(nitrosamines)；(3)病毒：如 EB 病毒(Epstein-Barr virus)、B 型及 C 型肝炎病毒(hepatitis B, C virus)、人類乳突狀病毒(human papilloma virus, HPV)等。

5. 促進因子：常見包括荷爾蒙（如動情激素）、菸、酒、藥物。

6. 腫瘤壞死因子(tumor necrosis factor, TNF)為巨噬細胞所分泌，會降低食慾與增強分解代謝，被認為與惡病質有相關。

二、癌症的危險因子

1. 遺傳
   (1) **視網膜母細胞瘤基因**(Rb gene)：高機會在孩童時期就有**視網膜母細胞瘤**產生。**基因雙重打擊理論**(two hit hypothesis)是由研究兒童視網膜細胞瘤所發現，此理論是指癌症的發生是由於缺失了一種抑制癌變的基因（即抑癌基因），而抑癌基因必須在分別來自父母的兩條染色體上都發生變異才會導致突變，並導致癌症的發生。
   (2) 家族性大腸息肉症(familial colonic polyposis)：病人在年輕時候大腸就會有數百個息肉(polyps)生成，若不做預防性大腸性全切除，則幾乎百分之百會演變為大腸癌。
   (3) 若母親或姊妹是乳癌患者，則罹患乳癌的比率也會大為提高。

2. 放射線：核爆生還者，得到血癌的機會大為提高；放射線碘容易引起甲狀腺癌。

3. 病毒感染
   (1) B 型肝炎病毒：肝癌。
   (2) **EB 病毒**：**鼻咽癌**(nasopharyngeal carcinoma, NPC)、Burkitt 氏淋巴瘤。
   (3) 人類乳突狀病毒(HPV)：子宮頸癌。
   (4) 第一型人類 T 細胞白血病病毒(HTLV-1)：成人型 T 細胞白血病。
   (5) 人類第八型疱疹病毒(human herpes virus 8, HHV-8)：和卡波西氏肉瘤(Kaposi's sarcoma)有關。

4. 化學或藥物刺激

(1) 黃麴毒素：易引起肝癌。

(2) 石綿：易引起肺癌和間皮瘤(mesothelioma)。

(3) 芳香族化合物：得到膀胱癌(urinary bladder cancer)的機會增加。

(4) 砷類金屬物質：提高得到血管肉瘤(angiosarcoma)的機會。

(5) 苯：和血癌(leukemia)有關。

(6) 鎘化物：與前列腺癌有關。

5. 激素刺激：動情激素長期刺激會提高子宮內膜癌(endometrial cancer)和乳癌的風險。動情激素長期刺激的情況包括：初經早、停經晚、未曾生育小孩的婦女。

6. 飲食因素

(1) 降低癌症的發生率：多食用青菜、水果、纖維素。

(2) 提高的致癌機會：飲食中過多脂肪和醃製食物（如亞硝胺類等）。

三、癌症的分級、分期及診斷檢查

　　癌症的分級和癌細胞分化的程度有關，而癌症的分期則和癌細胞侵犯的解剖範圍有關。以下將分別介紹之。

(一) 癌症的分級

1. 癌症的分化程度分為分化良好、中等分化、分化差、未分化等四種程度。

2. 病人的預後情況，主要還是和**癌症的分期**有較大的相關，**和癌症的分級比較沒有相關**。

(二) 癌症的分期

1. **是影響癌症病人存活預後的關鍵要素**。常見的**分期系統**包括：

    (1) TNM **分期系統**：目前最廣為使用者，如表 5-4 所示。

    (2) FIGO (International Federation of Gynecology and Obstetrics)
分期系統：運用於婦癌的分期。

    (3) 杜克氏分期系統(Duke's staging system)：運用於大腸直腸癌
的分期。

    (4) Ann Arbor 分期：運用於淋巴瘤的分期。

表 5-4 ＼ TNM 分期及其代表意義

分 期	代表意義
T	評估原發惡性**腫瘤侵犯**的深度或是範圍
Tx	原發惡性腫瘤的侵犯深度或是大小無法評估，或是不清楚
T0	找不到原發惡性腫瘤或是沒有原發腫瘤的存在
Tis	原發惡性腫瘤屬於原位癌，尚未有侵襲現象 is 是 in situ 的縮寫，carcinoma in situ 即原位癌的意思
T1, T2, T3, T4	評估原發惡性腫瘤侵犯的深度或是範圍，通常侵犯的深度越 深，或是侵犯的範圍越大，則數字也越大
N	評估原發惡性腫瘤**淋巴結**轉移的數目或是範圍
Nx	原發惡性腫瘤的淋巴轉移情況無法評估，或是不清楚
N0	原發惡性腫瘤沒有淋巴轉移的情況
N1, N2, N3	評估原發惡性腫瘤淋巴結轉移的數目或是範圍，通常淋巴結 轉移的數目越多，或是淋巴結轉移的範圍越大的話，則數字 也越大
M	評估原發惡性腫瘤有無遠端**轉移**
Mx	原發惡性腫瘤有無遠端轉移的情況無法評估，或是不清楚
M0	原發惡性腫瘤沒有遠端轉移的情況
M1	原發惡性腫瘤有遠端轉移發生

(三) 癌症的檢查和診斷

1. 組織病理檢查
    (1) 組織病理檢查仍然是所謂癌症確診的「黃金診斷標準」。
    (2) 冷凍切片(frozen section)：以急速冷凍的方式來處理組織標本，在手術中幫助外科醫師來判斷標本為良性或是惡性。

2. 細胞學檢查：在癌症篩檢或診斷上是相當重要的工具，運用於子宮頸癌、甲狀腺癌、乳癌、肺癌或肝癌的協助診斷上。

3. 其他檢查
    (1) 特殊染色法：運用特殊染色技術，來幫助病理切片的判讀。
    (2) 電子顯微鏡檢查：幫助判斷癌症細胞的來源。
    (3) 分子生物技術
        A. 慢性骨髓性白血病(chronic myeloid leukemia, CML)：需要檢查是否具有費城染色體(Philadelphia chromosome)變異。
        B. 胃腸道基質腫瘤(gastrointestinal stromal tumor, GIST)：檢查 *c-kit* 基因的變異情況。

QUESTI⍰N 題｜庫｜練｜習

1. 下列何種屬於致癌基因(oncogene)？(A) APC　(B) NF-1　(C) BRCA1　(D) RAS　　　　　　　　　　　　　　　（96專高二）

   解析 (A)(B)(C)皆屬於抑癌基因。

2. 下列何者目前被標靶治療(targeted therapy)最常當作藥物攻擊的對象？(A) ABL　(B) NF-1　(C) RB　(D) p53　　（98專高一）

3. 有關蟹足腫(keloid)之敘述，下列何者正確？(A)良性腫瘤　(B)惡性腫瘤　(C)水腫病變　(D)過量疤痕形成　　　（100專高一）

4. 下列有關致癌理論(carcinogenesis)的敘述，何者錯誤？(A)腫瘤細胞的型態表現及基因突變是由多重步驟所形成　(B)單一基因突變最容易造成腫瘤　(C)惡性腫瘤通常來自某一特定的細胞株體(clone)　(D)突變基因可逐漸累積致癌　　　　　（100專高二）

   解析 癌症是由多階段、步驟的基因突變所造成，一系列的基因突變最容易造成腫瘤。

5. 下列何者為良性腫瘤？(A)白血病(leukemia)　(B)淋巴瘤(lymphoma)　(C)黑色素瘤(melanoma)　(D)脂肪瘤(lipoma)

   解析 脂肪瘤屬於良性腫瘤，而脂肪肉瘤屬於惡性腫瘤。　（101專高一）

6. 下列何者是區別良性腫瘤與惡性腫瘤的最重要特徵？(A)分化(differentiation)　(B)侵襲(invasiveness)　(C)生長速度(growth rate)　(D)轉移(metastasis)　　　　　　　　　　（101專高二）

   解析 良性與惡性腫瘤最為重要區別為轉移與否。良性腫瘤不會轉移，而惡性腫瘤具有轉移的能力。

7. 下列有關惡性腫瘤分級(grading)或分期(staging)的敘述，何者錯誤？(A)分級較分期更具臨床預後評估價值　(B)分級主要是視腫瘤細胞組織之分化程度而定　(C)分期是依腫瘤之侵犯範圍而定(D)分期主要根據TNM系統而定　　　　　　　　（102專高二）

   解析 惡性腫瘤的分期是遠比分級更具有臨床預後的評估價值。

解答：　　1.D　　2.A　　3.D　　4.B　　5.D　　6.D　　7.A

8. 所謂腫瘤的分化(differentiation)是指：(A)與原本正常組織的相似程度　(B)有無莢膜　(C)腫瘤的有絲分裂數目　(D)血管供應程度
    解析　所謂腫瘤的分化是指與原本正常組織的相似程度，相似程度越高，分化程度越好。　　　　　　　　　　　　　　　　　　（102專高二）

9. 下列何項變化與惡性腫瘤之發生的關係最密切？(A)增生(hyperplasia)　(B)肥大(hypertrophy)　(C)化生(metaplasia)　(D)異生(dysplasia)　　　　　　　　　　　　　　　　　　　　　　　　（103專高一）
    解析　異生為癌變之前驅現象，可以分為輕度、中度和重度。異生的情形越嚴重，與惡性腫瘤組織越不易區分。

10. 下列何者屬於惡性腫瘤？(A)脂肪瘤(lipoma)　(B)囊狀腺瘤(cystadenoma)　(C)淋巴瘤(lymphoma)　(D)軟骨瘤(chondroma)
    解析　只有淋巴瘤是屬於惡性腫瘤，其他三個選項都是良性腫瘤。淋巴瘤主要分成T細胞淋巴瘤和B細胞淋巴瘤。　　　　　　（104專高一）

11. 癌症分期中所用的TNM系統，N指的是什麼？(A)神經組織(nerve tissue)　(B)無殘留腫瘤(no residual tumor)　(C)鼻咽侵犯(nasopharyngeal involvement)　(D)淋巴結侵犯(lymph nodal involvement)　　　　　　　　　　　　　　　　　　　　　（104專高二）
    解析　N是指淋巴結的侵犯情況，T是指原發腫瘤的侵犯程度或是腫瘤大小，M是指是否有遠端轉移。

12. 下列何者不是良性腫瘤所具備之特性？(A)外包覆莢膜　(B)與來源組織形態類似　(C)易局部侵犯及轉移　(D)生長速度較慢
    解析　良性腫瘤通常具有外包覆莢膜，且與來源組織型態類似，生長速度一般較為緩慢，且沒有局部侵犯或是轉移之產生。故選項中的易局部侵犯及轉移乃是惡性腫瘤之表現。　　　　　　　（105專高一）

13. 下列何者為癌前期細胞之特徵？(A)萎縮(atrophy)　(B)肥大(hypertrophy)　(C)增生(hyperplasia)　(D)異生(dysplasia)
    解析　異生為癌變之前驅現象，異生的情形越嚴重，與惡性腫瘤組織越不易區分。　　　　　　　　　　　　　　　　　　（105專高一）

解答：　　8.A　　9.D　　10.C　　11.D　　12.C　　13.D

14. 離子性放射線(ionizing radiation)所造成的傷害最主要是因破壞細胞的哪一部分所引發？(A)細胞膜　(B)蛋白質　(C) DNA　(D)粒線體 （105專高一）

　　解析 離子性放射線主要是因為破壞細胞的DNA，嚴重者甚至引起癌症。例如核爆生還者，得到血癌的機會大增。

15. 下列何者並非惡性腫瘤之轉移路徑？(A)淋巴轉移　(B)血路轉移 (C)播種式轉移　(D)接觸轉移 （105專高二）

　　解析 上皮癌常經淋巴轉移，肉瘤常經血路轉移。(C)較少見，是指腫瘤細胞散布於體腔之中。

16. 下列何者是正常細胞演變成癌細胞之第一步？(A)細胞能長生不死　(B)細胞能一直不停的自我複製　(C)細胞能逃脫免疫系統之辨識　(D)細胞出現突變，且無法被修復 （105專高二）

　　解析 腫瘤形成是指細胞出現突變，生長或死亡機制失控且無法修復，使細胞不斷增殖或不凋亡，變成癌細胞，終致形成一個腫瘤。

17. 下列何種腫瘤之發生最符合基因雙重打擊理論(two hit hypothesis)？(A)大腸癌(colon cancer)　(B)視網膜芽細胞瘤(retinoblastoma)　(C)乳癌(breast cancer)　(D)肝癌(hepatocellular carcinoma) （106專高一）

　　解析 基因雙重打擊理論是由研究兒童視網膜細胞瘤所發現，此理論指癌症的發生是由於一種抑癌基因缺失，導致癌症的發生。

18. 胃腸道之原位癌(carcinoma in situ)是表示癌細胞尚未穿過下列何者？(A)基膜(basement membrane)　(B)漿膜層(serosa)　(C)肌肉層(muscularis propria)　(D)黏膜下層(submucosa) （107專高一）

　　解析 原位癌指組織中部分的上皮細胞整層已經變成了癌細胞，但並未侵犯超過基底膜，尚未具有轉移能力。

解答：　14.C　15.D　16.D　17.B　18.A

19. 關於異生(dysplasia)的敘述，下列何者正確？(A)長期吸菸者的呼吸道上皮被成熟的複層鱗狀上皮(stratified squamous epithelium)所取代即為異生　(B)異生不會發生在化生的上皮(metaplastic epithelium)　(C)子宮頸原位癌(cervical carcinoma in situ)屬於重度異生(severe dysplasia)　(D)異生不會回復為正常上皮（107專高二）

   解析 (A)應為化生；(B)異生會發生在化生的上皮上，且化生的上皮比較容議會有異生的現象產生，進而逐步走向癌化之路；(D)異生有時候會回復為正常上皮。

20. 有關癌症(cancer)的分期(staging)及分級(grading)之敘述，下列何者最正確？(A) TNM是常用的分級系統　(B)惡性腫瘤的分期比分級更重要　(C)分期主要在評估癌細胞的分化(differentiation)程度　(D) TNM系統中，M1比M0的預後(prognosis)更好　（108專高二）

   解析 (A)TNM是最常見的分期系統；(C)分期是決定癌症發展與擴散的程度；(D)M0為沒有遠處轉移、M1為遠處轉移，故M0比M1的預後更好。

21. 下列何者是惡性軟組織腫瘤？(A)纖維瘤(fibroma)　(B)脂肪瘤(lipoma)　(C)胚胎型橫紋肌肉瘤(embryonal rhabdomyosarcoma)　(D)不典型平滑肌瘤(atypical leiomyoma)　（109專高二）

22. 下列何者與 Epstein-Barr virus 之感染最有關？(A)子宮頸癌(cervical carcinoma)　(B)鼻咽癌(nasopharyngeal carcinoma)　(C)肝癌(hepatocellular carcinoma)　(D)卡波西肉瘤(Kaposi sarcoma)　（110專高二）

   解析 EB病毒亦與伯基特氏淋巴瘤、某些何杰金氏淋巴瘤、B細胞淋巴瘤，且和鼻咽癌有密切關係。

23. 下列何種腫瘤的細胞來源是上皮細胞(epithelial cells)？(A)脂肪瘤(lipoma)　(B)血管瘤(hemangioma)　(C)淋巴瘤(lymphoma)　(D)乳頭狀瘤(papilloma)　（110專高一）

解答：　19.C　20.B　21.C　22.B　23.D

24. 關於良性(benign)腫瘤的敘述，下列何者最不適當？(A)腫瘤多半界限明顯，常有纖維性包膜(fibrous capsule)將腫瘤局限於一處 (B)較少見壞死(necrosis)或出血(hemorrhage) (C)常見細胞多形性 (pleomorphism) (D)核質比(nuclear-to-cytoplasmic ratio)偏向正常

（110專高二）

解析 良性腫瘤細胞分化良好、極少有絲分裂、細胞核及細胞質正常。

25. 下列何者最不代表惡性細胞的病理特徵？(A)多型性 (pleomorphism) (B)細胞核濃染(hyperchromasia) (C)異常細胞分裂相(abnormal mitosis) (D)核質比下降(nuclear/cytoplasmic ratio decreased)

（111專高一）

解析 若是細胞多形性程度越高、細胞核越濃染、細胞核相對細胞質的比例越大和細胞有絲分裂程度越高，則此惡性腫瘤細胞的分化也越差。

26. 李先生因持續便血而至醫院看診，醫師為他做了大腸鏡切片發現是乙狀結腸癌(Sigmoid Colon Cancer)，且肝臟有一可疑病灶。手術切除大腸與部分肝臟之後的病理診斷為分化差的腺癌(poorly-differentiatedadenocarcinoma)，分期為T3N1M0。從這個診斷中可以得知下列哪項資訊？(A)此惡性腫瘤來自間質細胞(mesenchymal cells) (B)分化差(poorly-differentiated)是指腫瘤細胞和正常結腸細胞十分相似 (C)N1指的是病人的腫瘤已侵犯神經(nerves) (D)此腫瘤沒有遠端轉移(distant metastasis)

（112專高二）

解析 (A)腺癌這類細胞始於腺細胞或分泌型的細胞，具有腺體分化或黏液分泌的特徵；(B)惡性腫瘤細胞的分化程度分為四種程度，分化差為第三級，並非與正常細胞相似；(C)N1指的是病人的腫瘤已轉移淋巴結。

解答： 24.C 25.D 26.D

MEMO

遺傳疾病

出題率：♥♡♡

Pathology

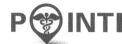

重｜點｜彙｜整

　　遺傳疾病的成因，包括：單一基因異常(single gene defect)、染色體異常(chromosome abnormalities)、多因子遺傳疾病(multifactorial inheritance)。

6-1　單一基因異常

一、體染色體顯性遺傳疾病

◆ 亨丁頓氏病(Huntington's Disease)

1. 屬於一種腦部退化疾病，較好發於中年人。

2. 起因：第 4 對染色體內亨丁頓基因(Huntingtin gene)的 CAG 三核苷酸重複序列異常增加，若是這種異常增加越多，病人越容易早期發病，症狀也越嚴重。

3. 臨床表現：四肢和軀幹不自主的運動、心智功能逐漸減退、精神方面出現問題。

◆ 神經纖維瘤(Neurofibromatosis, NF)

1. 第一型神經纖維瘤(NF-1)
   (1) 占大多數的神經纖維瘤，發生率約為 1/4,000。
   (2) 起因：位在第 17 對染色體的 NF-1 基因發生突變所致。
   (3) 臨床表現：主要在周邊神經系統中，表皮出現許多的神經纖維瘤，並有牛奶咖啡斑(café-au-lait spots)，另外也會出現色素性虹膜贅瘤，特稱為立奇氏小結(Lisch nodule)。
   (4) 少數嚴重的病患會影響到中樞神經系統，造成智能不足等嚴重的併發症。或者神經纖維瘤會轉變為惡性的神經纖維肉瘤。

2. 第二型神經纖維瘤(NF-2)

(1) 比 NF-1 少很多，發生率約為 1/40,000。

(2) 起因：位在第 22 對染色體的 *NF-2* 基因發生突變所致。

(3) 臨床表現：主要在中樞神經系統中，神經纖維瘤主要是發生在聽神經中，產生聽神經瘤(acoustic neuroma)，少在皮膚中表現。

(4) 有少數病患的神經瘤會轉變為惡性的神經肉瘤。

◆ 結節硬化複合症(Tuberous Sclerosis Complex, TSC)

1. 發生率約為 1/30,000~1/40,000，在北歐國家較為常見。病患的神經組織細胞和髓鞘形成不良，產生結節硬化。

2. 起因：位在第 9 對染色體的 *TSC-1* 基因或是位在第 16 對染色體的 *TSC-2* 基因發生突變所致。

3. 臨床表現：具多樣性，較為常見的包括：(1)腦皮質結節；(2)腦部的結節常引起癲癇；(3)腎血管肌脂肪瘤。

4. 目前並無治癒的方式，只能夠做症狀控制。

◆ 體染色體顯性多囊性腎病
(Autosomal Dominant Polycystic Kidney Disease, ADPKD)

1. 又稱為成人型(adult)多囊性腎病。15%是基因突變，85%是父母親遺傳。**父母其中一位患有此病，其子女得病機率是 50%。**

2. 主要是第 16 對染色體短臂上的基因出現變異，導致兩側腎臟皆呈現囊狀而發育不良。

3. 病患在年輕時，腎臟少有病變，但成年之後，囊泡的數目和大小會逐漸增加和變大，因而病患會有腎臟衰竭的情形。

◆ **家族性腺瘤息肉症**(Familial Adenomatous Polyposis, FAP)

1. 特徵是大腸上有數百個息肉。

2. 一旦發現有此種疾病，通常在年輕時，就要施行大腸全切除術，否則幾乎百分之百會演變為大腸癌。

◆ **遺傳性球狀紅血球症**(Hereditary Spherocytosis)

1. 75%為體染色體顯性遺傳，25%為體染色體隱性遺傳。

2. 紅血球細胞膜的組成異常，呈球形，所以也易被脾臟清除，引起脾臟腫大，造成貧血。由於紅血球被破壞，因此也會引起黃疸。

3. 常見其他合併症狀：血色素沉積、膽結石。

◆ **馬凡氏症候群**(Marfan Syndrome)

1. 起因：構成結締組織的蛋白發生變異所致。

2. 臨床表現：身材高瘦、四肢修長、關節可過度伸展、水晶體易脫位、動脈結締組織異常易導致破裂。

3. 缺陷基因為 *FBN1*，位於第 15 對染色體上。

◆ **骨生成不全症**(Osteogenesis Imperfecta)

1. 起因：基因變異，引起**膠原纖維病變**，導致骨質變薄易脆，即俗稱的**玻璃娃娃**。

2. 臨床表現：身材短小、易多發性骨折。

◆ **軟骨發育不全症**(Achondroplasia)

1. 起因：**第三型纖維母細胞生長因子受體**(fibroblast growth factor receptor 3, FGFR3)**之基因發生突變**，導致軟骨發育成硬骨的過程出現問題，因而引起軟骨發育不全。軟骨發育不全是侏儒症最常見的原因。

2. 臨床表現：**頭部前額突出、鼻根凹陷、四肢短小但軀幹正常**。病患主要是骨骼發育的問題，所以**智力發展及生殖力大都正常**。

◆ **家族性高膽固醇血症**(Familial Hypercholesterolemia)

1. 起因：身體中的**低密度脂蛋白**(low density lipoprotein, LDL)受體基因變異，導致 LDL 在人體內堆積，引起血中膽固醇升高。

2. 臨床表現：血中膽固醇濃度升高，堆積在表皮形成黃色瘤、病患很年輕時，即有可能產生動脈粥狀硬化(arteriosclerosis)，甚至因為冠狀動脈疾病而致死。

二、體染色體隱性遺傳疾病

◆ **體染色體隱性遺傳多囊性腎病**
(Autosomal Recessive Polycystic Kidney Disease, ARPKD)

1. 又稱為**幼兒型**(infantile)**多囊性腎病**，病患多於出生前後即死亡。

2. 起因：第 6 對染色體短臂上的基因出現變異，導致兩側腎臟皆呈現囊狀而發育不良。

◆ **囊狀纖維化症**(Cystic Fibrosis, CF)

1. 為歐美地區引起支氣管塌陷最常見的原因。

2. 起因：CF 基因發生變異，而 CF 基因和**氯離子通道蛋白的形成**有關。

3. 病患經常因反覆性**細菌感染**而死亡。

◆ **苯酮尿症**(Phenylketonuria)

1. 起因：代謝苯丙胺酸(phenylalanine)的酵素發生變異，造成苯丙胺酸大量堆積在體內，引起各種症狀。

2. 可利用羊膜穿刺檢查來早期發現，早期治療。病患需嚴格控制飲食，否則常引起腦部嚴重受損。

◆ 半乳糖血症(Galactosemia)

1. 半乳糖的分解或代謝問題，半乳糖無法分解代謝，沉積在身體各處，最常見的是肝臟、肌肉、大腦、腎臟、眼睛等。

2. 臨床症狀：肝臟腫大、心智遲緩、白內障等。

◆ 溶小體儲積症(Lysosomal Storage Disease)

1. 溶小體為人體中主要處理各式代謝產物的場所，一旦發生變異，就會導致許多代謝產物堆積在人體的器官中，常見的包括肝臟、脾臟、肌肉、心臟、大腦、腎臟等。

2. 溶小體儲積症包括很多種類的疾病，相當複雜。

3. 臨床症狀：肝脾腫大、心智遲緩等。

◆ 威爾森氏症(Wilson's Disease)

1. **體染色體隱性遺傳疾病**。因**銅離子代謝異常**，導致銅堆積在器官組織中，特別是肝臟、眼睛和腦部：
   (1) **肝臟**：病程早期有急性肝炎變化，疾病較晚期則有嚴重發炎反應、肝細胞壞死等變化。
   (2) **眼睛**：特別是**角膜**上銅的堆積，會引起呈現**棕綠色的環**，特稱為 Kayser-Fleischer rings。
   (3) **腦部：可能有神經及精神症狀。**

2. 實驗室診斷
   (1) 每克的乾燥肝臟組織中，含有超過 250 微克(μg)的銅。
   (2) **血液中銅漿蛋白(ceruloplasmin)減少。**
   (3) **尿液中銅分泌量增加。**

3. 治療：**銅螯合劑**，例如 D-penicillamine 的長期治療控制。

◆ 血色素沉積症(Hemochromatosis)

1. 病因多元，和遺傳有關的是遺傳性血色素沉積症。
2. 基因發生變異，造成小腸內調控鐵代謝的機制出現問題，而引起全身鐵的沉積。
3. 早期發現，並早期施以定期放血療法，則預後相當良好。

◆ 肝醣儲積症(Glycogen Storage Disease)

1. 肝醣分解代謝問題，導致肝醣無法分解代謝，沉積在身體各處，最常見的是肝臟、肌肉、心臟、腎臟等。
2. 臨床症狀：肝臟腫大、心智遲緩、心臟衰竭等。

◆ 鐮刀型貧血(Sickle Cell Anemia)

1. 血色素發生病變，引起紅血球呈現**鐮刀型**。
2. 人在正常情況下，大部分的血紅素為**血紅素 A (HbA)**，而鐮刀型貧血的病人，血紅素則是含有**血紅素 S (HbS)**。
3. 紅血球異常，易被脾臟清除，引起脾臟腫大造成貧血。
4. 常見其他合併症狀：血色素沉積、膽結石形成。

◆ 海洋性貧血(Thalassemia)

詳見第 11 章造血及淋巴系統疾病。

三、性染色體隱性遺傳疾病

1. **裘馨氏肌肉萎縮症**：詳見第 19 章中樞神經系統及肌肉疾病。
2. 血友病：詳見第 11 章造血及淋巴系統疾病。
3. 蠶豆症：詳見第 11 章造血及淋巴系統疾病。

4. γ 免疫球蛋白低下症：又稱為**布魯頓氏病**(Bruton's disease)。

　(1) 和 X 染色體有關，病人幾乎都是**男性**（詳見第 9 章）。

　(2) B 淋巴球在成熟的過程中出現問題，導致病人體內並無足夠的免疫球蛋白，大部分在嬰兒時期就會被懷疑並診斷。

　(3) 常見症狀：重複性的病菌感染，特別是細菌感染。

5. X 染色體易脆症(fragile-X syndrome)

　(1) X 染色體有變異，導致容易斷裂。

　(2) 臨床表現：心智障礙、男性病患有睪丸腫大的現象。

6-2 染色體異常

一、唐氏症(Down Syndrome)

1. 為**染色體異常**中最常見的疾病，發生率約 1/700，**可用螢光定位雜交法**(fluorescence in situ hybridization, FISH)**輔助診斷**。

2. **和產婦的年齡呈現高度相關，產婦年齡越大，唐氏症發生的機會越大。**

3. 第 21 對體染色體未分離，造成 **3 條第 21 對體染色體，又稱三染色體 21 症**(trisomy 21)，故病人共有 47 個染色體。

4. 臨床表現

　(1) 心智功能遲滯：智商普遍低下。

　(2) 外觀畸形：鼻子塌陷、內眥皺摺變寬、扁平枕骨、斷掌、手指腳趾粗短等。

　(3) **先天性心臟病**：最常見的相關畸形，**為唐氏症早期的死亡原因之一**。

　(4) 食道閉鎖和氣管食道瘻管。

　(5) 十二指腸閉鎖(duodenal atresia)。

二、愛德華氏症候群(Edwards Syndrome)

1. 發生率約 1/8,000。大部分的患者共有 47 個染色體，其中因為第 18 對體染色體未分離，造成有 3 條第 18 對體染色體，又叫做三染色體 18 症(trisomy 18)。

2. 臨床表現

    (1) 心智功能遲滯：智商普遍低下。

    (2) 外觀畸形：低置耳、小顎畸形、短頸、顯著的枕骨、手指或是腳趾癒合、手指交疊等。

    (3) 伴隨其他畸形或是疾病：如先天性心臟病、腎臟畸形。

三、巴陶氏症候群(Patau Syndrome)

1. 發生率約 1/15,000。患者有 47 個染色體，其中因為第 13 對體染色體未分離，造成有 3 條第 13 對體染色體，又叫做三染色體 13 症(trisomy 13)。

2. 臨床表現

    (1) 心智功能遲滯：智商普遍低下。

    (2) 外觀畸形：多指症、小眼畸形、唇裂、顎裂、唇顎裂等。

    (3) 伴隨其他畸形或是疾病：如先天性心臟病、腎臟畸形。

四、貓哭症候群(Cat-Cry Syndrome)

1. 發生率約 1/50,000。患者主要是因為第 5 對染色體短臂部分缺失(5p-)所造成。

2. 臨床表現

    (1) 心智功能遲滯：智商普遍低下。

    (2) 外觀畸形：頭小臉圓、鼻子塌陷、內眥皺摺變寬、短頸、短掌。

    (3) 伴隨其他畸形或是疾病：先天性心臟病。

五、特納氏症候群(Turner Syndrome)

1. 常見於女嬰,發生率約 1/3,000。**患者主要是因為 X 染色體短臂有全部或是部分缺失所造成**。

2. 臨床表現
   (1) 原發性性腺功能低下:造成卵巢嚴重萎縮,導致不孕、無月經、乳房發育不良、陰毛稀少。
   (2) 外觀畸形:身材短小、蹼狀頸、肘外翻等。
   (3) 伴隨其他畸形或是疾病:主動脈狹窄。

六、克萊恩費特氏症候群(Klinefelter Syndrome)

1. 發生率大約為生育年齡男性的 1/500,是**男性引起不孕症最常見的原因**。

2. 患者之細胞核的染色體為**兩個以上的 X 染色體和一個以上的 Y 染色體**,因而造成了男性性腺功能低下的相關症狀。

3. 臨床表現:(1)陰莖短小,陰毛、鬍鬚和腋毛稀疏;(2)外觀畸形,如:男性性徵不明顯。

七、47, XYY 症候群(47, XYY Syndrome)

1. 患者之細胞核的染色體為一個 X 染色體和兩個 Y 染色體,在外觀上與一般人差異不大。

2. 有研究指出,這類病患較常有反社會人格,但也有研究指出,並沒有特別相關。

八、濾泡型淋巴瘤(Follicular Lymphoma)

1. 患者第 14 和 18 對染色體轉位，*bcl-2* 基因過度表現而大量生成，阻止了細胞的自我凋亡，促進淋巴細胞異常增生癌化所造成。

2. 濾泡型淋巴瘤低惡度、生長緩慢，分化程度差，患者通常會出現無痛性淋巴結腫大、疲倦、皮膚癢症狀，大部份在診斷時已有廣泛的病灶。

6-3　多因子遺傳疾病

一、高血壓(Hypertension)

1. 定義：收縮壓持續高於 140 mmHg 或是舒張壓持續高於 90 mmHg。於 2022 年高血壓協會將高血壓標準降低至收縮壓 130 mmHg，舒張壓 80 mmHg。

2. **大部分高血壓屬於原發性高血壓**，即多因子遺傳疾病。

3. 臨床相關併發症：左心室肥厚、腦出血、動脈硬化、腎萎縮、胃萎縮、腎臟衰竭、視網膜出血甚至失明等。

二、糖尿病(Diabetes Mellitus)

1. 血糖不正常的增高，稱為糖尿病。

2. 大部分是屬於第二型糖尿病或稱為非胰島素依賴型(NIDDM)，少部分是屬於第一型糖尿病或稱為胰島素依賴型(IDDM)。

3. **第二型較常發生於成年之後，第一型則較好發於成年之前。**

4. 臨床相關併發症：血管病變方面，會引起血管硬化、冠狀動脈疾病、周邊血管病變引起四肢末端組織壞死；神經病變方面則造成視神經壞死、周邊神經感覺異常引起膀胱神經壞死。

三、冠狀動脈疾病(Coronary Artery Disease)

1. 指因冠狀動脈病變所導致的心臟疾病，常引起心肌梗塞(myocardial infarction)，目前是台灣十大死因之一。

2. 是三條主要的冠狀動脈所發生的疾病，分別是右冠狀動脈和左冠狀動脈，左冠狀動脈又可以分成左前降枝、左迴旋枝，因為左前降枝供應心臟肌肉的範圍最大，因此左前降枝發生冠狀動脈疾病的後遺症最嚴重。

四、先天性心臟病(Congenital Heart Disease)

1. 最常見的先天性異常之一。

2. 引起原因：非常的多，除了唐氏症、愛德華氏症候群、巴陶氏症候群、貓哭症候群、特納氏症候群外，還有很多未知的原因會引起，這些原因屬於多因子遺傳性質。

3. 有關於先天性心臟病的更詳細討論，請見第 10 章。

五、痛風(Gout)

1. 主要為尿酸(urate)堆積在關節所引起，好發於成年男性。

2. 臨床症狀：以急性關節炎症狀為主，好發在趾關節（特別是第一蹠趾關節(first metatarso-phalangeal joint, MPJ)）、膝關節等。

3. 痛風的結晶為針狀。反覆性痛風會引起尿酸結晶堆積，進而形成痛風石(tophi)。

六、先天肥大性幽門狹窄症
(Congenital Hypertrophic Pyloric Stenosis)

1. 較好發於男嬰，幽門肌肉因為肥大及增生造成幽門出口處狹窄，導致食物不易通過幽門而進入十二指腸，嚴重時有噴射性嘔吐(projectile vomiting)的現象。

2. 治療方式：以外科手術方式，將狹窄處的肥大幽門處的環狀肌肉切開。

QUESTI?ON

1. 有關第一型與第二型糖尿病之比較，下列何者正確？(A)第一型多發生在三十歲以上的病人　(B)第二型多發生在正常體重的病人　(C)第一型比第二型容易發生酮酸血症　(D)第二型容易早期發生胰臟炎及纖維化　（103專高一）

   解析 (A)第一型多發生於成年之前；(B)第二型多發生於體重過重的病人；(D)第一型因為發病早，故也較容易早期發生胰臟炎及纖維化。

2. 玻璃娃娃（Osteogenesis Imperfecta成骨不全症）是因為下列何種機轉所導致的疾病？(A)膠原蛋白合成的異常　(B)骨骼生長板(growth plate)中軟骨發育的異常　(C)副甲狀腺素過多　(D)噬骨細胞(osteoclast)的異常導致骨頭重新塑造異常　（104專高一）

   解析 成骨不全症，又稱為玻璃娃娃，是因為基因變異，引起膠原纖維病變，容易導致骨質變薄易脆。臨床表現為身材短小，容易發生多發性骨折。本題其他選項並非造成玻璃娃娃的成因。

3. 細胞遺傳學檢查發現核型為46，XX，t (2;5)(q31;p14)。這是哪一種染色體異常？(A)轉位(translocation)　(B)脫失(deletion)　(C)倒置(inversion)　(D)同染色體(isochromosome)　（104專高二）

   解析 本題中的t係指translocation（互換）的縮寫，亦即指第2對染色體的q臂31區和第五對染色體的p臂14區有互換。

4. 有關粒線體基因突變的疾病，下列何者正確？(A)為母系遺傳　(B)為父系遺傳　(C)為顯性遺傳　(D)為隱性遺傳　（106專高二補）

   解析 由於粒線體只有存在卵子中，而精子中沒有，故粒線體中基因的突變所造成的疾病為母系遺傳。

5. 軟骨發育不全(achondroplasia)的病人，他們的特徵符合下列哪項敘述？(A)四肢較短、頭部前額突出、鼻根凹陷，但是智力及生殖力不受影響　(B)四肢正常，但是脊柱發育不全　(C)常合併先天性心臟病　(D)常合併低智商及不孕　（108專高一）

解答：　　1.C　　2.A　　3.A　　4.A　　5.A

6. 下列何者是濾泡性淋巴瘤(follicular lymphoma)最常見到的染色體變化？(A) t(14,18)　(B) t(15,17)　(C) t(11,22)　(D) t(4,11)

   解析 濾泡性淋巴瘤出現第14和18對染色體轉位的比例在歐美為20~30%，台灣只有10%。　（108專高二）

7. 有關嬰兒多囊性腎病變之敘述，下列何者正確？(A)為體染色體隱性遺傳　(B)為體染色體顯性遺傳　(C)為性染色體隱性遺傳　(D)為性染色體顯性遺傳　（109專高一）

   解析 幼兒型多囊性腎病變是一種體染色體隱性遺傳疾病。

8. 若家族中有第二型糖尿病的病史，罹患糖尿病的機會也將比較高。第二型糖尿病的遺傳模式屬於？(A)性聯遺傳疾病(sex-linked disorder)　(B)單基因遺傳疾病(single-gene disorder)　(C)多基因遺傳疾病(multigenic disorder)　(D)染色體異常疾病(chromosomal disorder)　（109專高一）

9. 性聯無伽瑪球蛋白血症(X-linked agammaglobulinemia)發病的主要原因，下列何者正確？(A)前趨B細胞(pre-B cell)不能分化成B細胞　(B)胸腺發育不良(thymic hypoplasia)　(C)腺嘌呤去胺酶(adenine deaminase；ADA)基因突變　(D)第二級MHC（主要組織相容性抗原複合體）分子缺乏　（109專高二）

   解析 主要為抗體免疫缺乏，血中沒有免疫球蛋白，但細胞媒介免疫正常。淋巴結及脾臟內缺乏生發中心，因此缺乏成熟的B細胞，但骨髓內前B細胞(pre-B cell)數量正常。

10. 有關杭汀頓氏病(Huntington disease)的敘述，下列何者錯誤？(A)是一種舞蹈症(chorea)　(B)是一種體染色體顯性遺傳疾病　(C)通常在兒童期發病　(D)與大腦尾核(caudate nucleus)及殼腦(putamen)內的神經元持續退化有關　（109專高二）

    解析 一般常見的發病年齡是在30~55歲間。

解答：　6.A　7.A　8.C　9.A　10.C

11. 下列何者不是威爾森氏病(Wilson disease)的特徵？(A)為體染色體顯性遺傳(autosomal dominant inheritance)疾病　(B)銅離子無法被代謝，沉積在肝、腦等器官　(C)眼睛角膜周圍可見棕綠色環　(D)可能有神經及精神症狀　　　　　　　　　　　（110專高一）

　　解析 威爾森氏病是一種銅代謝出現問題而產生的疾病，為體染色體隱性遺傳疾病。

12. 關於唐氏症(Down syndrome)的敘述，下列何者錯誤？(A)唐氏症病人常見第21對染色體有三條(trisomy 21)的現象　(B)唐氏症發生率與母親生育年齡呈正相關　(C)白血病(leukemia)是唐氏症病人早夭最主要的原因　(D)病人的眼睛出現內眥贅皮(epicanthal fold)，眼瞼縫向外上方傾斜　　　　　　　　　（111專高二）

　　解析 (C)唐氏症病人早夭原因為肺炎、先天性心臟病、嚴重感染疾病等。

13. B細胞濾泡性淋巴瘤(follicular lymphoma)常見下列何種染色體異常？(A)染色體12三染色體症(trisomy 12)　(B) t (14, 18)（染色體14及18轉位）　(C) t (11, 14)（染色體11及14轉位）　(D) t (9, 22)（染色體9及22轉位）　　　　　　　　　（111專高二）

　　解析 西方人濾泡性淋巴瘤染色體14和18轉位的比例約20~30%，台灣只有10%。

14. 有關唐氏症(Down syndrome)的敘述，下列何者錯誤？(A)可用FISH(fluorescence in situ hybridization)輔助診斷　(B)是最常見的體染色體疾病　(C)發生率和父親年齡有關，而和母親年齡關係較小　(D)第21對染色體數目多了1條　　　　　　（112專高三）

　　解析 唐氏症和產婦的年齡呈現高度相關，產婦年齡越大，唐氏症發生的機會越大。

15. 下列哪種遺傳性疾病的遺傳模式和其他選項不一樣？(A)第一型神經纖維瘤症(neurofibromatosis type 1)　(B)地中海型貧血(thalassemia)　(C)馬凡氏症(Marfan syndrome)　(D)結節性硬化症(tuberous sclerosis)　　　　　　　　　　　　　　　　（113專高一）

解答：　11.A　12.C　13.B　14.C　15.B

16. 侏儒症中最常見的原因是軟骨發育不全(achondroplasia)，而軟骨發育不全為體染色體顯性遺傳疾病。約90%的病人與下列哪一個基因突變有關？(A) *Fibroblast growth factor receptor 3*基因 (B) *Fibrillin-1*基因 (C) *NF-1*基因 (D) *TCIRG1*基因 （**113專高一**）

解析 (B) *Fibrillin-1*基因異常會造成馬凡氏症；(C) *NF-1*基因異常會造成多發性神經纖維瘤；(D) *TCIRG1*基因異常會造成骨質石化症(osteopetrosis)（大理石寶寶）。

解答： 16.A

MEMO

物理性傷害、化學性傷害及營養疾病

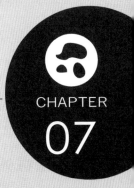

CHAPTER
07

出題率：♥ ♡ ♡

物理性傷害 —— 機械外力傷害

—— 電力傷害

—— 輻射傷害

—— 溫度傷害

化學性傷害 —— 吸　菸

—— 酒精傷害

—— 藥物傷害

—— 礦物塵埃傷害

—— 其他化學物質傷害

營養疾病 —— 過多症：維生素 A、D

—— 缺乏症：維生素 A、B_1、B_2、B_3、B_6、
　　　　　　B_{12}、C、D、E、K、葉酸、蛋白
　　　　　　質、卡路里

—— 肥胖症

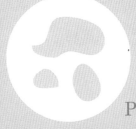

Pathology

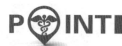

7-1　物理性傷害

一、機械外力傷害(Mechanical Injury)

1. 擦傷(abrasion)：外力摩擦導致表皮層細胞破壞脫落。

2. 切傷(incision)：刀械切割導致皮膚及軟組織破壞。

3. 裂傷(laceration)：刀械破壞導致皮膚及軟組織撕裂傷。

4. 挫傷(contusion)：鈍器撞擊，導致皮下出血淤傷，但表皮通常完整無損。

5. 刺傷(penetration)：尖銳刀械刺入皮膚導致受傷。

6. 撕除傷(avulsion)：皮膚及軟組織撕裂傷外，還合併有組織的缺損。

二、電力傷害(Electrical Injury)

1. 直接通電處導致的燒傷。

2. 經由電流傳導，所引起的身體深層的肌肉、內臟的燒傷。

3. 因為電力也會干擾心臟心率，所以會引起心律不整。

三、輻射傷害(Radiation Injury)

1. 人體中，對於輻射最敏感的細胞：骨髓內的血液幹細胞、口腔黏膜細胞、腸胃道上皮細胞、生殖細胞（表 7-1）。

2. 人體中，對於輻射最不敏感的細胞：骨細胞、肌肉細胞、神經細胞、心臟肌肉。

表 7-1 輻射對人體器官系統的傷害		
器官系統	**急性變化**	**慢性變化**
皮膚	紅腫、壞死	皮膚癌形成
肺臟	急性肺水腫	肺臟實質纖維化
血液	紅血球、白血球及血小板數目下降	骨髓纖維化
腸胃道	黏膜壞死	腸胃道纖維化
性腺	生殖細胞壞死	性腺萎縮纖維化

四、溫度傷害(Thermal Injury)

(一) 燒傷(Thermal burns)

　　燒傷早期引起死亡的原因為體內脫水休克；燒傷晚期引起死亡的原因為傷口感染引發敗血症(sepsis)，進而造成敗血性休克（表 7-2）。

表 7-2 燒傷		
程　度	**損傷深度**	**預　後**
一度燒傷 (first degree burn)	破壞表皮組織，未傷及真皮組織	未傷及皮膚，故傷口痊癒後，不會留下疤痕
二度燒傷 (second degree burn)	破壞表皮及真皮組織，產生水泡和凝固性壞死	未傷及皮膚器官，傷口痊癒後，不會留下疤痕
三度燒傷 (third degree burn)	破壞表皮、真皮組織及皮下器官組織，整層皮膚凝固性壞死	傷及皮膚器官，傷口痊癒後會留下疤痕

(二) 體溫過高(Hyperthermia)

1. 中暑(heat stroke)
   (1) 長期處在高溫的環境中，人體調節體溫的機能喪失，無法有效散熱，稱為中暑。
   (2) 由於是人體本身調節體溫的機能喪失，故死亡率高。
2. 熱衰竭(heat exhaustion)
   (1) 長期處在高溫的環境中，人體大量排汗，造成體內水量減少，組織灌流量不足，引起休克，稱為熱衰竭。
   (2) 由於人體本身調節體溫的機能並沒有喪失，所以即時加以補充水分及電解質，可治癒，故死亡率低。

(三) 體溫過低(Hypothermia)

1. 意識不清、心跳減慢，甚至停止跳動而死亡。
2. 因為四肢末端體溫過低，常引起凍瘡(frosbite)。

7-2　化學性傷害

一、吸　菸

1. 吸菸者呼吸道偽複層纖毛柱狀上皮，漸漸被複層鱗狀上皮所取代，稱之為鱗狀上皮化生(squamous metaplasia)。
2. 吸菸和肺癌中的鱗狀細胞癌和小細胞癌有相關性。
3. 吸菸和口腔癌、食道癌、喉癌、**肺氣腫**、**慢性支氣管炎**、動脈粥狀硬化和冠狀動脈疾病有一定程度的相關。
4. 孕婦吸菸將導致胎兒發育遲緩，甚至胎死腹中。

二、酒精傷害

1. 肝臟：脂肪肝、肝硬化。

2. 神經系統：
   (1) **急性酒精中毒：易導致中樞神經麻痺**，嚴重可昏迷致死。
   (2) 慢性酒精中毒：易導致身體中缺乏維生素 B_1，產生乾性腳氣病(dry beriberi)，即周邊神經病變。更嚴重者會有 Wernicke 氏腦病，導致 Korsakoff 氏精神病(Korsakoff's psychosis)。

3. 胰臟：慢性胰臟炎最常見的病因為酗酒。

4. 心血管：和高血壓、心臟病的發生有相關。

5. 胎兒：若產婦為酗酒者，則胎兒易有胎兒酒精症候群，會有心智發育遲緩、先天性畸形的現象。

三、藥物傷害

1. 阿斯匹靈(aspirin)：引起胃潰瘍出血、腎乳突壞死，又叫做止痛劑腎病(analgesic nephropathy)。

2. 對乙醯胺基酚(acetaminophen)：為非鴉片類止痛藥，若使用過量，容易導致肝壞死。

3. 盤尼西林（penicillin，亦稱青黴素）：對盤尼西林過敏的人，容易導致全身性過敏反應。

4. 外生性雌激素(exogenous estrogen)
   (1) 常使用於更年期婦女的荷爾蒙補充療法(hormone replacement therapy, HRT)。
   (2) 使用時，最好可以合併黃體素(progesterone)使用，才能避免一些副作用的產生。

(3) 過量的外生性雌激素易增加得到下列疾病的危險性：子宮內膜癌、血栓性栓塞症、乳癌、肝臟腺瘤(liver adenoma)。

5. 沙利多邁(thalidomide)：可引起胎兒畸形，尤以海豹肢最有名。

6. 抗腫瘤藥、Doxorubicin：心肌病變。

四、礦物塵埃傷害

1. **石綿**(asbestos)：產生石綿沉積症、肺癌、**間皮瘤**(mesothelioma)、肺部纖維化等。

2. 煤渣：好發於煤礦工，產生煤礦工肺沉積症候群。克普蘭氏症候群(Caplan's syndrome)：煤礦工肺沉積症候群合併風濕性關節炎病變。

3. 矽土(silicon)：產生矽沉積症，導致肺部損傷。

4. 鈹(beryllium)：產生鈹毒症。急性期時有急性肺炎，長期慢性累積，則會有肉芽腫變化，特別是肺部。

五、其他化學物質傷害

1. 甲醇(methanol)中毒：是假酒中毒最常見的原因。具有神經毒性，所以常導致失明、中樞神經系統麻痺。

2. 鉛(lead)中毒
   (1) 易導致小孩心智發展遲緩。
   (2) 牙齒過量的鉛堆積，導致在 X 光上顯影，稱為鉛線(lead line)。
   (3) 紅血球中出現藍色嗜鹼性顆粒(basophilic granules)。
   (4) 神經有脫鞘的現象。
   (5) 鉛中毒也會引起貧血、溶血、腎臟傷害、神經病變、腦病變。

3. 一氧化碳中毒：
   (1) 中毒時血紅素會喪失運送氧氣的正常功能。
   (2) 是冬天意外死亡的常見原因之一。
   (3) 急性一氧化碳中毒：皮膚黏膜、內臟呈櫻桃紅(cherry red color)，需立即採高壓氧治療。
   (4) 慢性一氧化碳中毒：引起神經系統病變等後遺症。

4. 有機磷酸中毒：農藥中毒引起。臨床表現包括：噁心、嘔吐、腹瀉、瞳孔縮小、肌肉無力、支氣管痙攣、心律不整、呼吸困難等。

5. 氰化物中毒：具有杏仁味是其特色，只需要很少的劑量就可以致人於死。常見臨床表現包括：呼吸困難、皮膚黏膜呈現鮮紅色、血壓下降、休克、意識喪失、甚至死亡等。

6. 巴拉奎(Paraquat)中毒：使脂肪過氧化致細胞死亡，嚴重者可致多重器官衰竭而死亡。應立刻清洗皮膚、眼睛、洗胃，以活性碳治療、迅速給予體液及電解質的取代來排除體內的巴拉奎。

7. **鎘中毒**：會引起骨骼疏鬆症和腎臟衰竭，造成病患關節及骨骼極度疼痛，又稱為**痛痛病**。

8. **砷中毒**：臺灣西南部沿海地區的居民曾因飲用含過量的砷的水，發生**烏腳病**。

9. **懸浮微粒(particulate matter, PM)**：指漂浮在空氣中類似灰塵的粒污染物，粒徑小於或等於 2.5 微米(μm)的粒子就稱為 PM2.5，**直徑小，可穿透肺部氣泡**，引發肺部發炎反應、心血管病變等。其原生性來源為天然岩石風化、海洋飛沫、煙塵、街道揚塵、汽機車廢氣、工廠燃料廢氣等；衍生性來源是指物質在大氣中經由化學變化與光化反應後成為 PM2.5 微粒。

7-3 營養疾病

一、營養素

表 7-3	營養素異常之疾病	
營養素	作用	異常症
維生素 A	脂溶性，儲存在肝臟中，和桿細胞及錐細胞有關；也與上皮細胞的成熟、分化有關	1. 缺乏：夜盲症、乾眼症、角膜軟化症等 2. 過多：黃皮膚、頭痛、噁心、肝機能受損而肝腫大
維生素 B$_1$	幫助體內碳水化合物代謝的重要成分，也幫助神經傳導	缺乏： 1. 乾性腳氣病：周邊神經病變 2. 濕性腳氣病：心臟衰竭，心臟擴大，導致四肢水腫 3. 魏尼克氏腦病：嚴重時導致柯沙可夫氏精神病(Korsakoff's psychosis)
維生素 B$_2$	體內輔酶 FMN 及 FAD 的重要成分，主要參與人體的氧化還原反應	缺乏：口唇病變、口角炎、舌炎、神經病變、貧血等
維生素 B$_3$	又稱菸鹼酸(niacin)，是體內輔酶 NAD 及 NADP 的重要成分，主要參與人體的氧化還原反應	缺乏：癩皮病(pellagra)和神經系統病變，癩皮病症狀有皮膚炎、腹瀉、失智
維生素 B$_6$	輔酶，主要參與體內蛋白質和胺基酸的代謝作用	缺乏：口唇病變、口角炎、舌炎、神經病變、皮膚炎

表 7-3	營養素異常之疾病（續）	
營養素	**作用**	**異常症**
維生素 B12	和葉酸合作，負責體內 DNA 的合成	**缺乏**：**惡性貧血**（如**胃部手術切除後**，缺乏內在因子引起維生素 B12 吸收不良）、萎縮性胃炎、萎縮性舌炎、神經系統病變，如脫髓鞘病變
維生素 C	幫助膠原蛋白的合成及具有抗氧化劑的作用	缺乏：影響膠原蛋白的合成，導致血管壁脆弱而易出血，常引發牙齦出血、壞血症(scurvy)、傷口癒合不良等
維生素 D	在腎臟中形成 1,25(OH)2-D，促進血中、尿中鈣離子濃度上升	1. **缺乏**：血鈣濃度下降，刺激骨鈣釋放到血液，長期缺乏維生素 D，會導致骨頭變形 (1) 兒童：影響骨生長發育，引起**佝僂症**(rickets)，致身材矮小、骨骼變形、雞胸狀、佝僂症串珠(rachitic rosary) (2) 成人：骨化受影響，引起**軟骨症**(osteomalacia)、**骨質疏鬆** 2. 過多：易有噁心、嘔吐、下痢、頭痛等症狀
維生素 E	人類體內重要的抗氧化劑，可預防血管性疾病	缺乏：溶血性貧血和神經機能受損
維生素 K	肝臟製造凝血因子 II、VII、IX、X 所必需	缺乏：出血
葉酸	和維生素 B12 合作，負責體內 DNA 的合成	**缺乏**：葉酸缺乏性**貧血**、萎縮性胃炎、萎縮性舌炎、神經系統病變如脫髓鞘病變

表 7-3	營養素異常之疾病（續）
營養素	異常症
蛋白質	**缺乏**：見於兒童，又稱為**紅孩兒症**(Kwashiorkor)，多發生在落後國家。臨床表現有智力發育和**生長發育障礙、肌肉消瘦**、肝脾腫大、**水腫和腹部膨隆，並有典型的皮膚和毛髮改變**
卡路里	**缺乏**：若是蛋白質不足還合併有卡路里缺乏的話，主要會引起消瘦症(marasmus)。病人體內脂肪因為卡路里缺乏，所以也代謝殆盡。主要的臨床表現包括皮下脂肪消失、身體發育減緩。和紅孩兒症主要的差別在於消瘦症不會有全身水腫和肝脾腫大等症狀。

二、肥胖症(Obesity)

1. 目前對於肥胖的定義仍沒有一致的標準。一般是以身體質量指數(body mass index, BMI)來衡量一個人的身體體重是否合乎標準。BMI＝體重(kg)／身高(m^2)。

2. 肥胖度（超重比率）$=\dfrac{實際體重-理想體重}{實際體重}\times 100\%$ ，(1)＞10%以上，稱為過重；(2)＞20%以上，稱為輕度肥胖；(3)＞31~50%以上，稱為中度肥胖；(4)＞50%以上，稱為重度肥胖。

3. 肥胖的後遺症：心臟病、高血壓、糖尿病、膽結石等，提高得到子宮內膜癌和乳癌的機會。另外，肥胖者血中的**低密度脂蛋白(LDL)濃度比較容易上升**，而血中**高密度脂蛋白(HDL)濃度比較容易下降**。

QUESTI❓N

1. 痛痛病(Itai-Itai disease)是由於何種重金屬中毒所導致的疾病？
   (A)鉛(lead)　(B)鎘(cadmium)　(C)汞(mercury)　(D)砷(arsenic)

   解析 鎘中毒會引起骨骼疏鬆症和腎臟衰竭，造成病患關節及骨骼極度
   疼痛，所以叫做痛痛病。　　　　　　　　　　　　　（101專高二）

2. 下列何者較少發生於肥胖者？(A)糖尿病　(B)高血壓　(C)血中高
   密度脂蛋白濃度上升　　　　(D)高三酸甘油脂血症
   (hypertriglyceridemia)　　　　　　　　　　　　　（102專高一）

   解析 肥胖者血中的低密度脂蛋白濃度比較容易上升，而血中高密度脂
   蛋白濃度比較容易下降。

3. 佝僂病(rickets)是缺少何種維生素所導致的骨骼疾病？(A)維生素
   B_{12}　(B)維生素C　(C)維生素D　(D)維生素E　　（102專高二）

   解析 (A)維生素B_{12}缺乏造成惡性貧血、萎縮性胃炎、萎縮性舌炎、神
   經系統病變；(B)維生素C缺乏影響膠原蛋白的合成，導致血管壁
   脆弱而易出血，引起牙齦出血、壞血症、傷口癒合不良等；(C)
   兒童缺乏維生素D會影響骨的生長發育，引起佝僂症；(D)維生素
   E缺乏會有溶血性貧血和神經機能受損等臨床表現。

4. 臺灣西南部沿海地區的烏腳病與何種重金屬的汙染最有關？(A)
   鉛(lead)　(B)鎘(cadium)　(C)汞(mercury)　(D)砷(arsenic)

   解析 烏腳病主要是與飲用含過量的砷的水有關係。　（103專高二）

5. 佝僂症(rickets)是缺乏下列哪一種維生素所引起？(A)維生素A
   (B)維生素C　(C)維生素D　(D)維生素K　　　　　（103專高二）

   解析 兒童缺乏維生素D時，骨頭尚未成熟，所以會影響骨的生長發
   育，引起佝僂症(rickets)，佝僂症病人常會有身材矮小、骨骼變
   形、雞胸狀、佝僂症串珠(rachitic rosary)等臨床表現。

6. 下列何者與間皮瘤(mesothelioma)關係最為密切？(A)矽　(B)石綿
   (C)碳粉　(D)塵蟎　　　　　　　　　　　　　　　（103專高二）

   解析 石綿(asbestos)的長期吸入，容易產生石綿沉積症、肺癌、間皮
   瘤、肺部纖維化等。

解答：　　1.B　　2.C　　3.C　　4.D　　5.C　　6.B

7. 下列何者與維生素D缺乏較無關？(A)佝僂症(rickets)　(B)軟骨症(osteomalacia)　(C)骨質壞死(osteonecrosis)　(D)骨質疏鬆(osteoporosis)

   解析 佝僂症、軟骨症和骨質疏鬆與維生素D缺乏有關，但是骨質壞死的成因，一般和維生素D缺乏較無關係，其成因包括有受傷後壞死、長期酗酒、免疫性疾病、放射線治療等。　（104專高二）

8. 下列何種疾病與吸菸較無密切關係？(A)腦癌　(B)慢性支氣管炎及肺氣腫　(C)肺癌　(D)心肌梗塞　（105專高二）

   解析 吸菸已知和以下幾種病變有關：肺癌、口腔癌、食道癌、肺氣腫、慢性支氣管炎、動脈粥狀硬化、心肌梗塞、胎兒發展遲緩等等。故吸菸和腦癌較沒有相關。

9. 下列何種組織對放射線傷害的耐受性較高？(A)骨髓組織　(B)淋巴組織　(C)腸胃道黏膜　(D)心臟肌肉　（106專高一）

   解析 人體中，對於放射線最敏感的細胞：骨髓內的血液幹細胞、口腔黏膜細胞、腸胃道上皮細胞、生殖細胞。人體中，對於放射線最不敏感的細胞：骨細胞、肌肉細胞、神經細胞。故由上述可知，心臟肌肉細胞對於放射線傷害的耐受性較高。

10. 下列何者最容易出現在全胃切除(total gastrectomy)後發生貧血之患者？(A)血清中攜鐵蛋白(transferrin)濃度上升　(B)紅血球的葡萄糖-6-磷酸去氫酶(glucose-6-phosphatedehydrogenase)降低　(C)血清中vitamin B_{12}值降低　(D)血清中抗紅血球抗體上升

    解析 胃部手術切除後，由於缺乏內在因子(intrinsic factors)，故會造成維生素B_{12}吸收不良，而引起惡性貧血，故全胃切除的病人需要注意維生素B_{12}的補充。　（107專高一）

11. 急性酒精中毒最主要影響人體的何部位？(A)中樞神經系統　(B)肝臟　(C)肺臟　(D)食道　（107專高二）

    解析 急性酒精中毒易導致中樞神經麻痺，嚴重可昏迷致死。

12. 吸入下列何者最有可能導致間皮瘤(mesothelioma)？(A)碳粉　(B)矽末　(C)石綿　(D)灰塵　（107專高二）

解答：　7.C　8.A　9.D　10.C　11.A　12.C

解析 長期的吸入石綿，容易產生石綿沉積症、肺癌、間皮瘤、肺部纖維化等。

13. 惡性貧血(pernicious anemia)的病因主要是缺乏下列何者：(A)維生素B₁₂　(B)葉酸　(C)胺基酸　(D)鐵

　　解析 維生素B₁₂主要和葉酸合作，負責體內DNA的合成，缺乏時會引起惡性貧血。(B)會引起葉酸缺乏性貧血；(C)較不會引起貧血；(D)會引起缺鐵性貧血。

14. 一個2歲的孩童，體重只有正常小孩的60%，出現全身性水腫、腹水、皮膚顯現不規則的色素沉著區及髮色改變，此孩童最有可能發生下列何種疾病？(A)維生素 D 缺乏症　(B)紅孩兒病(Kwashiorkor)　(C)消瘦症(Marasmus)　(D)葉酸缺乏症

　　解析 紅孩兒病(Kwashiorkor)屬於蛋白質缺乏症，會出現智力發育和生長發育障礙、肌肉消瘦、肝脾腫大、水腫和腹部膨隆，並有典型的皮膚和毛髮改變。　　　　　　　　　　　　　　（108專高一）

15. 下列有關空氣污染中，懸浮微粒(particulate matter；PM)的敘述，何者錯誤？(A)可在煤、油和柴油燃燒的過程中產生　(B)懸浮微粒之顆粒愈大傷害性也愈強　(C)藉由呼吸所吸入的微粒最後可能沉積在肺部或被清除排出　(D)懸浮微粒會刺激發炎反應發生　　　　　　　　　　　　　　　　　　　　　　　（109專高二）

　　解析 越小的懸浮微粒則越容易經由氣管、支氣管進肺部。<2.5µm的懸浮微粒容易形成慢性支氣管炎、細支氣管擴張、肺水腫或支氣管纖維化等病症。

16. 下列何種細胞對於輻射損傷較具有抵抗性？(A)骨髓造血細胞　(B)生殖細胞　(C)腸壁上皮細胞　(D)骨骼肌細胞　　　（112專高一）

　　解析 人體對於輻射最不敏感的細胞：骨細胞、肌肉細胞、神經細胞、心臟肌肉。

解答：　13.A　14.B　15.B　16.D

MEMO

感染性疾病

CHAPTER
08

出題率：♥ ♥ ♡

Pathology

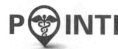

重|點|彙|整

8-1 概　論

一、名詞解釋

表 8-1　感染相關名詞

名　詞	說　明
人畜共生傳染病 (zoonosis)	會傳染給人的動物疾病
菌血症(bacteremia)	細菌進入人體血流中且增殖
黴菌血症(fungemia)	黴菌進入人體血流中且增殖
病毒血症(viremia)	病毒進入人體血流中且增殖
膿血症(pyemia)	化膿性病菌進入人體血流中，引起化膿症狀
毒血症(toxemia)	致病原產生的毒素進入人體血流中引起症狀
敗血症(septicemia)	細菌進入人體血流中，並且**生長繁殖**，引起臨床上明顯的症狀
敗血性休克 (septic shock)	全身性感染引起，為**革蘭氏陰性菌**死後釋出的**內毒素**，引起發燒、急性呼吸窘迫症候群等反應，造成嚴重瀰漫性血管內凝血而休克，甚至死亡

二、傳染鏈

(一) 引起感染性疾病的病原

　　感染性疾病是自然界中，他種生物進入宿主(host)生長繁衍所造成疾病，宿主可以是人體或是其他生物（表 8-2）。病原 (pathogens)是引起感染性疾病的生物，常見病原如下：

表 8-2	病原、宿主與傳染途徑
名　詞	說　明
傳染窩(reservoir)	病原藉以繁衍生長的地方，包括人體或是生物體內、自然界環境（如土壤、水中等）
潛伏期(incubation period)	宿主從感染病原到開始發病的這段時期
健康帶原者 (healthy carrier)	宿主感染病原，本身並未發病，但卻可將病原傳播給其他宿主
慢性帶原者	宿主感染病原，本身發病，並具有持續將病原傳播給其他宿主的能力
伺機性感染 (opportunistic infection)	人體免疫力下降而引起低致病力的致病原感染。易產生伺機感染者包括：接受抗癌化學藥物治療之病人、器官移植服用免疫抑制劑的病人、合併有多重疾病的病人等

1. 細菌：感染性疾病中第二常見的感染原。

2. 病毒：感染性疾病中最常見的感染原。

3. 黴菌：較常見於免疫功能不全的病人。

4. 寄生蟲：較常見於免疫功能不全的病人。

5. 其他：普利子(prion)是一種感染性蛋白質，會引起狂牛症，導致腦部皮質迅速海綿化而致死。人類用來消滅病毒和細菌的方式，都無法用來消滅普利子。

(二) 傳染途徑

1. 飛沫傳染：流行性感冒、腦膜炎、麻疹、天花、百日咳等。

2. 直接接觸傳染：梅毒、淋病、後天免疫缺乏症候群、疱疹等。

3. 糞口傳染：小兒麻痺、細菌性腸胃炎等。

4. 經動物傳染：狂犬病、炭疽病、鼠疫等。

5. 病媒傳染：病原經由其他生物體攜帶來感染宿主，攜帶病原的生物體稱為病媒。如日本腦炎病毒經由三斑家蚊叮咬人體而傳播，病原是日本腦炎病毒，宿主是人，病媒是三斑家蚊。

6. 醫源性傳染：院內感染，即在醫院的環境中得到的感染。

二、法定傳染病(Notifiable Disease)

表 8-3　法定傳染病

分　類	傳染病
第一類	狂犬病、鼠疫、嚴重急性呼吸道症候群、天花
第二類	M 痘、登革熱、屈公病、瘧疾、茲卡病毒感染症、西尼羅熱、流行性斑疹傷寒、腸道出血性大腸桿菌感染症、傷寒、副傷寒、桿菌性痢疾、阿米巴性痢疾、霍亂、急性病毒性 A 型肝炎、小兒麻痺症／急性無力肢體麻痺、炭疽病、多重抗藥性結核病、麻疹、德國麻疹、白喉、流行性腦脊髓膜炎、漢他病毒症候群
第三類	急性病毒性 B 型肝炎、日本腦炎、急性病毒性 C 型肝炎、腸病毒感染併發重症、急性病毒性 D 型肝炎、結核病、先天性德國麻疹症候群、急性病毒性 E 型肝炎、流行性腮腺炎、百日咳、侵襲性 b 型嗜血桿菌感染症、退伍軍人病、人類免疫缺乏病毒（愛滋病毒）感染、梅毒、先天性梅毒、淋病、破傷風、新生兒破傷風、漢生病、急性病毒性肝炎未定型
第四類	嚴重特殊傳染性肺炎、李斯特菌症、水痘併發症、恙蟲病、地方性斑疹傷寒、發熱伴血小板減少綜合症、萊姆病、肉毒桿菌中毒、庫賈氏病、弓形蟲感染症、布氏桿菌病、流感併發重症、侵襲性肺炎鏈球菌感染症、Q 熱、類鼻疽、鉤端螺旋體病、兔熱病、疱疹 B 病毒感染症
第五類	新型 A 型流感、黃熱病、裂谷熱、中東呼吸症候群冠狀病毒感染症、拉薩熱、馬堡病毒出血熱、伊波拉病毒感染

8-2　細菌感染性疾病

一、革蘭氏陽性菌感染

(一) 葡萄球菌感染(*Staphylococcal* Infections)

1. 致病原：最常見者為金黃色葡萄球菌(*Staphylococcus aureus*)，為一革蘭氏陽性球菌。

2. **常見的臨床表現**
   (1) 毛囊炎(folliculitis)：僅毛囊感染發炎。
   (2) 癤(furuncle)：單一毛囊受到細菌感染，引起發炎及化膿的現象，稱為癤，**屬於一種化膿性發炎**。
   (3) 癰(carbuncle)：病灶較大，或是數個癤的病灶形成一個較大的病灶，屬於一種化膿性發炎。
   (4) 骨髓炎(osteomyelitis)：**金黃色葡萄球菌是最常見的病原**。
   (5) 蜂窩組織炎(cellulitis)：因為皮膚出現傷口，之後**細菌**經由傷口所產生的一種急性感染，症狀包括紅、腫、熱、痛等現象。

(二) 鏈球菌感染(*Streptococcal* Infections)

1. **蜂窩組織炎**：引起蜂窩組織炎比較常見的病菌為鏈球菌及葡萄球菌，其中尤以**鏈球菌**最為常見。

2. **猩紅熱**(scarlet fever)：**由 A 族鏈球菌**(*group A Streptococci*)**所引起**，主要是藉由患者或帶菌者直接或密切的接觸所傳染。

(三) 感染性心內膜炎(Infective Endocarditis)

1. 定義：心臟瓣膜或是心臟內膜有感染發炎的現象。

2. **急性感染性心內膜炎**(acute infectious endocarditis)：主要致病的菌種為**金黃色葡萄球菌**。

3. **亞急性感染性心內膜炎**(subacute infectious endocarditis)：主要致病的菌種為**草綠色鏈球菌**(Streptococcus viridans)。

4. **人工瓣膜的心內膜炎**：主要致病的菌種為**表皮葡萄球菌**(Staphylococcus epidermidis)。

5. 感染性心內膜炎若是發生在三尖瓣或是肺動脈瓣的話，常是**靜脈藥癮**病患。

(四) 肺炎球菌感染(*Pneumococcal* Infections)

1. 致病原：**肺炎鏈球菌，為社區型急性肺炎最常見致病菌**。

2. 主要傳染方式：經由空氣中飛沫傳播。

3. **較常引起大葉性肺炎**(lobar pneumonia)。

(五) 白喉(Diphtheria)

1. 由**白喉桿菌**(Corynebacterium diphtheriae)所引起，是屬於一種嗜氧性細菌，經由飛沫感染。

2. 主要在扁桃腺、咽、喉等處產生白膜併有發炎現象，嚴重者會阻塞呼吸道。

3. 白喉桿菌所分泌的毒素，具有心臟毒性和神經毒性，嚴重者會致死。

4. 感染後形成灰白色的**偽膜**(pseudomembrane)，為細菌和身體的免疫反應，故包括有**壞死的上皮細胞、纖維蛋白和白血球**。

(六) 炭疽病(Anthrax)

1. 致病原：**炭疽桿菌**(Bacillus anthracis)，屬於一種絕對嗜氧的**革蘭氏陽性產孢子**(spore-forming)桿菌。

2. 傳染方式：主要是孢子經由傷口進入、經由空氣吸入、或是經由食物攝入所傳播。**人跟人之間的傳染則較為少見。**

3. 常見臨床表現

(1) 皮膚炭疽(cutaneous anthrax)：主要是因為孢子進入皮膚傷口所導致，常引起皮膚的潰瘍、水泡等，嚴重者甚至會導致死亡。

(2) 呼吸道炭疽(respiratory anthrax)：主要是因為孢子經由空氣吸入所導致，初期常引起類似感冒的症狀，常會病情惡化、呼吸困難、休克，甚至死亡。

(3) 消化道炭疽(gastrointestinal anthrax)：主要是因為孢子經由食物攝入所傳播，常引起噁心、嘔吐，甚至血便、吐血、死亡等。

(4) 皮膚炭疽、呼吸道炭疽、消化道炭疽等都需要小心診治，因為**炭疽病若未投以抗生素治療，死亡率相當的高**。

(七) 梭狀桿菌感染

◆ 氣性壞疽(Gas Gangrene)

1. **致病原：厭氣性產氣梭孢桿菌**(*Clostridium perfringens*)。

2. 厭氣性產氣梭孢桿菌產生的外毒素可以破壞組織，特別是肌肉組織，引起壞死，並且有小氣泡產生，稱為氣性壞疽。

◆ 偽膜性腸炎(Pseudomembranous Colitis)

1. **致病原：梭孢桿菌**(*Clostridium difficile*)。

2. 原因：因不當使用抗生素，特別是 Clindamycin，使腸道內的梭孢桿菌過度生長，細菌分泌外毒素，引起發炎反應所致。

3. 在外觀上，常可以見到腸道黏膜上有一層**黃白色的偽膜覆蓋**。

◆ 肉毒桿菌病(Botulism)

1. **致病原：肉毒桿菌**(*Clostridium botulinum*)，屬於革蘭氏陽性厭氣性桿菌。

2. 主要傳染方式：主要是因為攝食汙染該類毒素之食品所引起。

3. 肉毒桿菌中毒後，主要引起**神經麻痺**等症狀，包括視力模糊、複視、吞嚥困難、甚至呼吸功能麻痺而死亡。

◆ **破傷風**(Tetanus)

1. 主要是由**破傷風桿菌**(*Clostridium tetani*)之**外毒素**破壞神經系統所引起的疾病。

2. 主要傳染方式：常常是因為傷口汙染，導致破傷風桿菌芽孢進入體內所引起。

3. 常見臨床表現：肌肉收縮痙攣。典型嚴重痙攣現象為「**角弓反張**(opisthotonus)」及臉部表情出現「痙笑(risus sardonicus)」。一般來說，死亡率很高，但台灣地區因為實行類毒素(tetanus toxoid)接種後，目前死亡例已經較少出現。

(八) 結核病(Tuberculosis)

1. 致病原：結核桿菌(*Mycobacterium tuberculosis*)。

2. 主要傳染方式：經由空氣的飛沫傳染。

3. 常見臨床表現
   (1) 病理學特徵：**肉芽腫性發炎**(granulomatous inflammation)，肉芽腫中心有**乾酪性壞死**(caseous necrosis)，又可稱為軟結核(soft tubercle)。
   (2) 肺結核菌若是經由血液傳播到骨頭，最常見的部位為脊椎骨，這時候稱為**波特氏病**(Pott's disease)。
   (3) 肺結核病灶常見的表現
      A. 癒合的肺結核病灶最常表現纖維化及鈣化。
      B. 肺結核病灶會出現乾酪性壞死，稱為**高恩氏病灶**(Gohn's focus)。
      C. 病灶組織產生液化，使肺結核病灶出現空洞化。

4. 常用診斷方式：**結核桿菌以 Ziehl-Neelsen 染色後菌體呈紅色，** Ziehl-Neelsen 染色又稱為抗酸性染色(acid-fast stain, AFS)。

(九) 癩瘋病(Leprosy)

1. 致病原：由分枝桿菌屬癩瘋桿菌(*Mycobacterium leprae*)引起。

2. 主要傳染方式：主要**經由皮膚、口鼻接觸而傳染**。

3. **常見臨床表現**
   (1) 好發的侵犯部位包括皮膚，引起獅臉狀(leonine faces)的外觀。
   (2) 侵犯周邊神經，引起神經炎、疼痛、神經所支配肌肉萎縮。
   (3) 侵犯鼻腔黏膜，造成鼻中膈穿孔、鼻塌陷。

(十) 放射線菌病(Actinomycosis)

1. 致病原：放射線菌，為革蘭氏陽性絲狀菌。

2. 感染後所形成的膿中含有黃色小點，**顯微鏡下這些黃色小點為硫磺顆粒，主要是為菌落聚集之處。**

二、革蘭氏陰性菌感染

(一) 淋病雙球菌感染(*Gonococcal* Infections)

1. 淋病雙球菌為一革蘭氏陰性菌，會引起**淋病**(gonorrhea)。

2. 淋病雙球菌**只感染人類**，所以只能人傳人散播致病原。

3. 男性感染淋病雙球菌，主要產生的病變為：副睪炎(epididymitis)、前列腺炎(prostatitis)、睪丸炎(orchitis)。

4. 女性感染淋病雙球菌，主要產生的病變為：輸卵管炎(salpingitis)、輸卵管卵巢膿瘍(tubo-ovarian abscess, TOA)、罹患淋病的婦女有可能在生產時，將淋病傳染給嬰兒，產生**新生兒淋病性結膜炎**，可用抗生素塗抹嬰兒眼睛來加以治療。

(二) 腦膜炎球菌感染(*Meningococcal* Infections)

1. 引起致病原：**腦膜炎球菌**(*Neisseria meningitidis*)。

2. 主要傳染方式：經由飛沫、接觸傳播。

3. 常見臨床表現：腦膜炎雙球菌在嚴重感染時，可引起致死性的敗血症，又稱為 Waterhouse-Friderchsen 二氏症候群。也可能導致**腎上腺出血壞死，使腎上腺皮質機能不足。**

(三) 傷寒(Typhoid Fever)

1. 致病原：傷寒桿菌(*Salmonella typhi*)。

2. 主要傳染方式：主要是因為不潔飲食傳染傷寒桿菌所引起。

3. 常見臨床表現：可以在身體多處器官組織引起病變，包括腸胃道潰瘍、**肝脾腫大**、膽囊發炎、軀幹部的皮膚出現玫瑰斑疹等。

4. 慢性帶菌者：有些傷寒患者會變成無症狀的慢性帶菌者，**傷寒桿菌最易在其身體中的膽囊中存在和繁殖**，引起傳染，所以慢性傷寒帶菌者不能在餐飲業工作。

5. 常用診斷方式：一般在感染後，**可以利用 Widal test 呈現陽性來協助診斷。**

(四) 綠膿桿菌感染(*Pseudomonas* infections)

1. 致病原：**綠膿桿菌**(*Pseudomonas aureginosa*)。

2. 主要傳染方式：主要見於**院內感染**，多為接觸所傳播。

3. 能伺機感染任何部位，如**燒傷處傷口**、角膜、尿道及肺部等，引起感染、敗血症等，嚴重者甚至可能會致死。

4. 目前因抗生素廣泛使用，導致綠膿桿菌的多重抗藥菌株越來越多。

(五) 百日咳(Pertussis)

1. 致病原：百日咳桿菌(*Hemophilus pertussis*)。

2. 主要傳染方式：經由空氣、飛沫傳播。

3. 臨床表現包括**陣發性強烈咳嗽**、吸入性哮喘等症狀，所以又叫做百日咳(whooping cough)。

(六) 軟性下疳(Soft Chancre)

1. **嗜血性杜氏菌**(*Hemophilus ducreyi*)感染，是屬於一種球桿狀革蘭氏陰性菌。

2. 主要經由**性接觸**而傳染，所以性生活複雜的人較容易得到。

3. 會引起生殖器官的潰瘍。

(七) 鼠疫(Plaque)

1. 致病原：**鼠疫桿菌**(*Yersinia pestis*)，以往稱為「**黑死病**」。

2. 鼠疫是屬於人畜共通傳染病。腺鼠疫主要經由接觸傳染，主要發生於鼠蹊部，引起淋巴腺發炎；肺鼠疫是經由飛沫傳染，主要引起肺炎相關症狀。

3. 腺鼠疫和肺鼠疫若未治療，易引起敗血性鼠疫，死亡率相當的高。

(八) 霍亂(Cholera)

1. 致病原：主要是由**霍亂弧菌**(*Vibrio cholerae*)所引起。

2. 主要傳染方式：經由**糞口傳染**。

3. 引起急性大量水樣腹瀉，造成身體嚴重脫水，若未加以治療，甚至會導致死亡。

(九) 退伍軍人病(Legionnaires' Diseases)

1. 致病原：退伍軍人桿菌(*Legionella*)，屬於革蘭氏陰性桿菌。

2. 主要傳染方式：經由**空氣的飛沫傳染**。

3. 退伍軍人桿菌主要引起下列兩種疾病
   (1) 退伍軍人病：厭食、身體不適及疼痛、發燒、畏寒、肺炎，甚至死亡。
   (2) 龐提亞克熱(Pontiac fever)：症狀和退伍軍人病相似，但不會有肺炎產生，另外，病程也較為緩和。

(十) 肉芽腫莢膜桿菌感染

1. 致病原：肉芽腫莢膜桿菌(*Calymmatobacterium granulomatis*)屬於球桿狀革蘭氏陰性菌。

2. 引起腹股溝腫大、潰爛、形成肉芽腫狀組織，稱為**腹股溝肉芽腫**(granuloma inguinale)。

3. 診斷主要靠顯微鏡下，以特殊染色看到細胞內的
   C. granulaomatous 細菌，稱為**杜氏小體**(Donovan bodies)。

三、梅毒(Syphilis)

1. 致病原：**梅毒螺旋體**(*Treponema pallidum*)。

2. 主要傳染方式：主要是因為性接觸所傳染。

3. 常見臨床表現：隨著感染期的不同，會有不同症狀（表 8-2）。

4. 常用診斷方式：一般檢查方法有所謂的暗視野檢查法(dark field examination)、VDRL 檢查法。梅毒病人不會做培養，因為梅毒螺旋體無法體外培養。

表 8-2	梅毒常見臨床表現	
分期	**發病時間**	**症　狀**
第一期梅毒	在受感染後 3~4 週發病	(1) 又稱為原發性梅毒 (2) **硬性下疳**(hard chancre)：無痛性、硬的潰瘍性病灶，在數週後會自行慢慢消失
第二期梅毒	第一期梅毒癒後 2~10 週	**扁平濕疣**(condyloma lata)、皮膚紅疹、潰瘍、化膿等黏膜性病變和淋巴結腫大，及較少見的肝、腎、腸胃道等器官感染發炎
第三期梅毒	第二期梅毒 5 年後發病	常影響心血管系統，神經系統次之 (1) 心血管系統：閉塞性動脈內膜炎、梅毒性動脈炎 (2) **梅毒腫**：或稱橡膠腫(gumma)，一種肉芽腫性炎症，好發於骨骼、皮膚及上呼吸道的黏膜 (3) **神經性梅毒**：脊髓癆(tabes dorsalis)、腦膜血管梅毒和全身性輕癱。脊髓癆症狀有運動失調、感覺異常、深腱反射消失、關節損傷變形
先天性梅毒	母親將梅毒傳給胎兒	骨軟骨炎、牙齒畸形（**哈氏齒**）、內部臟器的廣泛性發炎及纖維化、**眼睛病變**等

四、披衣菌感染

1. 砂眼披衣菌(*Chlamydia trachomatis*)為一在**細胞內寄生的病原體**。

2. 引起疾病，包括：**性病淋巴肉芽腫**(lymphogranuloma venereum, LGV)、尿道炎、副睪丸炎、前列腺炎、女性子宮頸炎。

8-3 病毒感染性疾病

一、DNA 病毒

(一) 單純疱疹(Herpes Simplex)

1. 第一型單純疱疹病毒(HSV-I)：DNA 病毒，發生在口唇、口腔、眼部及顏面，導致**口腔炎**、**齒齦炎**。經由接觸傳染，特別是接吻。病毒常潛伏在三叉神經節(trigeminal ganglion)處。

2. **第二型單純疱疹病毒**(HSV-II)：DNA 病毒，主要發生在男女生殖器，經由**性接觸而傳播，致生殖泌尿道疱疹**。成人感染，多半不會有生命危險。但若母親感染，分娩時嬰兒經陰道會感染 HSV-II 而導致較為嚴重的併發症，如腦炎、肺炎、肝炎等。

3. 顯微鏡下，會看到**病毒性包涵體**(viral inclusion bodies)。

(二) 水痘(Chickenpox)、帶狀疱疹(Herpes Zoster)

1. 致病原：水痘－帶狀疱疹病毒，屬於一種 DNA 病毒。

2. 主要傳染方式：主要經由直接接觸或飛沫傳染。

3. 兒童時期感染引起水痘，症狀有頭痛、發燒及皮疹，皮疹逐漸變成水泡，由軀幹部往外延伸至臉及四肢，數天後便會結痂。一般而言，水痘病毒的傳染性很強，但病人得過之後則終身免疫。水痘復元後**病毒會潛伏於背根神經節中**，待宿主免疫力減弱時復發，引起帶狀疱疹。

(三) 傳染性疣(Molluscum Contagiosum)

1. 致病原：由**傳染性疣病毒**所傳播。

2. 主要傳染方式：是經由皮膚接觸，也有可能會經由性接觸所傳播。

3. 常見的臨床表現：皮膚上出現小結節。

(四) 其他 DNA 病毒

1. **人類第八型疱疹病毒**(human herpesvirus type 8, HHV-8)：卡波西氏肉瘤是愛滋病患者常併發的腫瘤，和 HHV-8 有關。

2. **人類乳突狀病毒**(human papillomavirus, HPV)：子宮頸癌和 HPV-16, 18, 31, 33 有關。尖形濕疣是感染第 6 型、第 11 型。

3. EB 病毒(EBV)

   (1) 引起 Burkitt 氏淋巴瘤(Burkitt lymphoma)、**鼻咽癌**、**何杰金氏淋巴瘤** (Hodgkin's lymphoma) 和 **B 細胞淋巴瘤** (B-cell lymphoma)、**傳染性單核球增多症**。

   (2) 臨床上出現**喉嚨痛**、**淋巴腺腫大**、**發燒**等症狀，**可由接吻傳染**，故又稱**接吻病**，**主要感染 B 淋巴球**。

4. B 型肝炎病毒和 C 型肝炎病毒：和肝癌有相關。

二、RNA 病毒

(一) 流行性感冒(Influenza)

1. 引起致病原：流行性感冒病毒(influenza virus)，包括 **A 型**、**B 型**、**C 型**等三型 RNA 病毒。

2. 主要傳染方式：經由飛沫傳染。

3. 引起發燒、頭痛、流鼻涕、肌肉痛、喉嚨痛、咳嗽等一般的「感冒」症狀。比較嚴重者會造成支氣管炎和肺炎。

(二) 呼吸道融合性疾病(Respiratory Syncytial Disease)

1. 致病原：呼吸道融合病毒(respiratory syncytial virus, RSV)感染，侵犯呼吸道上皮，引起細胞的發炎、壞死。

2. 主要傳染方式：經由飛沫傳染。

3. 引起嬰幼兒和老年人的支氣管炎及肺炎。

(三) 麻疹(Measles)

1. 致病原：麻疹病毒，屬於 RNA 病毒。

2. 主要傳染方式：飛沫傳染。

3. 常見臨床表現

　(1) **庫氏斑點**(Koplik's spot)：是指在牙齒的牙肉所出現周圍有紅暈的灰白色小點，**是麻疹病人重要的臨床表現**。

　(2) 發燒、咳嗽、出紅疹等。

(四) 德國麻疹(Rubella)

1. 致病原：德國麻疹病毒，屬於 RNA 病毒。

2. 主要傳染方式：飛沫傳染。

3. 常見臨床表現

　(1) 女性若在**懷孕中的前三個月**感染德國麻疹，易傳染給胎兒，引起先天性心臟病、白內障、耳聾等後遺症。

　(2) 發燒、咳嗽、出紅疹等。

(五) 腮腺炎(Mumps)

1. 致病原：**主要的致病因子為腮腺炎病毒**。

2. 主要傳染方式：經由飛沫或是接觸病人唾液傳染。

3. 常見臨床表現

　(1) 腮腺炎是一種急性病毒性疾病，好發於腮腺。

　(2) 約 **10~20%成年男性**，會合併睪丸炎(orchitis)。

(六) 日本腦炎(Japanese Encephalitis)

1. 致病原：日本腦炎病毒。

2. 主要傳染方式：在台灣，日本腦炎病毒主要存在於**豬**中，三斑家蚊叮咬豬後，再叮咬人而將病毒傳播給人。

3. 常見臨床表現

(1) 絕大多數有日本腦炎病毒感染的病人不會有明顯症狀。

(2) 少數有明顯症狀的病人會產生腦炎、腦膜炎等臨床表現，包括發燒、嗜睡。

(七) 登革熱(Dengue Fever)

1. 致病原：登革熱病毒分成第一型至第四型登革熱病毒，感染不同型的病毒，易引發登革休克症候群。

2. 主要傳染方式：需要經由病媒蚊，主要為**埃及斑蚊**(*Aedes aegypti*)和**白線斑蚊**(*Aedes albopitus*)的叮咬而傳染給人。

3. 常見臨床表現

(1) 登革熱：發燒、紅疹、眼窩痛、肌肉痛、骨骼痛（故又稱為斷骨熱）。

(2) **登革出血熱**(dengue hemorrhagic fever, DHF)：**發燒、任何出血表現**（如皮下出血、紫斑等）、**血小板減少**（低於 10 萬／1 毫升）、**血液濃縮**（血比容增加 20%以上）、**肋膜積液、低白蛋白血症**。

(3) 登革休克症候群(dengue shock syndrome, DSS)：有登革出血熱的症狀並合併有休克的表現者。

4. 常用診斷方式：(1)從臨床檢體分離出登革病毒；(2)血清免疫學檢查。

(八) 小兒麻痺症(Poliomyelitis)

1. 致病原：**脊髓灰白質炎病毒**，屬於 RNA **病毒**。故小兒麻痺症又可以稱為脊髓灰白質炎。

2. 主要傳染方式：經由消化道傳染。

3. 常見臨床表現

(1) 發燒、似感冒症狀。

(2) **病毒侵犯主司運動的脊髓前角細胞**，出現麻痺的症狀。

(3) 嚴重時，甚至會有呼吸麻痺的症狀。

4. 治療方式：目前無有效的治療方式，但有疫苗可供接種，故一定要確實接種加以預防。

(九) 狂犬病(Rabies)

1. 致病原：狂犬病病毒，屬於桿狀病毒，屬於**人畜共通疾病**。

2. **主要傳染方式**：含有狂犬病病毒的動物咬傷而進入體內。**常見含有狂犬病病毒的動物包括貓、狗、蝙蝠、狐狸、狼等。**

3. 常見臨床表現

(1) 狂犬病病毒感染後，會沿著神經組織移行到中樞神經系統中，引起腦炎。

(2) 恐水症(hydrophobia)：病患會有感覺神經敏感症狀，以致於看到水，就會引起喉部痙攣，稱為恐水症。

4. 常用診斷方式：(1)病理組織檢查腦部組織，觀察「**內格里小體** (Negri body)」；(2)血清學檢查。

8-4 黴菌感染性疾病

一、肺囊蟲肺炎(Pneumocystis pneumonia)

1. **致病原：肺囊蟲**(*Pneumocystis carinii*)，為一種黴菌。

2. 是愛滋病人最常見，也是相當嚴重的併發症，導致呼吸困難，若未加以治療，可使病人致死。若有妥善治療，病人病情常可獲良好的控制。

3. 病灶：主要集中在肺部，引起間質性肺炎，較少散布到其他器官。

4. 常用診斷方式：可以用 GMS 將致病原染成**黑色**，PAS 將致病原染成**粉紅色**來加以辨識。**在常規組織切片之顯微特徵為肺泡內充滿泡沫狀嗜酸性物質。**

二、白色念珠菌病(Candidiasis)

1. 致病原：白色念珠菌。

2. 在正常的人體中，白色念珠菌就存在於口腔和陰道的黏膜上，當人體免疫能力低下，或是長期留置導尿管或是靜脈注射的病人，會產生伺機性感染(opportunistic infection)。

3. 常見臨床表現
   (1) 鵝口瘡(oral thrush)：口腔黏膜有白色斑狀時可用棉棒刮除，但若是白斑(leukoplakia)則不能用棉棒刮除，且可能會演變為惡性。
   (2) 陰道感染：常見於孕婦和糖尿病患者。
   (3) 皮膚表皮感染：常見於會陰部等較為潮濕之處。
   (4) 嚴重深部感染：造成腦部、肺臟等內臟感染。

4. 常用診斷方式：採取檢體，添加 10% KOH，在顯微鏡下檢查。

三、麴菌病(Aspergillosis)

1. 致病原：麴菌屬(*Aspergillus* spp.)。

2. 較容易感染鼻腔，若為深部感染，則較常見於肺部。

3. 免疫力低下、癌症患者易致全身性感染(systemic infection)。

4. 麴菌在食物中生長，可以產生黃麴素，若是長期攝入黃麴素，容易致癌。

四、隱球菌病(Cryptococcus)

1. 致病原：新型隱球菌(*Cryptococcus neoformes*)。

2. 較容易存在於**土壤**或是**鴿糞**中，經由空氣傳播。

3. 人體感染新形隱球菌後，少數在免疫力低下的病人，可能會在肺部形成隱球菌肺炎(*cryptococcal* pneumonia)，和**腦部引起隱球菌腦膜炎**(*cryptococcal* meningitis)。

4. 常用診斷方式：以**印度墨汁染色法**(Indian ink)，在顯微鏡下檢查，可見到菌體周圍有很厚的莢膜。**在組織切片上可用** Mucicarmine stain。

五、表淺性黴菌病

1. 致病原：較常見的為毛癬菌屬(*Trichophyton*)、表皮癬菌屬(*Epidermophyton*)、小芽孢癬菌屬(*Microsporum*)等三類。

2. 只感染表淺的皮膚、毛髮與指甲，除非嚴重免疫力低下，否則不會有深部感染的情況。

3. 主要傳染方式：直接接觸傳染。

4. 常見臨床表現
   (1) 足癬：即俗稱的香港腳。
   (2) 股癬：生長在腹股溝。
   (3) 甲癬：即所謂的灰指甲，黴菌長在指甲和附近組織。
   (4) 體癬：生長在光滑的皮膚表面。
   (5) 頭癬：生長在頭髮之間。

5. 常用診斷方式：伍氏紫外線燈(Wood's UV light)檢查。

8-5　寄生蟲感染性疾病

一、原蟲感染

(一) 阿米巴病(Amebiasis)

1. 致病原：痢疾阿米巴(*Entamoeba histolytica*)，主要寄生處為大腸，並在**大腸產生燒杯狀的潰瘍**。

2. 主要傳染方式：**經由食物或是飲水**。

3. 引起疾病，較常見包括：
   (1) 阿米巴痢疾(amebic dysentery)：引起腹瀉等腸胃道症狀。
   (2) **阿米巴肝膿瘍**(amebic liver abscess)：腸道阿米巴感染，有時會經靜脈回流至肝臟，導致肝膿瘍。
   (3) 嚴重者甚至會引起肺膿瘍、腦膿瘍。

4. 常用診斷方式：新鮮的糞便檢查。

(二) 滴蟲病(Trichomoniasis)

1. 致病原：**陰道鞭毛滴蟲**(*Trichomonas vaginalis*)，**具鞭毛，不具囊體**(cyst)。

2. 主要傳染方式：經由性接觸傳染所致。

3. 引起疾病，較常見包括：陰道炎、尿道炎、前列腺炎。

4. 常用診斷方式
   (1) 新鮮的尿液、陰道分泌物、前列腺分泌物之檢查，**在顯微鏡下，可見梨形擺動的蟲體**。
   (2) 男性感染常無明顯症狀，但很容易將陰道鞭毛滴蟲傳染給女性，因此最好伴侶兩人都應接受檢查，以徹底治療。

(三) 梨形鞭毛蟲病(Giardiasis)

1. 致病原：梨形鞭毛蟲(*Giardia lamblia*)，具四對鞭毛，具有囊體。

2. 主要傳染方式：經由食物或是飲水。

3. 常見臨床表現：急性下痢、慢性下痢。

4. 常用診斷方式
   (1) 因為梨形鞭毛蟲主要生長在小腸的**十二指腸**、空腸上部，所以若有十二指腸的抽出液體，就可以提高診斷率。
   (2) 糞便鏡檢。

(四) 錐蟲病(Trypnosomiasis)

1. 致病原：岡比亞錐蟲(*Trypanosoma gambiense*)、羅德斯錐蟲(*Trypanosoma rhodesiense*)、克氏錐蟲(*Trypanosoma cruzi*)。

2. 主要傳染方式
   (1) 岡比亞錐蟲、羅德斯錐蟲：經由采采蠅叮咬傳播。
   (2) 克氏錐蟲：糞便或是血液傳染。

3. 引起的疾病中，較常見的包括
   (1) 岡比亞錐蟲、羅德斯錐蟲：非洲睡眠病。
   (2) 克氏錐蟲：查加斯病(Chagas disease)，又稱美洲錐蟲病。

4. 常用診斷方式：螢光抗體檢查、血液厚片檢查。

(五) 弓蟲病(Toxoplasmosis)

1. 致病原：弓蟲(*Toxoplasma gondii*)，是一種只能夠寄生在細胞內的原蟲。

2. 主要傳染方式：經由體液、分泌物、糞便傳播，或者是母親經由胎盤傳染給胎兒。

3. 引起疾病，較常見包括：

(1) **先天性弓蟲病**：母親經由胎盤傳染給胎兒，常引起流產、早產或是死產。若是胎兒順利生產，也常併發嚴重的後遺症，包括**水腦症、腦內鈣化、脈絡視網膜炎、失明、腦部受損**等。

(2) 後天性弓蟲病：比較常見於愛滋病病人，常引起淋巴水腫、肝脾腫大等。

4. 常用診斷方式：螢光抗體檢查。

(六) 瘧疾(Malaria)

1. 致病原：常見如表 8-3。

表 8-3 瘧疾致病原

致病原	症 狀
惡性瘧原蟲 (*Plasmodium falciparum*)	每日發燒，瘧疾中最嚴重的一型，因紅血球受破壞，造成嚴重溶血性貧血
間日瘧原蟲(*Plasmodium vivax*)	每隔一到兩天間隔性發燒
卵圓瘧原蟲(*Plasmodium ovale*)	每隔一到兩天間隔性發燒
三日瘧原蟲 (*Plasmodium malariae*)	每隔三天間隔性發燒

2. 主要傳染方式：瘧蚊叮咬（台灣主要是靠**矮小瘧蚊**傳播）、輸血感染、胎盤感染。

3. 常見臨床表現：發燒、程度不一的脾臟腫大（表 8-3）。

4. 常用診斷方式：以 Wright-Giemsa 染色法來染出瘧原蟲。

二、蠕蟲感染

(一) 線 蟲

◆ 蟯蟲病(Pinworm Disease)

1. 致病原：蟯蟲(*Enterobius vermicularis*)。

2. 主要傳染方式：接觸遭到蟲卵汙染的食物或是物品。

3. 常見臨床表現

   (1) **會陰及肛門附近搔癢**：因為雌蟲會在會陰及肛門產卵。

   (2) **營養不良**：因為成蟲寄生在腸中，也會攝食體內養分。

4. 常用診斷方式：蟯蟲膠片檢查法。

◆ 蛔蟲病(Ascariasis)

1. 致病原：蛔蟲(*Ascaris lumbricoides*)，為**人類中最普遍的寄生蟲**。

2. 主要傳染方式：糞口傳染或經由胎盤傳染給胎兒。

3. 常見臨床表現

   (1) 營養不良：因為成蟲寄生在小腸中，也會攝食體內養分。

   (2) 腸阻塞，腸穿孔：因為蟲體大量增生所致。

4. 常用診斷方式：糞便檢查。

◆ 旋毛蟲病(Trichinosis)

1. 致病原：旋毛蟲(*Trichinella spiralis*)。**旋毛蟲主要寄生在肌肉中，主要生活在橫紋肌中，包括了骨骼肌及心肌。**

2. 主要傳染方式：食入含有旋毛蟲的動物肉所引起。

3. 常見臨床表現：旋毛蟲感染進入腸道內時，會引起腹瀉；由腸道進入肌肉內時，會引起肌肉酸痛。

4. 常用診斷方式
   (1) 肌肉切片，若發現有旋毛蟲，即可確診。
   (2) 免疫血清學檢查。

◆ 糞線蟲病(Strongyloidiasis)

1. 致病原：糞小桿線蟲(*Strongyloides stercoralis*)。

2. 主要傳染方式
   (1) 土壤中的糞小桿線蟲，穿入皮膚而引起感染。
   (2) **自體感染：糞小桿線蟲的發育生長史皆在人體內完成，沒有排出體外。**

3. 常見臨床表現：皮膚炎、腸胃道不適、腹瀉、疼痛等。免疫力低下的病人，有可能發生全身性糞小桿線蟲感染而導致死亡。

4. 常用診斷方式：糞便檢查。

◆ 絲蟲病(Filariasis)

1. 致病原：有很多種，包括班氏絲蟲(*Wuchereria bancrofti*)。

2. 主要傳染方式：班氏絲蟲病主要是靠蚊蟲而傳播。

3. 引起疾病，較常見包括
   (1) 急性期：淋巴腺炎、淋巴管炎、陰囊炎、發燒等。
   (2) **慢性期：象皮病**(elephantiasis)、乳糜尿等。
   (3) 感染絲蟲病會引起淋巴管和淋巴組織的纖維化，因而造成淋巴系統阻塞，淋巴管內靜水壓的上升，淋巴管內的淋巴外滲到組織間質中，引起淋巴水腫。絲蟲病感染後引起的**下肢淋巴水腫，又稱為象皮病**。

4. 常用診斷方式
   (1) 血液抹片檢查：班氏絲蟲喜好在半夜出現在血液中，所以此時抽血檢查較容易發現班氏絲蟲。
   (2) 皮膚試驗。

◆ 鉤蟲病(Hookworm Disease)

1. 致病原：美洲鉤蟲(*Necator americanus*)、十二指腸鉤蟲(*Ancylostoma duocenale*)等，主要寄生在**小腸**。

2. 主要傳染方式：**鉤蟲的幼蟲穿過皮膚而感染人體**。

3. 常見臨床表現：皮膚發炎、營養不良、體重減輕。常引起缺鐵性貧血。

4. 常用診斷方式：糞便檢查。

◆ 血線蟲

1. 較為著名者為**廣東血線蟲**(*Angiostrongylus cantonensis*)。

2. 若是感染會造成**嗜伊紅性腦膜炎**(eosinophilic meningitis)。

(二) 條 蟲

◆ 牛肉條蟲病(Beef Tapeworm Disease)

1. 致病原：牛肉條蟲(*Taenia saginata*)。

2. 主要傳染方式：吃入不潔的牛肉。

3. 常見臨床表現：腹瀉、消化不良、營養不良、體重減輕、腹部不適。

4. 常用診斷方式：糞便檢查。

◆ 豬肉條蟲病(Pork Tapeworm Disease)

1. 致病原：豬肉條蟲(*Taenia solium*)。

2. 主要傳染方式：吃入不潔的豬肉。

3. 常見臨床表現：腹瀉、消化不良、營養不良、體重減輕、腹部不適。

4. 常用診斷方式：糞便檢查。

◆ 廣節裂頭條蟲病(Diphyllobothriasis)

1. 致病原：廣節裂頭條蟲(*Diphyllobothrium latum*)。

2. 主要傳染方式：吃入不潔的魚肉。

3. 常見臨床表現：**維生素 B_{12} 嚴重缺乏的惡性貧血**(pernicious anemia)、營養不良、體重減輕。

4. 常用診斷方式：糞便檢查。

(三) 吸 蟲

◆ 血吸蟲病(Blood Fluke Disease)

1. 致病原與症狀（表 8-4）。

2. 主要傳染方式：主要經由皮膚接觸而傳染。三種血吸蟲都有螺 這種中間宿主。

3. 常用診斷方式：糞便檢查。

表 8-4 血吸蟲病致病原

致病原	寄生部位	症 狀
日本血吸蟲 (*Schistosoma japonicum*)	人類腸繫膜 靜脈叢	腸膿瘍、肝膿瘍
埃及血吸蟲(*Schistosoma heamatobium*)	人類膀胱靜 脈叢	**泌尿道發炎、膀胱膿瘍，和中 東地區膀胱鱗狀細胞癌有關**
曼森血吸蟲 (*Schistosoma mansoni*)	人類腸繫膜 靜脈叢	腸膿瘍、肝膿瘍

◆ **中華肝吸蟲病(Chinese Liver Fluke Disease)**

1. 致病原：中華肝吸蟲(*Clonorchis sinensis*)，成蟲主要寄生在**膽囊**和**膽管**。

2. 主要傳染方式：食入不潔的魚肉。

3. 常見臨床表現：(1)輕度感染：大多數屬於輕度感染，幾乎沒有明顯症狀；(2)重度感染：發燒、肝脾腫大、黃疸、貧血等；(3)**長期感染**：中華肝吸蟲的生活史可長達數十年，故長期感染易形成膽道系統的結石，是引起膽管癌(cholangiocarcinoma)的危險因子之一。

4. 常用診斷方式：十二指腸抽出液或糞便中發現蟲卵可確定診斷。

8-6　其他感染性疾病

一、非典型肺炎(Atypical pneumonia)

1. 又叫做間質性肺炎(interstitial pneumonia)。

2. 主要由**肺炎黴漿菌**(*Mycoplasma pneumonia*)、**肺炎披衣菌**(*Chlymydia pneumonia*)等致病原所引起。

二、庫賈氏病(Creutzfeldt-Jakob disease, CJD)

1. 致病原是一種傳染性蛋白質，名為「**普利子**(prion)」，屬於異常的蛋白質。

2. 普利子會導致腦部皮質迅速海綿化，使病人致死，普利子也是引起**狂牛病**(mad cow disease)的致病原。

3. 人類用來消滅病毒和細菌的方式，都無法用來消滅普利子。

三、嚴重特殊傳染性肺炎（新冠肺炎）(COVID-19)

1. 致病原：新型冠狀病毒 SARS-CoV-2，為第四類法定傳染病。傳染途徑尚未明確，疑似可藉由近距離飛沫、直接或間接接觸帶有病毒的口鼻分泌物、或無呼吸道防護下長時間與確診病人處於 2 公尺內之密閉空間裡，將增加人傳人之感染風險。

2. 症狀：以呼吸道症狀為主。臨床表現常見發燒、乾咳、肌肉痠痛或四肢乏力等。亦可能出現咳嗽有痰、頭痛、咳血或腹瀉等症狀，少數病患出現嗅覺或味覺喪失（或異常）等，部分個案可能出現嚴重的肺炎與呼吸衰竭等。

3. 防疫措施：接種疫苗，避免接觸疑似個案之分泌物與預防其飛沫傳染、維持手部衛生習慣、避免出入人潮擁擠、空氣不流通的公共場所、維持社交距離（室外 1 公尺，室內 1.5 公尺）或配戴口罩、減少探病與非緊急醫療需求而前往醫院、關注並配合中央疫情中心最新公告防疫政策。

QUESTI②N

1. 有關梅毒的敘述，下列何者錯誤？(A)是一種螺旋狀革蘭氏陽性細菌所引起　(B)硬性下疳屬於第一期梅毒　(C)扁平濕疣屬於第二期梅毒　(D)神經梅毒屬於第三期梅毒　　　　（100專高一）

  解析 是螺旋狀革蘭氏陰性細菌。

2. 痲瘋病是由哪一類病原體所引起？(A)細菌　(B)病毒　(C)披衣菌　(D)寄生蟲　　　　　　　　　　　　　　　　（100專高一）

  解析 由類結核分枝桿菌的痲瘋桿菌引起。

3. 下列何者較易發生感染性心內膜炎？(A)靜脈注射毒品者　(B)健康成年男性　(C)懷孕女性　(D)肺動脈高壓患者　（100專高二）

  解析 先天性或風濕性心臟病、剛拔牙、手術、有體內留置導管、侵入性治療、常用靜脈注射藥物者，皆是感染性心內膜炎的高危險群。

4. 最常引起淋巴腺腫大的原因為何？(A)感染引起的淋巴腺發炎　(B)淋巴瘤　(C)癌細胞的轉移　(D)白血病　（100專高二）

5. 金黃色葡萄球菌感染主要引起何種發炎反應？(A)肉芽腫性發炎反應 (granulomatous inflammation)　(B)細胞增生性反應 (cytoproliferative response)　(C)化膿性發炎反應 (suppurative inflammation)　(D)出血性反應(hemorrhagic response)（101專高一）

  解析 金黃色葡萄球菌感染主要引起如癤(furuncle)、癰(carbuncle)、骨髓炎(osteomyelitis)等等，都是屬於化膿性發炎反應。

6. 下列何種肝炎病毒為DNA病毒？(A) A型　(B) B型　(C) C型　(D) E型　　　　　　　　　　　　　　　　（101專高一）

  解析 (A)(C)(D)皆屬RNA病毒。

7. 橡皮腫(gumma)是何種炎症？(A)肉芽腫性　(B)漿液性　(C)化膿性　(D)纖維性　　　　　　　　　　　　　　（101專高二）

  解析 橡皮腫，又叫做梅毒腫，是一種肉芽腫性炎症，好發於骨骼、皮膚及上呼吸道的黏膜。

解答： 　1.A 　2.A 　3.A 　4.A 　5.C 　6.B 　7.A

8. 下列有關第二型單純疱疹(HSV-2)之感染，何者錯誤？(A) HSV-2 感染黏膜上皮形成巨大細胞之內涵體稱為Cowdry type A inclusion (B)不會經由產道造成新生兒感染　(C) HSV-2感染可形成水泡 (vesicles)　(D)對免疫功能健全的病人而言，HSV-2感染通常不會致命　　　　　　　　　　　　　　　　　　　（101專高二）

解析 HSV-2會引起生殖泌尿道疱疹，若孕婦感染，則可能會引起流產或是先天性異常的嬰兒。

9. 白喉所形成的偽膜，其主要成分不包括下列何者？(A)壞死上皮 (B)纖維蛋白　(C)白血球　(D)膠原纖維　　　　　（102專高一）

解析 白喉的致病菌為白喉桿菌，感染後形成偽膜，為細菌和身體的免疫反應，故包括有壞死的上皮細胞、纖維蛋白和白血球。至於膠原纖維則是一般傷口癒合時之所需。

10. 有關感染性單核球增多症(infectious mononucleosis)的敘述，下列何者錯誤？(A)由EB病毒(Epstein-Barr virus)所引起　(B)臨床上出現喉嚨痛、淋巴腺腫大、發燒等症狀　(C)可由接吻傳染，故又稱接吻病　(D)是一種肉芽腫性炎症　　　　　（102專高一）

解析 感染性單核球增多症為EB病毒所引起，故不是一種肉芽腫性炎症。

11. 鏈球菌感染後引起的急性腎絲球腎炎、風濕熱，多半是由哪一群鏈球菌所引起的？(A) A群　(B) B群　(C) C群　(D) D群

解析 A群鏈球菌感染後容易引起急性腎絲球腎炎、風濕熱、猩紅熱等。　　　　　　　　　　　　　　　　　　　（103專高二）

12. 下列何項菌種，易於鴿糞上繁殖並易由呼吸道傳染？(A)肺炎雙球菌(*Streptococcus pneumonia*)　(B)立克次體(*Rickettsia*)　(C)白色念珠菌(*Candida albicans*)　(D)新型隱球菌(*Cryptococcus neoformanus*)　　　　　　　　　　　　　　　　（103專高二）

解析 新形隱球菌(*Cryptococcus neoformes*)較容易存在於土壤或是鴿糞中，經由空氣傳播。人體感染新形隱球菌後，少數在免疫力低下的病人，可能會在肺部形成隱球菌肺炎(cryptococcal pneumonia)，和腦部引起隱球菌腦膜炎(cryptococcal meningitis)。

13. 孕婦感染下列哪一種寄生蟲其新生兒會因先天性感染而造成視網膜病變或伴隨水腦症？(A)岡地弓形蟲(*Toxoplasma gondii*)　(B)惡性瘧原蟲(*Plasmodium falciparum*)　(C)包生條蟲(*Echinococcus granulosus*)　(D)痢疾阿米巴(*Entamoeba histolytica*)　（103專高二）

解析 母親經由胎盤將岡地弓形蟲傳染給胎兒，常引起流產、早產或是死產。若是胎兒順利生產，也常併發嚴重的後遺症，包括水腦症、腦內鈣化、脈絡視網膜炎、失明、腦部受損、水腦症等。

14. 地癢(Ground itch)是下列哪一種寄生蟲幼蟲穿過皮膚造成之病害？(A)蛔蟲　(B)鞭蟲　(C)十二指腸鉤蟲　(D)蟯蟲　（103專高二）

解析 十二指腸鉤蟲主要寄生於十二指腸，鉤蟲的幼蟲穿過皮膚而感染人體，而穿過皮膚所造成的病害，稱為地癢。

15. 萊姆病(Lyme disease)的媒介物為何？(A)體蝨(body louse)　(B)體蜱(body tick)　(C)硬蜱(hard-shelled tick)　(D)軟蜱(soft-shelled tick)　（104專高一）

解析 萊姆病是伯氏疏螺旋體所引起的人畜共通傳染病，是經由被感染的硬蜱(Hard-shelled tick)（俗稱壁蝨）所叮咬而感染，並不會直接由人傳染給人。除了人類之外，例如鼠類、狗、貓、牛、馬及鹿等哺乳類動物，都可能得到萊姆病。近年來臺灣的病例都是在國外罹病後，在臺灣被檢驗出來的境外移入個案（以上出自並改寫於衛生福利部疾病管制署資料）。

16. 下列哪一種檢體可利用顯微鏡檢查發現蛔蟲蟲卵？(A)糞便(stool)　(B)尿液(urine)　(C)血液(blood)　(D)痰(sputum)　（104專高一）

解析 蛔蟲病(Ascariasis)，為人類中最常見的寄生蟲病，主要的傳染方式為糞口傳染或經由胎盤傳染給胎兒。因為成蟲寄生在小腸中，也會攝食體內養分，故常造成病人營養不良。常用的診斷方式為糞便檢查，利用顯微鏡檢查蟲卵。

解答： 13.A　14.C　15.C　16.A

17. 下列有關梅毒(syphilis)之敘述，何者錯誤？(A)梅毒為一性交傳染疾病　(B)梅毒由梅毒螺旋菌感染形成，可分為三期　(C)硬性下疳(chancre)為第二期梅毒出現之症狀，表現於外生殖器官上　(D)第三期梅毒主要造成心臟血管及神經病變　　　（106專高一）
  解析 (C)為第一期梅毒的症狀。

18. 下列有關感染性單核球症(infectious mononucleosis)的敘述，何者錯誤？(A)Epstein-Barr病毒所引起　(B)病毒主要感染吞噬細胞　(C)此類病人血液中的非典型淋巴細胞(atypical lymphocytes)是活化的T淋巴細胞　(D)此類病人的症狀大多數在4~6週後消失
  解析 感染性單核球症主要是由Epstein-Barr病毒(EBV)所引起，而EBV主要感染B淋巴球。　　　（106專高二）

19. 波特氏病(Pott disease)與哪種病變最有關係？(A)梅毒　(B)結核病　(C)疱疹　(D)猩紅熱　　　（106專高二）
  解析 結核病病菌若是經由血液傳播到骨頭，最常見的部位為脊椎骨，這時候稱為波特氏病(Pott's disease)。

20. 當大腸出現燒杯狀潰瘍時，最可能是下列何種微生物感染的特徵？(A)念珠菌(Candida)　(B)巨細胞病毒(Cytomegalovirus)　(C)結核桿菌(*Mycobacterium bacilli*)　(D)阿米巴原蟲(*Entamoeba histolytica*)　　　（107專高一）
  解析 阿米巴病的致病原為阿米巴原蟲，經由飲食或是飲水傳染，主要的寄生處為大腸，並在大腸處形成燒杯狀潰瘍，也有可能會引起肝膿瘍、肺膿瘍和腦膿瘍等。

21. 下列何種致病原導致的肺炎在常規組織切片之顯微特徵為肺泡內充滿泡沫狀嗜酸性物質？(A)肺囊蟲(*Pneumocystis jirovecii*)　(B)巨細胞病毒(Cytomegalovirus)　(C)新型隱球菌(*Cryptococcus neoformans*)　(D)白色念珠菌(*Candida albicans*)　　　（108專高二）
  解析 肺囊蟲能以GMS鍍銀染色、Toluidine blue O、Calcofluor white及單株抗體進行染色。

解答：　17.C　18.B　19.B　20.D　21.A

22. 下列感染症的致病機轉與細菌產生的外毒素有關，何者除外？
(A)白喉性心肌炎　(B)霍亂弧菌引發嚴重下痢　(C)破傷風桿菌引
發的骨骼肌痙攣　(D)大腸桿菌引發的敗血性休克　（108專高二）
解析 敗血性休克主要的致病因為其釋放出的內毒素(endotoxin)在體內
引起一連串反應。

23. 狂牛病是何種病原感染所引起？(A)普利子蛋白(prion)　(B)病毒
(virus)　(C)原蟲(protozoa)　(D)披衣菌(chlamydiae)　（109專高一）
解析 狂牛病的病原稱為prion，它不具有核酸，即不是細菌，也不是
病毒。

24. 下列何種感染最容易發生在燒燙傷的病人？(A)結核桿菌
(Mycobacterium tuberculosis)　(B)大腸桿菌(Escherichia coli)　(C)
隱球菌(Cryptococcus)　(D)綠膿桿菌(Pseudomonas aeruginosa)
（110專高一）

25. 有關細菌內毒素之敘述，下列何者錯誤？(A)是革蘭氏陽性細菌
細胞壁的一種成分　(B)細菌死亡後釋出　(C)可引起發燒　(D)可
引起急性呼吸窘迫症候群　（110專高二）
解析 細菌內毒素是革蘭氏陰性菌細胞壁的脂多醣(LPS)成分，在細菌
細胞壁被分解的過程中釋放出來。

26. 帶狀疱疹病毒(Varicella-Zoster virus)在初次感染人體後，會潛伏
在人體何種細胞中？(A)背根神經節的神經元細胞　(B)骨髓中的
造血幹細胞　(C)皮膚真皮血管的內皮細胞　(D)皮膚上皮的基底
層細胞　（111專高一）
解析 病毒潛伏於背根神經節中，其他如HSV-1會潛伏在顱感覺神經節
（如：三叉神經節），HSV-2會潛伏在腰椎或薦椎感覺神經節。

27. 55歲男性患有咳嗽數月並伴有體重減輕和發熱，肺臟組織學檢查
發現多發性乾酪樣肉芽腫，此病人最有可能感染下列何種微生
物？(A) Mycobacterium tuberculosis　(B) Toxoplasma gondii　(C)
Candida albicans　(D) Staphylococcus aureus　（111專高二）
解析 典型結核病之病理變化即乾酪樣肉芽腫性發炎。

解答：　22.D　23.A　24.D　25.A　26.A　27.A

28. Creutzfeldt-Jakob病會造成大腦皮質及深部灰質的海綿狀變形 (spongiform transformation)，這種病的病因主要與下列何者有關？(A)病毒感染　(B)細菌感染　(C)原蟲感染　(D) Prion蛋白變異　　　　　　　　　　　　　　　　　　　　　（111專高二）

MEMO

免疫疾病

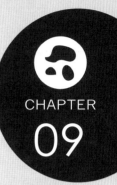

出題率：♥ ♥ ♡

Pathology

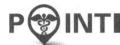

　　免疫系統過強，則易導致人體產生自體免疫疾病；免疫系統太弱，則會使人體易感染病原體。

9-1　過敏反應

一、通　論

　　對抗原引起的免疫反應稱為過敏反應(hypersensitivity)，若過敏反應導致組織損傷，就稱為過敏性疾病(allergic disease)。過敏反應依照作用機轉的不同，可以分成以下四種類型。

二、過敏反應的分類

(一) 第一型過敏反應(Type I Hypersensitivity)

1. 又稱為立即發作型(immediate type)過敏反應。
2. 作用機轉
   (1) 人體初次接觸到某種抗原，刺激 B 淋巴球製造對抗此抗原的免疫球蛋白 E (immunoglobulin E, IgE)。
   (2) 再次接觸到此抗原時，IgE 會迅速和肥大細胞(mast cells)、嗜鹼性球(basophils)結合，刺激這兩類細胞釋放化學物質如組織胺(histamine)，造成過敏反應。
3. 疾病：
   (1) 全身性：如靜脈注射盤尼西林類藥物(penicillin)引發過敏性休克(anaphylactic shock)。
   (2) 局部型：如接觸性皮膚炎、氣喘、過敏性鼻炎、蕁麻疹。

(二) 第二型過敏反應(Type II Hypersensitivity)

1. 又稱為**細胞毒性**(cytotoxic)過敏反應或是**抗體依賴性**(antibody-dependent)過敏反應。

2. 作用機轉：身體中的 IgG 和 IgM，攻擊某些含有同種抗原或是自體抗原的細胞。

3. 疾病：

(1) 古德帕斯氏症候群(Goodpasture's syndrome)：身體產生自體抗體攻擊自身腎絲球基底膜。

(2) 自體免疫溶血性貧血(autoimmune hemolytic anemia)：身體產生自體抗體攻擊自身紅血球。

(3) 格雷氏症(Grave's disease)：身體產生自體抗體攻擊自身甲狀腺組織細胞。

(4) 自體免疫血小板減少性紫斑(autoimmune thrombocytopenic purpura, ATP)：身體產生自體抗體攻擊自身血小板。

(5) 輸血反應：身體產生攻擊輸血者輸入血液中血球細胞的抗體。

(三) 第三型過敏反應(Type III Hypersensitivity)

1. 又稱為免疫複合體媒介型(immune complex mediated)過敏反應。

2. 作用機轉：**抗原和抗體結合形成複合體**(immune complex)，沉積在身體的組織中，引起補體系統、肥大細胞活化，釋出化學物質，引起免疫反應。

3. 疾病：

(1) 血清病(serum sickness)：身體接受外來的血液製劑後，產生對抗這些外來物的抗體，並和外來物的抗原結合為免疫複合體，嚴重者會沉積在身體許多組織器官中。

(2) 腎絲球腎炎(glomerulonephritis)：常見鏈球菌(*Streptococcus*)感染後，身體的抗體和鏈球菌上的抗原結合成為免疫複合體，沉積在腎絲球的微血管中。

(3) Arthus反應(Arthus reaction)：**免疫複合體沉積在血管中**，引起血管炎，導致局部壞死的現象。

(四) 第四型過敏反應(Type IV Hypersensitivity)

1. 又稱為細胞媒介型(cell-mediated)過敏反應。

2. 作用機轉：過敏反應由細胞媒介，而非由抗體媒介，主要分為下列兩種：

(1) 延遲型過敏反應(delayed-type hypersensitivity)

A. 首次暴露於抗原，人體產生記憶性 T 淋巴球。

B. 再次暴露於抗原，記憶性 T 淋巴球活化並分泌多種化學物質引起過敏反應。

C. **結核菌素試驗**(tuberculin test)即是屬於延遲型過敏反應的一種。若人體之前有感染過結核菌，則再次接觸到結核菌素，身體中的記憶性 T 淋巴球會活化引起過敏反應。

D. 接觸性皮膚炎亦屬此型。

(2) T 細胞媒介之細胞毒殺型過敏反應(T cell mediated cytotoxicity hypersensitivity)

A. 受到抗原反應的細胞毒殺型 T 淋巴球，自行辨識特定細胞並造成其死亡。

B. 細胞毒殺型 T 淋巴球又稱為 $CD8^+$ T 淋巴球。

C. **T 細胞媒介之細胞毒殺型過敏反應主要和器官移植後的排斥反應**及病毒感染的身體抵抗反應有關。

9-2 自體免疫疾病

一、全身紅斑性狼瘡 (Systemic Lupus Erythematosus, SLE)

1. 較好發於年輕女性。

2. 較常用的實驗室檢查：抗細胞核抗體(antinuclear antibodies, ANAs)：可以對抗很多細胞核的抗原，對於 SLE 的敏感度相當的高，但是特異性(specificity)卻不高。

3. 常見的臨床表現：蝴蝶斑疹(molar rash)、盤狀紅斑(descoid rash)、光敏感性、口腔潰瘍、**關節炎**、漿膜炎（包括肋膜炎和心包膜炎）、腎臟病變、神經病變（有時會產生癲癇和精神病變）、貧血、血小板過低及腎臟功能不正常。另外，病人也較容易**好發**Libman-Sacks **心內膜炎**，較容易發生在僧帽瓣和三尖瓣。

二、類風濕性關節炎(Rheumatoid Arthritis, RA)

1. 是種全身性的慢性發炎疾病，但**主要發病處為小關節**。

2. 較好發於中年人，女性的比率比男性高。

3. 主要表現為侵蝕性關節炎、晨間關節僵直常大於一小時以上、對稱性關節炎、尺骨側偏移、類風濕性皮下結節、**非化膿性增殖性滑液膜炎**等。

4. 常見的實驗室檢查：**類風濕性因子**(rheumatoid factors, RF)。

三、僵直性脊椎炎(Ankylosing Spondylitis, AS)

1. 僵直性脊椎炎是屬於一類稱為脊椎關節病變的自體免疫疾病中，最為常見者。

2. 其他常見的脊椎關節病變包括：賴特氏症候群(Reiter's syndrome)、牛皮癬關節病變、發炎性腸道病變合併關節炎、反應性關節病變。

3. 脊椎關節病變又叫做血清陰性脊椎關節病變，因為它們的類風濕性因子(RF)皆為陰性。

4. 臨床特色：(1)**較好發於年輕男性**；(2)**大都是 HLA-B27 陽性**；(3)發炎處主要是在韌帶和骨頭相交接處；(4)有薦腸關節炎(sacroilitis)；(5)類風濕性因子為陰性。

四、修格連氏症候群(Sjögren's Syndrome)

1. 為慢性、進行性的自體免疫疾病。

2. 主要好發在**中年女性**。

3. 主要在破壞人體的外分泌腺，如**淚腺、唾液腺。淚腺及唾液腺有淋巴球浸潤**。淚腺受到自體免疫抗體攻擊破壞，眼睛淚液分泌減少，造成**乾眼症**；唾液腺受到自體免疫抗體攻擊破壞，造成口腔內唾液減少。

4. 實驗室檢查：病人有兩種細胞核抗原抗體(SS-A, SS-B)。

五、全身性硬化症(Systemic Sclerosis)

1. 又叫做**硬皮症**(scleroderma)，好發於**中年女性**，為慢性、進行性自體免疫疾病。造成全身器官之間的間質發炎和纖維化，如**手指僵硬，吞嚥困難及非發炎性真皮明顯纖維化**。

2. 依照臨床病程和影響的位置可分為：

   (1) 廣泛性硬皮症(general scleroderma)

   A. 常有全身性病變，甚至影響到內臟器官。

B. Anti-DNA topoisomerase I (SCL-70)這種自體免疫抗體對廣泛性硬皮症有不錯的特異性。

(2) **限制性硬皮症**(restricted scleroderma)

A. 病灶多侷限在皮膚，在疾病晚期才會影響到內臟器官。

B. Anticentromere antibody 這種自體免疫抗體出現在大多數的限制性硬皮症的病人，亦會出現雷諾氏現象(Raynaud's phenomenon)及食道運動功能障礙。

六、皮肌炎(Dermatomyositis)

皮肌炎（最為常見）、多肌炎、包涵體肌炎合稱為發炎性肌肉病變(inflammatory myopathies)，以**中年女性較多**，該類病人**有較高的機會得到內臟癌症**；有近端大肌肉逐漸損傷而無力、上眼瞼皮膚紅疹等症狀，自體免疫抗體 Anti-Jo-1 對皮肌炎有不錯的特異性。

9-3 免疫不全疾病

依照病因可分為原發性和次發性免疫不全疾病。較常見的原發性免疫不全疾病包括：

1. X-連鎖性無伽瑪球蛋白血症：又叫做布魯頓氏病(Bruton's disease)。

2. 胸腺發育不良：又叫做狄喬治氏症候群(Digeorge's syndrome)。

3. 選擇性免疫球蛋白 A 缺乏症。

4. 共同多變性免疫不全症(common variable immunodeficiency, CVID)。

5. 重度合併性免疫不全症(severe combined immunodefiency, SCID)。

　　次發性免疫不全疾病中，最常見者為後天免疫缺乏症候群 (acquired immunodeficiency syndrome, AIDS)。以下將逐一簡述這六種較為常見的免疫不全疾病。

一、X-連鎖性無伽瑪(γ)球蛋白血症（布魯頓氏病）

1. 因為此疾病和 X 染色體有關，所以病人幾乎都是**男性**。

2. 因為免疫系統的缺陷，所以大部分病人在嬰兒時期就會被懷疑並診斷。

3. 病因主要是因為 **B 淋巴球**在成熟的過程中出現問題，因為 B 淋巴球主要負責免疫球蛋白的製造，所以這類病人體內並無足夠的免疫球蛋白。

4. 常見的症狀多為重複性的病菌感染，特別是**細菌感染**。

二、胸腺發育不良（狄喬治氏症候群）

1. 胸腺和 **T 淋巴球的成熟**有關。**胸腺發育不良**，T 淋巴球的成熟也會受到影響，所以**病人體內經常無 T 淋巴球**。

2. 因為免疫系統的缺陷，所以大部分病人在嬰兒時期就會被懷疑並診斷。

3. 常見的症狀多為**重複性的病菌感染**，特別是病毒、黴菌、原蟲感染。

三、選擇性 IgA 缺乏症

1. 原發性免疫不全疾病中，最為常見者。

2. IgA 主要和**黏膜的免疫力有關**，在消化道黏膜及呼吸道黏膜的含量較為豐富。

3. 常見的臨床症狀包括：重複性的鼻竇炎、支氣管炎和腸胃炎。

四、共同多變性免疫不全症(CVID)

1. 此症是一群疾病的組合。好發於年輕人,且男女病人比率相似。

2. 所有病人都有**低γ球蛋白血症**的現象。

五、重度合併性免疫不全症(SCID)

1. 此症是一群疾病的組合。

2. 所有病人都有免疫系統方面的缺陷,因此易有各種病原體的伺機性感染,嚴重者甚至會致命。

六、後天免疫缺乏症候群(AIDS)

1. 後天免疫缺乏症候群是由人類免疫不全病毒(HIV)感染 CD4$^+$ T 淋巴球,導致 CD4$^+$ T 淋巴球數目大為減低而使全身免疫能力降低的一種疾病。

2. HIV 是屬於一種反轉錄病毒。除了經由性接觸感染外,還可以經由輸血、器械汙染、母親嬰兒垂直感染等途徑來傳播。

3. **卡波西氏肉瘤是愛滋病患者最常併發出現的腫瘤,為一種惡性血管肉瘤。和人類第八型疱疹病毒(HHV-8)有關。**

4. AIDS 會引起許多種類的伺機性感染,如:卡氏肺囊蟲肺炎、弓漿蟲病、白色念珠菌病、肺結核等。

9-4 疫苗接種

1. 疫苗:是將病原體製作成對人體不具有傷害性的物質,但仍保留人體對於病原體可以產生抗體的能力。

2. 疫苗接種:當人體接觸到疫苗後,即對病原體產生抗體,當真正接觸到病原體時,就可以產生免疫的效果。

一、人體產生免疫力的方式

1. **天然免疫**：與生俱來，不需經疫苗、免疫球蛋白注射或是和病原體接觸，就已經具有的抗菌能力。包括有發炎反應、黏膜的保護作用、胃液的強酸殺菌效果等。

2. **主動免疫**：將疫苗接種於人體，使人體對於病原體產生抗體。免疫力持續的時間較久。

3. **被動免疫**：將免疫球蛋白（immunoglobulin，即人體對於病原體產生抗體）施打入人體，直接對病原體產生免疫作用。免疫球蛋白被分解後，免疫力就會逐漸消失。

4. **後天免疫**：人體經由疫苗接種、接受免疫球蛋白、或是感染病原體後，所產生的免疫力，稱為後天免疫。

二、疫苗的種類

1. **死菌疫苗**：如：傷寒疫苗、小兒麻痺疫苗（沙克疫苗）、百日咳疫苗。

2. **減毒活菌疫苗**：將病原體去活性，或是以不具有活性的病原體部分抗原所製成的疫苗。如：麻疹疫苗、德國麻疹疫苗、小兒麻痺疫苗（沙賓疫苗）、卡介苗、日本腦炎疫苗（原本是死菌疫菌，於 2017 年 5 月起改用新型活菌減毒疫苗）。

3. **基因工程疫苗**：利用基因工程技術，合成病原體的部分抗原。如：B 型肝炎疫苗。

4. **類毒素**：去除病原體的毒性，但保留其具有抗原性的毒素，稱為類毒素。如：破傷風類毒素、白喉類毒素。

5. 複合型疫苗：將多種疫苗混合在一起，便於接種。隨著技術的
   進步，越多種疫苗可以合併接種，讓小朋友免受多次接種疫苗
   之苦。
   (1) DPT 三合一疫苗：破傷風類毒素、白喉類毒素和百日咳死菌
       疫苗三者合併接種。
   (2) MMR 三合一疫苗：麻疹疫苗、德國麻疹疫苗和腮腺炎疫苗
       三者合併接種。
   (3) 五合一疫苗：破傷風類毒素、白喉類毒素、百日咳死菌疫
       苗、小兒麻痺疫苗加上 b 型嗜血桿菌疫苗等五種合併接種。
   (4) 六合一疫苗：除了五合一疫苗外，再加上 B 型肝炎疫苗。

QUESTI?ON

1. 下列何者是自體免疫疾病？(A)布魯頓氏病(Bruton disease)　(B)狄喬治氏症候群(DiGeorge syndrome)　(C)修格連氏症候群(Sjögren syndrome)　(D)威－亞氏症候群(Wiskott-Aldrich syndrome)　　　　　　　　　　　　　　　　　　（104專高二）

   解析 (A)主要是因為B淋巴球在成熟的過程中出現問題；(B)因胸腺發育不良，T淋巴球的成熟也會受到影響，所以病人體內經常無T淋巴球；(D)一種性聯隱性遺傳的疾病，造成血小板和免疫細胞的功能異常。

2. 有一婦女呈現手部多個關節僵硬變形，無法打麻將，她最有可能罹患何種疾病？(A)骨關節炎(osteoarthritis)　(B)類風濕性關節炎(rheumatoid arthritis)　(C)化膿性關節炎(pyogenic arthritis)　(D)結核性關節炎(tuberculous arthritis)　　　　　　　　　（105專高一）

   解析 類風濕性關節炎是種全身性的慢性發炎疾病，但主要發病處為小關節。較好發於中年人，女性的比率比男性高。

3. 下列何者屬於細胞型過敏免疫反應(cell-mediated hypersensitivity)？(A)花粉熱(hay fever)　(B)古德巴斯德症候群(Goodpasture syndrome)　(C)血清病(serum sickness)　(D)結核病(tuberculosis)　　　　　　　　　　　　　　　　　　（105專高二）

   解析 (A)為第一型過敏反應；(B)身體產生自體抗體攻擊自身腎絲球基底膜所導致，屬於第二型過敏反應；(C)屬於第三型過敏反應。

4. 人類免疫不全病毒(human immunodeficiency virus)主要是藉由結合淋巴球細胞表面何種目標物進入淋巴球細胞？(A) CD4　(B) CD8　(C) CD20　(D) CD23　　　　　　　　　　　　（106專高一）

   解析 後天免疫缺乏症候群是由人類免疫不全病毒(HIV)感染CD4⁺ T淋巴球，導致CD4⁺ T淋巴球數目大為減低而使全身免疫能力降低的一種疾病。故可以知道本題的選項為CD4。

解答：　1.C　　2.B　　3.D　　4.A

5. 後天免疫缺乏症候群(acquired immunodeficiency syndrome, AIDS)主要是哪一種免疫細胞被病毒破壞所造成？(A) CD4陽性T淋巴球細胞　(B) CD8陽性T淋巴球細胞　(C) CD20陽性B淋巴球細胞　(D) CD30陽性淋巴球細胞　（106專高二補）

解析 後天免疫缺乏症候群是由人類免疫不全病毒(HIV)感染CD4$^+$ T淋巴球，導致CD4$^+$ T淋巴球數目大為減低而使全身免疫能力降低的一種疾病。

6. 下列哪一種致病機制為第四型細胞媒介型過敏反應(type IV cell mediated hypersensitivity)？(A)第一型糖尿病(type I diabetes mellitus)　(B)血清病(serum sickness)　(C)重症肌無力(myasthenia gravis)　(D)惡性貧血(pernicious anemia)　（106專高二補）

解析 第四型過敏反應由細胞媒介，而非由抗體媒介。(A)主要造成胰臟中蘭氏小島的β細胞的破壞；(B)第三型過敏反應；(C)第二型過敏反應；(D)患者會產生抗內在因子抗體，或是抗胃壁細胞的抗體，導致維生素B$_{12}$吸收受阻，形成巨母細胞貧血，屬於第二型過敏反應。

7. 第一型過敏反應是因IgE與抗原結合後，造成肥大細胞的去顆粒化作用，下列何者是所釋出最重要的原發性介質(primary mediator)？(A)肝素(heparin)　(B)補體(complement)　(C)組織胺(histamine)　(D)前列腺素(prostaglandin)　（107專高一）

解析 在第一型過敏反應中，肥大細胞和嗜鹼性球都會釋放出組織胺來造成過敏反應。

8. 40歲女性，有全身疲倦、輕度發燒及關節僵硬，特別是清晨起床時，左右手指及肘關節。抽血檢查發現有類風濕性因子(rheumatoid factor)。這位女性最有可能罹患下列何者疾病？(A)黏連性脊椎關節炎(ankylosing spondyloarthritis)　(B)類風濕性關節炎(rheumatoid arthritis)　(C)退化性關節炎(degenerative arthritis)　(D)痛風性關節炎(gouty arthritis)　（107專高二）

解析 (A)好發於大關節及男性病人；(C)常好發於大關節及年紀大之病人；(D)好發於小關節，另有痛風結石，不會有類風濕性因子。

解答：　5.A　6.A　7.C　8.B

9. 鏈球菌感染後腎小球腎炎(post-streptoccocal glomerulonephritis)是屬於哪一型過敏反應(hypersensitivity reaction)？(A)第一型　(B)第二型　(C)第三型　(D)第四型　　　　　　　　　（108專高一）

解析）鏈球菌感染後會形成抗原－抗體複合物沉澱在腎小球基底膜上，屬於第三型過敏反應。

10. 人類免疫不全病毒(HIV)進入 T 細胞需要何種分子當作病毒的高親和力受體？(A) CD3　(B) CD4　(C) CD5　(D) CD10

（108專高二）

11. 類風濕性關節炎的病理特徵為何？(A)關節滑膜的增生和發炎，造成關節軟骨腐蝕，形成血管翳(pannus)的肉芽組織及纖維化，因而影響關節活動　(B)關節軟骨出現變性(degeneration)，使軟骨磨損，產生發炎反應或骨刺　(C)常發生於中軸骨關節的慢性發炎　(D)尿酸晶體沉積在關節內，導致肉芽腫發炎反應

（108專高二）

12. 一位接受骨髓移植的病患，在術後數週後，皮膚出現皮疹，此皮膚症狀與下列何者最為相關？(A)皮膚上皮發生嗜酸性細胞媒介損傷　(B)皮膚上皮發生肥胖細胞媒介損傷　(C)皮膚上皮發生T細胞媒介損傷　(D)皮膚上皮發生B細胞媒介損傷　（109專高一）

解析）移植排斥出現的急性排斥主要影響皮膚、腸及肝，主要是T細胞的作用。

13. 斯耶格雷症候群(Sjogren syndrome)的病理學變化，下列何者在唾液腺有大量浸潤？(A)嗜中性白血球　(B)嗜酸性白血球　(C)淋巴球　(D)組織球　　　　　　　　　　　　　　（109專高二）

解析）斯耶格雷症候群病人的淚腺及唾液腺有淋巴球浸潤，主要為T細胞，並會破壞腺體小管。

解答：　　9.C　　10.B　　11.A　　12.C　　13.C

14. 一位58歲的女性出現雷諾氏現象(Raynaud's phenomenon)及食道運動功能障礙，血清學檢查抗核抗體試驗呈陽性反應，此婦人最有可能罹患下列何種病症？(A)系統性紅斑性狼瘡(SLE) (B)斯耶格雷症候群 (C)格雷夫氏症(Graves disease) (D)侷限性硬皮病(limited systemic sclerosis) （109專高二）

解析 主要的自體抗體為：抗核抗體、抗Scl-70抗體、抗著絲點抗體(anticentrimere antibodies)。

15. 下列哪一種細胞不參與過敏性氣喘？(A)TH2淋巴球(lymphocyte) (B)紅血球(red blood cell) (C)肥大細胞(mast cell) (D)嗜中性球(neutrophil) （109專高二）

16. 關於自體免疫性胃炎(autoimmune gastritis)之敘述，下列何者錯誤？(A)最好發於胃竇部(antrum) (B)胃液中可檢查出對抗壁細胞(parietal cells)及內在因子(intrinsic factor)的抗體 (C)胃黏膜萎縮，胃酸分泌減少 (D)嚴重時會導致惡性貧血(pernicious anemia) （109專高二）

解析 自體免疫性胃炎病人的胃黏膜的壁細胞很少，並非侷限在局部部位。

17. 40歲女性出現手指僵硬，吞嚥困難及非發炎性真皮明顯纖維化，此人最可能罹患下列何種疾病？(A)皮肌炎(dermatomyositis) (B)全身性硬皮病(systemic scleroderma) (C)修格連氏症候群(Sjögren syndrome) (D)僵直性脊椎炎(ankylosing spondilitis)

解析 (A)對稱性近端肢體肌肉無力、肌肉疼痛、皮膚紅色脫屑；(C)以破壞人體的外分泌腺如淚腺、唾液腺為主；(D)以脊椎關節病變為主。 （110專高一）

18. 下列哪一種關節炎是好發於年輕男性的薦腸骨關節及 HLA-B27呈陽性？(A)黏連性脊椎關節炎(ankylosing spondyloarthritis) (B)類風濕性關節炎(rheumatoid arthritis) (C)退化性關節炎(degenerative arthritis) (D)痛風性關節炎(gouty arthritis) （110專高二）

解答： 14.D 15.B 16.A 17.B 18.A

19. 下列何種免疫性疾病，病人幾乎都是男性？(A)全身性紅斑性狼瘡(SLE)　(B)迪喬治症候群(DiGeorge syndrome)　(C) IgA 缺乏症(isolated IgA deficiency)　(D)布魯頓氏病(Bruton disease)／X-性聯遺傳無伽碼球蛋白血症　　　　　　　　　　（111專高一）

　　解析 (A)男：女＝1：9；(B) 90%是因胎兒發育早期的突變所導致；(C)遺傳造成B細胞或T細胞發育異常引起。

20. 18歲的男病人至醫院門診，表示自己吃了海鮮後皮膚癢且出現蕁麻疹，此病人最有可能發生：(A)立即型過敏反應　(B)抗體媒介過敏反應　(C)免疫複合物媒介過敏反應　(D)遲發型過敏反應　　　　　　　　　　　　　　　　　　　　　　　　　（111專高二）

　　解析 (A)最常見，過敏原為環境微小粒子，常見如氣喘、過敏性鼻炎、異位性皮膚炎、過敏性結膜炎、蚊蟲叮咬、蕁麻疹等。

21. 引發第一型過敏反應主要是哪一種抗體？(A) IgD　(B) IgE　(C) IgG　(D) IgA　　　　　　　　　　　　　　　　　　　（112專高一）

22. 下列哪一種疾病最常發生非化膿性增殖性滑液膜炎(proliferative synovitis)？(A)類風濕性關節炎(rheumatoid arthritis)　(B)骨關節炎 (osteoarthritis)　(C) 脫 臼 (dislocation)　(D) 骨 質 疏 鬆 (osteoporosis)　　　　　　　　　　　　　　　　　　　　　（112專高三）

　　解析 類風濕性關節炎是一種慢性的、全身性的發炎性疾病，主要侵犯關節，造成非化膿的滑液膜炎。

血管及心臟疾病

出題率：♥ ♥ ♡

Pathology

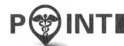

　　血管和心臟組成人體的循環系統。血管包括了動脈、靜脈和微血管。心臟則包括了心肌、心臟瓣膜和心包膜。

10-1　動脈性疾病(Arterial Diseases)

一、動脈粥狀硬化(Atherosclerosis)

1. 成因：在動脈內膜形成**粥狀斑**(atheroma)，其**成分**包括：**纖維、脂肪、發炎性細胞**，如：單核球、**巨噬細胞**和淋巴球等。血管平滑肌細胞有時會出現鈣化組織。

2. 危險因子
   (1) 年齡：年齡越大，得到動脈粥狀硬化的機會越高。
   (2) 性別：男性較易得到動脈粥狀硬化。
   (3) **高膽固醇**：血膽固醇過高者較易得到動脈粥狀硬化。
   (4) **高血脂**：血中高密度脂蛋白(HDL)的量越低，低密度脂蛋白(LDL)的量越高，得到動脈粥狀硬化的機會越高。
   (5) **血壓**：高血壓病人較易得到動脈粥狀硬化。
   (6) **吸菸**：長期吸菸的病人，較易得到動脈粥狀硬化。
   (7) 糖尿病：糖尿病病人，較易得到動脈粥狀硬化。

3. 影響
   (1) **冠狀動脈疾病**(coronary artery disease, CAD)：動脈粥狀硬化造成冠狀動脈阻塞，引起心肌缺血壞死。
   (2) **中風**(stroke)：動脈粥狀硬化造成腦部動脈阻塞，引起腦部細胞缺血壞死。

(3) **動脈瘤**(aneurysm)：動脈粥狀硬化造成動脈管徑不正常的擴張，形成動脈瘤，若未加以處理，甚至會引起動脈瘤破裂，大量出血而死亡。

二、動脈炎(Arteritis)

(一) 顳動脈炎(Temporal Arteritis)

1. 可發生在全身的動脈中，以頭頸動脈部位最為常見。

2. 發炎的血管多以中型和大型管徑的血管為主。

3. 中老年人及女性較多。

4. 顯微鏡下特徵為動脈出現**肉芽腫性發炎**，有時伴有多核巨細胞出現。

(二) 高安氏動脈炎(Takayasu's Arteritis)

1. 影響的動脈以**主動脈弓**和其分支為主。因為影響主動脈弓，造成上肢血管的搏動減弱，引起脈搏微弱，甚至摸不到脈搏，故又叫做無脈搏症。

2. 發炎的血管以大型管徑的血管為主。

3. **年輕女性**占大部分。

4. 較晚期的疾病，顯微鏡下特徵為動脈的三層，包括外膜、中膜、和內膜出現慢性發炎性細胞的浸潤和動脈壁的增厚纖維化。

(三) 雷諾氏病(Raynaud's Disease)

1. 影響的動脈以**四肢末端的小型動脈**為主。

2. **年輕女性**占多數。

3. 常發生在天氣冷時，末梢動脈發生痙攣，血流受阻，而使四肢末梢發生血流供應不足，產生皮膚蒼白，甚至發紫。嚴重者會因反覆性血流供應不足，造成四肢潰瘍，甚至壞死。

(四) 梅毒性動脈炎(Syphilitic Aortitis)

1. 梅毒感染所引起，患者以男性居多，影響的動脈以**胸部主動脈**為主，常造成阻塞性動脈內膜炎(obliterative endarteritis)。

2. 顯微鏡下特徵為血管旁有許多漿細胞和淋巴球浸潤，進而動脈中膜、內膜、外膜逐漸壞死並纖維化。

3. 梅毒常侵犯主動脈之**血管滋養管**(vasa vasorum)，導致動脈瘤的形成，並且壓迫主動脈附近的器官組織產生症狀。

三、川崎氏病(Kawasaki disease)

又稱皮膚黏膜淋巴結症候群，一種多系統血管發炎症候群，主要是侵犯中型大小的血管，特別是冠狀動脈。發生原因不明，為幼兒期的一種急性疾病。

1. 症狀：發燒、雙眼眼白充血、黏膜充血、疼痛、進食困難、草莓舌、紅疹、頸部淋巴結腫大等。

2. 併發症：冠狀動脈瘤、心肌炎，**兒童後天性心臟病最主要的原因**。其他非心臟性併發症則少見，如多器官功能障礙、巨噬細胞活化、腎功能改變、聽力喪失等。

四、其他動脈性疾病

(一) 動脈瘤

1. 動脈瘤是指**動脈的管徑不正常的擴大**，可分為：
   (1) **真性動脈瘤**：某段動脈壁層受損，或是較薄，引起動脈擴張的現象。真性動脈瘤有完整的血管壁包覆。
   (2) **假性動脈瘤**：血管管壁受到破壞，造成血管內膜內外有不正常血液的流通。假性動脈瘤沒有完整的血管壁包覆。

2. 動脈瘤的成因

(1) **動脈粥狀硬化**(arteriosclerosis)：是最常引起動脈瘤的原因，以中老年男性較常見。多見於**腹主動脈**以下的動脈，尤以腎動脈為最，如梭狀動脈瘤。顯微鏡下特徵為動脈中層的粥狀硬化並且破壞。若動脈瘤破裂，引起大出血，常導致死亡。

(2) 梅毒性動脈瘤(syphilic aneurysm)

A. 常見於**第三期梅毒感染**的患者，以中年男性較常見。

B. 梅毒性動脈瘤多發生在胸主動脈以上，甚至也常發生在主動脈瓣膜附近。

C. 若未加以治療，常導致心臟功能受阻，心臟衰竭，甚至動脈瘤破裂出血而死亡。

(3) **分割性動脈瘤**(dissecting aneurysm)：動脈中層損傷，血管內血液流入動脈中層中，再從血管管壁的內膜或是外膜流出。如**夾層性動脈瘤又稱主動脈剝離**，好發於主動脈弓。

A. A **型分割性動脈瘤**：動脈瘤影響區域包括主動脈上升段，該類**病人需立即開刀**。

B. B **型分割性動脈瘤**：動脈瘤影響區域只有主動脈下降段。

(4) 囊狀動脈瘤(cystic aneurysm)：好發於主動脈瘤、升主動脈，因動脈血管壁薄弱所致，如大腦威利氏動脈環及分枝處的**漿果狀動脈瘤**(berry aneurysm)，**是腦部血管最常見之動脈瘤**。

(二) 血栓閉塞型血管炎(Thromboangiitis Obliterans)

1. 好發於**小型血管**，常見血管內血栓形成，又可以稱為**伯格氏病**(Buerger's disease)，**以侵犯四肢血管為主**。

2. 病人多為年輕和中年男性，主要和**吸菸**有關。

(三) 全身性栓塞(Systemic Embolism)

　　栓子主要來自於**左心室壁血栓**，血栓經主動脈進入體循環，並在肺臟以外的各個器官形成**動脈栓塞**。血流量豐富的組織最容易發生栓塞，如下肢、腦部、腸、腎臟、脾臟。

10-2　靜脈性疾病(Venous Diseases)

一、靜脈曲張(Varicose Veins)

(一) 腿部靜脈曲張

1. 形成原因：長期站立工作、孕婦、靜脈管壁彈性纖維較弱者。
2. 發生部位：以腿部表面靜脈，即**大隱靜脈**和**小隱靜脈**為主。

(二) 痔瘡(Hemorrhoids)

1. 形成原因：長期坐姿工作者、懷孕婦女、經常便祕者。
2. 發生部位：以直腸和肛門附近的**痔靜脈叢**為主。發生在**肛門的齒狀線以上**，為**內痔**；發生在**肛門的齒狀線以下**為**外痔**；內外痔同時發生者為混合痔。

(三) 食道靜脈曲張(Esophageal Varicose Vein)

1. 好發於**肝硬化**併有**門脈高血壓**的病人。
2. 嚴重食道靜脈曲張，會導致血管破裂，病人大量出血而死亡。

(四) 精索靜脈曲張

　　90%以上發生在**左側**，主要是因為精索內蔓狀靜脈叢不正常的靜脈血液鬱積。**容易導致男性不孕。**

二、靜脈炎(Phlebitis)

1. 定義：靜脈管壁因為各種因素導致發炎的情況。

2. **血栓性靜脈炎**(thrombophlebitis)，又可稱為靜脈血栓，即靜脈發炎，伴有血栓形成的血管性疾病。

3. 好發部位：**下肢深層靜脈**。

4. 常見發病原因：長期臥床、大手術之後、腫瘤。

5. **移動性血栓性靜脈炎**(migratory thrombophlebitis)：又稱為**特魯索氏徵象**(Trousseau's sign)。消化道的惡性腫瘤，有時會出現。其中又以**胰臟癌較多**。

三、其他靜脈性疾病

1. **上腔靜脈症候群**(superior vena cava syndrome)：主要因為上腔靜脈受到阻塞所引起，常見原因為**肺部或是中膈腔惡性腫瘤**壓迫上腔靜脈。

2. **下腔靜脈症候群**(inferior vena cava syndrome)：主要因為下腔靜脈受到阻塞所引起，常見原因為**肝臟或是腎臟惡性腫瘤**壓迫或是侵犯下腔靜脈。

10-3 淋巴性疾病(Lymphatic Diseases)

　　淋巴性疾病，最常出現的病變是淋巴水腫(lymphedema)，依照發生機轉分為以下兩類。

一、原發性淋巴水腫(Primary Lymphedema)

　　多為先天性疾病所致。淋巴管壁呈現強度較弱，引起淋巴水腫。

二、次發性淋巴水腫(Secondary Lymphedema)

常見原因分別說明如下：

1. 外科手術將淋巴結清除，使淋巴回流受阻所致，最常見於**乳癌病人清除腋下淋巴結時**，所導致的手臂淋巴水腫。

2. 淋巴管感染發炎。

3. 手術後接受放射線療法導致淋巴管及附近組織纖維化。

4. 惡性腫瘤細胞阻塞淋巴管。

5. **血絲蟲病**(filariasis)。

10-4　血管性腫瘤(Vascular Tumors)

一、良性腫瘤

◆ 血管瘤(Hemangioma)

1. 微血管狀血管瘤(capillary hemangioma)：屬於血管瘤的一種，好發在皮下組織中，以頭頸部的皮下組織最為常見。顯微鏡下為一團纏繞的微血管。

2. **海綿狀血管瘤**(cavernous hemangioma)：屬血管瘤的一種，好發皮下組織，但也有可能出現在**肝臟**、**脾臟**、**腦部**等器官中。相較於微血管狀血管瘤而言，海綿狀血管瘤的管徑比較大，而且通常位置都比較深。顯微鏡下為呈現充滿血液的海綿狀血管。

3. **化膿性肉芽腫**(pyogenic granuloma)：**微血管性血管瘤相似，有大量的微血管增生**，好發於皮膚及口腔黏膜，1/3 因外傷而引起，常伴隨水腫及發炎細胞浸潤。

二、惡性腫瘤

◆ 血管肉瘤(Angiosarcoma)

1. 血管內皮細胞所形成的惡性腫瘤，較常發生在四肢的肌肉之間、軀幹和頭頸部，較好發於老年人。

2. **肝臟的血管肉瘤**：和**砷化合物**或**氯化聚乙烯**有關。

◆ 卡波西氏肉瘤(Kaposi's sarcoma)

　　愛滋病人者臨床表徵之一，常見的原發部位是**皮下組織**。和**人類第八型疱疹病毒**(HHV-8)有關。

10-5 淋巴管腫瘤(Lymphatic Tumors)

一、良性腫瘤—淋巴管瘤(Lymphangioma)

1. 由淋巴管的內皮細胞所形成的良性腫瘤，常見的原發部位在**頸部**、**腋下**。

2. 常見於**剛出生**或是 **1 歲之前的孩童**。

3. 顯微鏡下為呈現充滿淋巴液的淋巴管。

二、惡性腫瘤—淋巴管肉瘤(Lymphangiosarcoma)

　　淋巴管內皮細胞形成的惡性腫瘤，常發生在長期慢性淋巴腫的病灶處，如**乳房切除病人引起長期淋巴腫病灶處**。預後不佳。

10-6 先天性心臟疾病(Congenital Heart Diseases)

一、特　徵

1. 多數都有心臟雜音出現，發病者多為孩童。

2. 體內血液循環：微血管→小靜脈→大靜脈→右心房→右心室→（以上為缺氧血）肺臟→左心房→左心室→主動脈→小動脈（以上為含氧血）。

3. 血液循環若為右至左分流，即右心的缺氧血會進入左心的循環時，會使人體氧氣不足，在疾病早期就形成缺氧、皮膚發紺。

4. 血液循環若為左至右分流，即左心的含氧血會進入右心的循環時，在疾病早期，因為含氧血進入肺循環中，所以尚未有明顯症狀。等到肺高壓形成，導致血液回流至左心時，就會引起發紺的症狀。

二、引起原因

部分的病因不明，少部分和病人母親於懷孕前三個月感染德國麻疹病毒有關。少部分唐氏症的病人伴有先天性心臟疾病的產生。

三、常見的先天性心臟疾病

常見的先天性心臟疾病，可以分為發紺性先天性心臟疾病和非發紺性先天性心臟疾病兩類。

(一) 發紺性先天性心臟疾病

◆ 法洛氏四重畸形(Tetralogy of Fallot)

1. 發紺性先天性心臟疾病中，最為常見者。

2. 含括四種心臟缺陷：心室中膈缺損(ventricular septal defect, VSD)、肺動脈狹窄、主動脈跨在心室中膈上、右心室肥大。

3. 臨床症狀
   (1) 自嬰兒時期即有右至左分流的血液循環，併有發紺症狀。
   (2) 長期右至左分流，會有呼吸困難、杵狀指等症狀。

(3) 易有感染性心內膜炎。

(4) 宜早期手術治療，否則病人多在幼年時期即死亡。

◆ 大動脈轉位(Transposition of the Great Arteries)

1. **主動脈和肺動脈的位置發生轉位的現象**，即主動脈連接到右心室，而肺動脈連接到左心室，使得上下腔靜脈的缺氧血回流至右心房後，再由右心室的主動脈流到全身，不經由肺臟的氣體交換。造成體內的缺氧血和含氧血無法獲得交換。

2. 病人一出生就馬上有嚴重的發紺現象，需馬上加以治療，否則會死亡。

(二) 非發紺性先天性心臟疾病

◆ 心室中膈缺損(VSD)

1. **非發紺性先天性心臟疾病中，最為常見者。**

2. 因左心室和右心室之間的心室中膈閉鎖不全所引起。

3. 若是心室中膈缺損較小，一般較不會有明顯症狀；若是心室中膈缺損較大，則易有呼吸困難、肺部感染、感染性心內膜炎、生長發育不良，甚至早期就有心臟衰竭的症狀。

4. 嚴重的心室中膈缺損，需開刀加以修補。

◆ 開放性動脈導管(PDA)

1. **連接主動脈和肺動脈之間的動脈導管**，在出生後，應該關閉卻未關閉而呈現持續開通的疾病。

2. 病人多在成年後，才逐漸出現臨床症狀。

3. 由於主動脈壓力長期傳導至肺動脈，影響右側心臟，長期下來，易導致右心衰竭。另外也易產生感染性心內膜炎。

4. 治療：以藥物促使動脈管內肌肉收縮，進而關閉。或是以外科手術將動脈管栓塞。

◆ **心房中膈缺損(ASD)**

1. 因**左心房和右心房之間的卵圓窗閉鎖不全**所引起。

2. 一般來說，只要將卵圓窗加以修補即可，較少引起嚴重後遺症。

◆ **主動脈狹窄(Coarctation of Aorta)**

依狹窄的位置分為動脈導管前狹窄型和動脈導管後狹窄型。

1. 動脈導管前狹窄型：又叫做嬰兒型，因為所有病人若未加以治療，皆會在出生沒多久後死亡。主要治療方式為將狹窄部分切除，並將兩側加以接合。

2. 動脈導管後狹窄型：又叫做成人型，因為病人在孩童時期多無症狀。由於這類病人有動脈狹窄，所以多有側枝循環(collateral circulation)形成。常見併發症為感染性動脈內膜炎、左側心臟衰竭。

10-7 缺血性心臟疾病(Ischemic Heart Diseases)

一、概　論

1. 心臟的氧氣和養分不足引起的病變，就稱為缺血性心臟疾病。

2. 心臟的氧氣和養分主要是由**冠狀動脈**供應。

3. 缺血性心臟疾病最常見的原因是冠狀動脈病變，所以又可以叫做冠狀動脈性心臟病(coronary heart disease, CHD)。

4. 缺血性心臟疾病的臨床表現：急性心肌梗塞(acute myocardial infarction, AMI)、心絞痛、心臟猝死、慢性缺血性心臟疾病。

二、急性心肌梗塞(AMI)

1. **定義：心肌因為缺血缺氧，造成壞死的現象，稱為心肌梗塞。**

2. 形成原因：主要是因為冠狀動脈粥狀硬化之後形成栓子堵住冠狀動脈，造成缺血缺氧，引起肌肉壞死。

3. **臨床表現：**(1)**胸痛；**(2)**轉移性疼痛到下巴、肩膀、頸部等非心臟的位置；**(3)**出冷汗；**(4)**呼吸困難；**(5)**心電圖有 ST 段上升或是下降、Q 波出現等變化；**(6)**心律不整：心肌梗塞造成心肌壞死，常影響到心臟傳導系統而引發心律不整，是心肌梗塞最常見的併發症。**

4. 實驗室檢查
   (1) **肌酸激酶**(creatine kinase, CK)：有三種亞型：CK-MM（主要存在心臟肌和骨骼肌）、CK-BB（主要存在腦和其他組織）、CK-MB（主要存在心臟肌肉中）。因此在心肌梗塞時，CK-MB 會呈現**上升**的狀態。
   (2) **心肌鈣蛋白 I** (cardiac troponin I, cTnI)：troponin 為一種肌肉收縮蛋白。troponin I 只有在心臟肌肉中發現，心肌梗塞時，troponin I 會呈現上升的情況，所以對於診斷心肌梗塞很有幫助。
   (3) **乳酸脫氫酶**(Lactate dehydrogenase, LDH)：可用來幫助診斷心肌梗塞。心肌梗塞時，LDH 會上升，但是很多疾病也會造成 LDH 上升，所以專一性很差。目前 LDH 在診斷心肌梗塞的角色已被 CK 和 cTnT 取代。

5. 心肌梗塞的顯微鏡變化
   (1) 在 4~12 小時，在發生梗塞的區域，呈現水腫、凝固狀壞死，合併有**少量嗜中性球**出現。
   (2) 在 12~24 小時，凝固狀壞死、嗜中性球浸潤的情況增加。

(3) 在 24~72 小時，凝固狀壞死和嗜中性球浸潤的情形達到最嚴重。

(4) 3~7 天，**巨噬細胞**出現，開始吞噬壞死的組織。

(5) 7 天後，開始慢慢形成**肉芽腫**。

(6) **幾星期之後**，開始出現**纖維化**的現象。

三、心絞痛

1. 定義：因**冠狀動脈缺血缺氧所引起的胸痛**而稱之。

2. 心絞痛和心肌梗塞的比較：(1)**心絞痛**為缺血反應，心肌細胞未壞死，**可逆**；(2)**心肌梗塞**為梗塞反應，心肌細胞已壞死，**不可逆**。

3. 依照疼痛的**類型**，心絞痛可以分成下列三種：

   (1) **穩定型心絞痛**(stable angina)：常見於運動或是壓力之後，常和冠狀動脈發生的粥狀硬化有關。

   (2) **變異型心絞痛**(variant angina)：常見於休息或是剛睡醒時，又叫做 Prinzmetal's 心絞痛(Prinzmetal's angina)。

   (3) **不穩定型心絞痛**(unstable angina)：心絞痛發生的頻率和強度增加。發生心肌梗塞的機會相當的高，需要特別注意。

四、心臟猝死

1. 引起猝死的原因包羅萬象，包括心臟疾病、主動脈破裂、肺栓塞、中毒等，最主要原因為**心臟猝死**。

2. 心臟猝死的原因：(1)冠狀動脈疾病：粥狀動脈硬化、栓塞、破裂等，是引起心臟猝死的最主要原因；(2)心肌疾病：心肌感染、心肌病變等；(3)瓣膜疾病：心內膜炎、瓣膜結構損傷或是異常；(4)心臟傳導系統疾病：心室心率過快、心室撲動、心室顫動、心房撲動、心房顫動等。

五、慢性缺血性心臟疾病

1. 指長期缺血性心臟疾病引起的心臟損傷。

2. 嚴重甚至會引起心臟衰竭，甚至死亡。

3. 病理觀察：心肌壞死併有纖維化、冠狀動脈粥狀硬化、心室或是心房有擴大的現象。

10-8 瓣膜性心臟疾病(Valvular Heart Diseases)

一、風濕熱(Rheumatic Fever)

1. 主要由 A 族 β 溶血性鏈球菌(group A β-hemolytic *Streptococcous*)感染引起。

2. 診斷依據：**符合兩項的主要瓊斯診斷標準**(major Jones criteria)，**或是符合一項的主要瓊斯診斷標準和兩項次要瓊斯診斷標準**(minor Jones criteria)（表 10-1）。

表 10-1　瓊斯診斷標準

主要診斷標準	次要診斷標準
·心臟炎	·發燒
·邊緣性紅斑（分布於軀幹）	·關節痛
·皮下結節（見於四肢）	·**白血球增多**
·移動性多關節炎	·紅血球沉降速率增加
·希登漢氏舞蹈症(Sydenham chorea)（軀體和四肢不自覺的扭動）	·心電圖變化（以 PR 期間拉長最常見）

3. 臨床表現

(1) 常先有急性咽喉炎。

(2) 急性風濕熱

A. 廣泛性的發炎反應，常見部位包括：心臟、關節、皮膚等。

B. 在心臟引起**急性風濕性心臟炎**，心臟內膜、心臟肌肉、心臟外膜都會有發炎的反應。

C. **阿孝夫氏小體**(Aschoff body)：局部纖維性退化，周圍伴有淋巴球和漿細胞圍繞浸潤，又稱為風濕病小體。

D. 在較大的關節引起關節炎。

E. 在皮膚引起**皮下結節**和**邊緣性紅斑**。

(3) 慢性風濕性心臟病

A. 在急性風濕性心臟病後數年後，造成慢性風濕性心臟病。

B. 主要的病變為瓣膜性病變，包括慢性二尖瓣瓣膜炎、慢性動脈瓣瓣膜炎等。

C. 慢性瓣膜炎形成之後，更容易引起感染性心內膜炎，甚至心臟衰竭。其主要治療方式是瓣膜置換術。

二、二尖瓣脫垂(Mitral Valve Prolapse)

1. 較常見於**年輕女性**。

2. 引起原因：**馬凡氏症候群**(Marfan syndrome)、自體免疫疾病等，不過大多病因不明。

3. 常見併發症：心臟功能降低、感染性心內膜炎、心律不整、嚴重的二尖瓣脫垂，甚至有致死的可能。

三、感染性心內膜炎(Infectious Endocarditis)

1. 定義：心臟瓣膜或是心臟內膜有感染發炎的現象。

2. **贅生物**(vegetation)：感染性心內膜炎後，在心臟瓣膜上由感染性微生物和血球、纖維等形成的腫塊，稱為贅生物。

3. **急性感染性心內膜炎**：主要致病的菌種為**金黃色葡萄球菌**(*Staphylococcus aureus*)。

4. **亞急性感染性心內膜炎**：主要致病的菌種為**草綠色鏈球菌**(α-hemolytic *Viridans streptococci*)。

5. 感染性心內膜炎若是發生在**三尖瓣**或是**肺動脈瓣**的話，常是**靜脈藥癮病人**。

6. **人工瓣膜的心內膜炎**：主要致病的菌種為表皮葡萄球菌(*Staphylococcus epidermidis*)。

四、非細菌性血栓心內膜炎(NBTE)

1. 在心臟瓣膜上有血栓性物質的堆積，這種血栓性物質內不含有病菌，所以稱為非細菌性血栓心內膜炎。

2. 形成原因：血液呈現較容易凝固的狀態，例如：
   (1) 惡性腫瘤，特別是黏液狀腺癌(mucinous adenocarcinoma)。
   (2) 血液凝固性疾病。
   (3) 慢性發炎疾病。

3. 常見併發症：(1)血栓性疾病，例如腦部栓塞；(2)併發感染性心內膜炎。

五、鈣化性瓣膜疾病(Calcific Valvular Disease)

1. 最常發生鈣化的瓣膜：主動脈瓣和二尖瓣。

2. 主動脈瓣發生鈣化的原因
   (1) 老年性主動脈瓣鈣化性狹窄。
   (2) 正常的主動脈瓣膜有三葉，若是先天性主動脈瓣膜只有兩葉者，在年齡較大時，就有較高的機會引起主動脈鈣化。

3. 二尖瓣發生鈣化的原因
   (1) 常是二尖瓣環形鈣化，原因常是退化性的。
   (2) 較好發於女性。

六、其他瓣膜性心臟疾病

1. 類瘤性心臟疾病(carcinoid heart disease)
   (1) 經常是因為**腸胃道類瘤**(gastrointestinal tract carcinoid)轉移到**肝臟**所引起的。
   (2) 心臟內膜首先有些纖維狀斑塊，之後會影響到心臟瓣膜，影響心臟功能。
   (3) 類瘤性心臟疾病較常影響右側心臟，特別是三尖瓣瓣膜和肺動脈瓣瓣膜。

2. Libman-Sacks 心內膜炎(Libman-Sacks endocarditis)
   (1) 較好發於**全身紅斑性狼瘡**(SLE)的病人。
   (2) 較常發生在僧帽瓣和三尖瓣。
   (3) 病灶常在瓣膜呈現小的結節狀物，並且延伸到心內膜。

10-9 原發性心肌疾病

一、心肌病變(Cardiomyopathy)

傳統上習慣把心肌病變分為肥大性、限制性、擴大性三類。

(一) 肥大性心肌病變(Hypertrophic Cardiomyopathy)

1. 特徵：**心室中膈不對稱的變厚，心肌肥大，造成左心室所能打出的血液量不足。**

2. 形成原因：**可能和遺傳有關。**

3. 常見的臨床表現：心臟衰竭症狀、心律不整，是年輕人突然死亡的原因之一。

4. 病理巨觀表現
   (1) 左心室接近大動脈出口處的心室壁(subaortic ventricular septum)不正常增厚相當明顯。
   (2) 左心室後壁沒有增厚的現象。
   (3) 左心室在心室中膈附近比其他地方增厚超過 1.5 倍以上，這種現象稱為不對稱的中膈增厚。

5. 病理微觀表現：心肌細胞增厚，且排列混亂。心肌細胞間常伴有間質纖維化的現象。

(二) 限制性心肌病變(Restrictive Cardiomyopathy)

1. 特徵：原發性的心室擴張能力下降，造成心室在舒張期時，功能不佳。但此類病人的心室在收縮期時，其功能是在正常範圍內的。

2. 常見形成原因：心肌內膜纖維化、Loffler's 心肌內膜炎、心內膜彈性纖維化、心臟澱粉樣沉積病變、心臟放射線傷害。

3. 常見的臨床表現：心臟衰竭症狀，心肌纖維化影響到傳導系統，造成心律不整。

4. 病理巨觀表現：心室呈現正常或是擴大的現象；心房通常都呈現擴大的現象。

5. 病理微觀表現
   (1) 心內膜纖維化。
   (2) Loffler's 心肌內膜炎：有嗜酸性球的浸潤。
   (3) 心臟澱粉樣沉積病變：呈現澱粉樣沉澱。

(三) 擴大性心肌病變(Dilated Cardiomyopathy)

1. 特徵：心室的肌肉逐漸肥厚，心室逐漸擴大，漸漸引起心臟衰竭，又可以叫做鬱血性心肌病變。

2. 常見的形成原因
   (1) 病毒感染引起心肌炎。
   (2) 酒精引起心臟肌肉受傷。
   (3) **毒物：化療藥物造成的心肌損傷**，特別是 Doxorubicin。
   (4) 其他：家族遺傳、營養不良、內分泌失調、血紅素沉積症。

3. 常見的臨床表現：心臟衰竭症狀、心律不整。

4. 病理巨觀表現：心室壁增厚或是變薄、心房壁全部變薄、心內膜纖維化、心壁血栓的形成。

5. 病理微觀表現：經常不具有特異化。有些心肌細胞肥大，有些**心肌細胞萎縮並產生脂褐質**(lipofuscin)**的沉積**。心內膜或是心肌細胞間質纖維化。

6. 一些特殊的擴大性心肌病變
   (1) **毒性心肌病變**：最常因 Doxorubicin 而引起。
   (2) 代謝性心肌病變：最常因為血紅素沉積症所引起。

(3) 周產期心肌病變：發生在懷孕晚期或出生幾星期內，嬰兒不明原因的心肌病變。

(4) 特發性擴大性心肌病變：大多數擴大性心肌病變的引起原因不明，這些就稱為特發性擴大性心肌病變。

二、心肌炎(Myocarditis)

(一) 感染性心肌炎(Infectious Myocarditis)

1. **病毒性心肌炎**

   (1) 所有**心肌炎的原因中**，**最常見的**。

   (2) 引起病毒性心肌炎的病原體中，最常見的為**克沙奇病毒**(coxsackievirus)和**腸病毒**(enterovirus)。

   (3) 常引起小孩的心臟衰竭。

   (4) 常見病理特徵：局部或**廣泛性淋巴球浸潤**、**心肌細胞壞死**。

2. 其他感染性心肌炎：較病毒性心肌炎為少見。

   (1) **細菌性心肌炎**：如**白喉桿菌**(*Corynebacterium diphtheriae*)釋放的毒素。

   (2) **原蟲性心肌炎**：如在南美洲中不算少見的**查加斯病**(Chaga's disease)，主要由**克氏錐蟲**(*Trypanosoma cruzi*)所引起。

   (3) A 族 β **溶血性鏈球菌**(group A β-hemolytic *Streptococcous*)感染引發的免疫反應，造成心肌炎。

(二) 巨細胞心肌炎(Giant Cell Myocarditis)

1. 主要發生在年輕成人。

2. 預後很差，且常造成死亡。

3. 常見組織病理特徵：各種慢性發炎細胞的浸潤合併有多核性巨大細胞(multinucleated giant cells)出現。

4. 形成原因不明，但常和一些自體免疫疾病有關。

(三) 過敏性心肌炎(Hypersensitivity Myocarditis)

1. 因為過敏反應而使心肌產生發炎的現象。

2. 主要引起過敏性反應的原因：藥物。

3. 常見組織病理特徵：心肌細胞之間有許多**嗜酸性球浸潤**，但很少有心肌壞死。

(四) 毒性心肌炎(Toxic Myocarditis)

1. 因為**毒性物質引起心肌細胞壞死而造成心肌炎**。

2. 主要和藥物有關，特別是化學治療藥物。

3. 常見組織病理特徵：局部或是廣泛性淋巴球浸潤、心肌細胞壞死。

4. 組織病理型態和病毒性心肌炎相似，必須要靠臨床相關資料來幫助確診。

10-10 心包膜疾病(Pericardial Diseases)

一、心包膜炎(Pericarditis)

1. 常見的包括急性心包膜炎(acute pericarditis)、慢性心包膜炎(chronic pericarditis)、限制性心包膜炎(constrictive pericarditis)。

2. 引起**心包膜炎的原因**
   (1) 感染：尤其**以病毒最常見**，細菌和結核菌也不算少見。
   (2) 急性心肌梗塞(AMI)。
   (3) 自體免疫疾病：如 SLE、類風濕性關節炎。
   (4) 外傷。
   (5) 惡性腫瘤轉移。

3. 急性心包膜炎：最常因感染導致，引起心包膜的急性發炎反應。

4. 慢性心包膜炎：心包膜呈現纖維化、化膿等變化。

5. 限制性心包膜炎：長期慢性心包膜炎後，心包膜纖維化，影響
正常心臟的搏動，進而影響心臟的功能，稱限制性心包膜炎。
常由結核菌(*Mycobacteria tuberculosis*)**感染造成的慢性肉芽腫發**
炎反應，亦會導致限制性心包炎。

6. 心包膜炎的外觀
(1) **病毒**感染導致的心包膜炎：心包膜呈現**漿液纖維狀**
(serofibrinous)。
(2) **細菌**感染導致的心包膜炎：心包膜呈現**化膿纖維狀**
(fibropurulent)。
(3) **結核菌**感染導致的心包膜炎：心包膜呈現**乾酪狀**(caseous)。
(4) **自體免疫疾病**引起的心包膜炎：心包膜呈現**纖維狀**(fibrous)
而表面凹凸不平。

二、心包膜積液(Pericardial Effusion)

1. 臟層心包膜和壁層心包膜中間形成的空腔，稱為心包膜腔。

2. 正常的心包膜腔內有少於 **30 毫升**的液體，外觀呈現清澈麥草色
狀，主要功能為潤滑臟層心包膜和壁層心包膜。

3. 心包膜腔蓄積過多的液體，就稱為心包膜積液。

4. 心包膜積液，可以依照積液的成分分為：
(1) 心包膜積液為血液：稱為心包積血(hemopericardium)，主要
因為**大動脈創傷**所致。
(2) 心包膜積液為清澈的漿液：常因為**心臟衰竭**引起。
(3) 心包膜積液為乳白色的淋巴：常因**淋巴管的回流阻塞**所引
起。

10-11　心臟腫瘤(Cardiac Tumors)

一、轉移性腫瘤

1. 心臟腫瘤以**轉移性腫瘤最常見**，原發性腫瘤少見。

2. 轉移性腫瘤在心臟引起心包膜積水或是積血。

3. 常見轉移性腫瘤的原發部位：乳癌、肺癌、惡性黑色素瘤、淋巴癌、白血病。

二、原發性腫瘤

　　心臟的原發性腫瘤很罕見，較常見的原發性腫瘤包括：

1. **黏液性腫瘤**(myxoma)
   (1) **成人最常見的原發性心臟腫瘤**，中年女性較多。
   (2) 為一良性腫瘤，**最常見的位置在左心房**。
   (3) 外觀呈現一黏液狀、膠質狀的腫塊。
   (4) 以外科手術切除為主，若不處理，常導致心臟衰竭的症狀。

2. **橫紋肌瘤**(rhabdomyoma)
   (1) **嬰兒和小孩最常見的原發性心臟腫瘤**。
   (2) 為一良性腫瘤，有時候會自行消褪。
   (3) 和結節性硬化症(tuberous sclerosis)有強烈相關。
   (4) 顯微鏡下具有蜘蛛狀細胞(spider cells)，為橫紋肌瘤的特徵。
   (5) 多以外科手術切除。

3. 乳突狀彈性纖維瘤(papillary fibroelastoma)
   (1) 較好發於中老年人。
   (2) 為一良性腫瘤。
   (3) 外觀呈現乳突分枝狀的腫瘤。
   (4) 顯微鏡下具有明顯的乳突狀結構。
   (5) 多以外科手術切除。

4. 橫紋肌肉瘤(rhabdomyosarcoma)：較好發在小孩和年輕人。為一惡性腫瘤，常轉移至肺臟，預後不佳。

5. 血管肉瘤(angiosarcoma)：較好發在中年男性。為一惡性腫瘤，常轉移至肺臟，預後不佳。

6. 纖維瘤(fibromas)：較好發於嬰兒和小孩。為一良性腫瘤，有時候會自行消褪。

7. 淋巴瘤(lymphomas)：罕見的原發性惡性心臟腫瘤，大都是廣泛性大型 B 細胞淋巴瘤。和免疫不全病人較有關係，尤其是愛滋病病人。

10-12 心衰竭(Heart Failure)

　　心衰竭指當心臟無法輸出足夠的血量滿足身體組織、器官代謝之需求時的生理狀況，可能是心臟疾病最終的表現。是導致 65 歲以上的老年人入院的主要原因，死亡率約為 10%。

1. 成因
   (1) **左心衰竭：缺血性心臟病**、高血壓、**主動脈瓣或二尖瓣心臟瓣膜病**、主動脈縮窄等。
   (2) 右心衰竭：肺動脈高壓、肺動脈瓣或三尖瓣心臟瓣膜疾病。

2. 症狀
   (1) 左心衰竭：左心衰竭導致肺靜脈充血，造成身體組織血量不足。出現呼吸困難、心因性氣喘。端坐呼吸可以減輕躺時的呼吸困難。夜間陣發性呼吸困難是夜間發生的嚴重呼吸停止，一般發生於入睡後數小時。體內循環不足導致暈眩、神智不清、出虛汗和四肢發冷。
   (2) **右心衰竭**：右心衰竭導致周邊組織充血、**下肢水腫、腹水、**右心肥大。

QUESTI?N

1. 下列何者為心肌炎最常見的原因？(A)酒精　(B)吸菸　(C)過敏反應　(D)病毒感染　　　　　　　　　　　　　　　　　　　　(101專高二)

   解析 心肌炎中，較為常見的為感染性心肌炎，而感染性心肌炎中，最為常見者為病毒性心肌炎。

2. 心肌梗塞最常見之併發症為何？(A)心律不整　(B)心臟破裂　(C)心衰竭　(D)栓塞　　　　　　　　　　　　　　　　　　　　(102專高二)

   解析 心肌梗塞造成心肌壞死，常影響到心臟傳導系統而引發心律不整。

3. 心肌梗塞初期時，最常看到哪一種發炎細胞浸潤於心肌組織？(A)嗜中性白血球　(B)嗜酸性白血球　(C)淋巴球　(D)漿細胞

   解析 心肌梗塞產生心肌壞死引起發炎反應，以嗜中性白血球最早出現，其他三種血球細胞為慢性發炎反應的細胞。　　(102專高二)

4. 在常規例行體檢時，最常發現下列哪一種心瓣膜異常？(A)僧帽瓣鈣化(calcification)　(B)僧帽瓣脫垂(prolapse)　(C)主動脈瓣狹窄(stenosis)　(D)主動脈瓣閉鎖不全(insufficiency)　　(103專高二)

   解析 輕微的僧帽瓣脫垂（或稱為二尖瓣脫垂）占約5%的人口，女性約為男性的兩倍。病人體型的特徵為高和瘦。

5. 痔瘡主要是何種血管曲張所造成？(A)動脈　(B)靜脈　(C)淋巴管　(D)微血管　　　　　　　　　　　　　　　　　　　　　　(104專高二)

   解析 痔瘡是直腸和肛門附近的痔靜脈叢發生靜脈曲張。在肛門齒狀線以上的為內痔；在肛門的齒狀線以下為外痔；內外痔同時發生者為混合痔。

6. 嬰兒最常見的先天性心臟病為下列哪一種？(A)心房中膈缺損(atrial septal defect)　(B)心室中膈缺損(ventricular septal defect)　(C)房室中膈缺損(atrioventricular septal defect)　(D)法洛氏四重症(Tetralogy of Fallot)　　　　　　　　　　　　　　　　　(106專高一)

   解析 嬰兒最常見的先天性心臟病為心室中膈缺損。法洛氏四重症是發紺性先天性心臟病中最常見的，但仍然比心室中膈缺損少見。

解答：　　1.D　　2.A　　3.A　　4.B　　5.B　　6.B

7. 有關法洛氏四重症(Tetralogy of Fallot)的病理變化，何者錯誤？
(A)心室中膈缺損　(B)主動脈跨騎在心室中膈缺損之上　(C)左心室出口阻塞　(D)右心室肥大　　　　　　　　　　（106專高二）

解析 法洛氏四重症是發紺性先天性心臟疾病中最為常見者，含括四種心臟缺陷：心室中膈缺損、肺動脈狹窄、主動脈跨在心室中膈上、右心室肥大。

8. 心肌梗塞約在發生多久時，會在病灶中產生明顯纖維化？(A) 3~6天　(B) 7~9天　(C) 10~12天　(D) 2~8週　　　（106專高二）

解析 (A)巨噬細胞出現，開始吞噬壞死的組織；(B)(C)慢慢形成肉芽腫。

9. 阿孝夫氏小體(Aschoff's body)是何種心臟疾病的特徵？(A)心肌梗塞　(B)病毒性心肌炎　(C)風濕熱　(D)黏液瘤　（106專高二補）

解析 風濕熱引起的心臟病，有時候會引起所謂的阿孝夫氏小體。局部纖維性退化，周圍伴有淋巴球和漿細胞圍繞浸潤，稱為阿孝夫氏小體。

10. 下列何種傳染病最有可能侵犯主動脈之血管滋養管(vasa vasorum)導致動脈瘤之產生？(A)梅毒　(B)結核　(C)痲瘋　(D)白喉

解析 梅毒感染之動脈主要以胸部主動脈為主，常形成梅毒性動脈炎，並引起動脈瘤。　　　　　　　　　　　　　　（107專高一）

11. 下列何者最不可能引起左心衰竭(left heart failure)？(A)主動脈瓣功能不全　(B)二尖瓣功能不全　(C)缺血性心臟病　(D)肺動脈狹窄　　　　　　　　　　　　　　　　　　　　　　（109專高一）

解析 肺動脈狹窄會引起右心衰竭。

12. 下列哪一個心臟腔室發生原發性腫瘤的機率最高？(A)左心房(B)左心室　(C)右心房　(D)右心室　　　　　　　（109專高二）

解析 心臟原發性腫瘤是成人最常見的原發性心臟腫瘤，中年女性較多。為良性腫瘤，最常見的位置在左心房。

13. 堵塞性血栓血管炎(thromboangiitis obliterans)最常侵犯身體何處的血管？(A)腦　(B)腳　(C)腎　(D)脾　　　　　　（110專高一）

解答：　　7.C　　8.D　　9.C　　10.A　　11.D　　12.A　　13.B

解析 此症，又稱為伯格氏病(Buerger's disease)，以侵犯四肢血管為主。

14. 下列有關栓塞(embolism)的敘述，何者最不適當？(A)發生嚴重長骨骨折的病人可能會發生脂肪栓塞　(B)全身性血栓栓塞是指靜脈循環中的栓子，大部分來自深部腿靜脈　(C)深海潛水伕上升水面速度太快易引發空氣栓塞　(D)羊水栓塞是羊水或其內容物經由破裂的子宮靜脈進入母體循環所造成　（110專高一）

解析 (B)全身性血栓栓塞為動脈栓塞，主要來自左心室壁血栓。

15. 下列何種病灶的顯微變化與微血管性血管瘤相似，有大量的微血管增生？(A)化膿性肉芽腫(pyogenic granuloma)　(B)囊性水瘤(cystic hygroma)　(C)血管球瘤(glomus tumor)　(D)蜘蛛網血管擴張症(spider telangiectasia)　（110專高二）

解析 (A)好發於皮膚及口腔黏膜，1/3因外傷而引起，常伴隨水腫及發炎細胞浸潤。

16. 下列何者不屬於急性風濕熱瓊斯氏標準(Jones criteria)的主要標準(major criteria)？(A)心臟炎(carditis)　(B)邊緣性紅斑(erythema marginatum)　(C)白血球增多(leukocytosis)　(D)多關節炎(polyarthritis)　（111專高二）

解析 (C)為瓊斯氏標準的次要標準。

17. 有關靜脈血栓的敘述，下列何者最不適當？(A)罹患靜脈曲張病人發生淺層靜脈血栓的風險較高　(B)相較於深層靜脈血栓，淺層靜脈血栓比較少見栓塞發生　(C)來自膝部以下深處腿靜脈血栓有較高的風險造成肺栓塞　(D)鬱血性心衰竭的病人有可能產生靜脈血栓　（111專高二）

18. 兒童之後天性心臟病最常見者為下列哪一種？(A)川崎氏病(Kawasaki disease)　(B)心肌梗塞(myocardial infarction)　(C)高血壓心臟病變(hypertensive cardiomyopathy)　(D)細菌性心內膜炎(bacteria endocarditis)　（112專高一）

解答：　14.B　15.A　16.C　17.C　18.A

19. 粥狀硬化(Atherosclerosis)引起的動脈瘤最常發生於何處？(A)頸部 (B)胸部 (C)腹部 (D)大腿 (112專高二)

解析 動脈瘤的首要病因為動脈粥狀硬化，好犯腹主動脈、從腎動脈開口到主動脈分叉之間。

20. 慢性肉芽腫發炎反應所導致的限制性心包炎，最常見的病原菌或病因是：(A)梅毒(syphilis) (B)結核菌(*Mycobacteria tuberculosis*) (C)金黃色葡萄球菌(*Staphylococcus aureus*) (D)大腸桿菌(*E. coli*)

(112專高二)

解析 肉芽腫性發炎(granulomatous inflammation)是一種特殊型態的慢性發炎，主要見於慢性感染或免疫疾病，例如結核病(tuberculosis)。

21. 下列何者，最容易出現細胞中脂褐質(lipofuscin)的沉積？(A)萎縮的心肌細胞 (B)增生的脂肪細胞 (C)肥大的肌肉細胞 (D)動脈粥狀硬化斑塊中的泡沫細胞 (112專高三)

解析 脂褐質是細胞內受到自由基傷害後的產物，為富含脂質的黃褐色色素顆粒，常出現於老化及消耗性萎縮的細胞（如萎縮的心肌細胞）。

22. 最常引起心肌炎(myocarditis)的原因為何？(A)病毒(virus) (B)黴菌(fungus) (C)披衣菌(Chlamydiae) (D)立克次體(Richettsiae)

(112專高三)

解析 心肌炎最主要是由於病毒的感染所引起，以克沙奇病毒(coxsackievirus)和腸病毒(enterovirus)為最常見。

23. 下列何者不是動脈粥狀硬化(arteriosclerosis)的高危險因子？(A)高血脂 (B)高血壓 (C)抽菸 (D)嚼檳榔 (112專高三)

解析 動脈粥狀硬化的主要危險因子包括：年齡增加、男性、有家族史、基因異常、高血脂症、高血壓、吸菸、糖尿病。

解答： 19.C 20.B 21.A 22.A 23.D

MEMO

造血及淋巴系統疾病

出題率：♥ ♥ ♡

紅血球疾病 ──┬─ 紅血球增多症
　　　　　　├─ 導因於失血的貧血
　　　　　　├─ 導因於紅血球破壞速度增加的貧血
　　　　　　└─ 導因於紅血球生成過程受損的貧血

白血球疾病 ──┬─ 白血球減少
　　　　　　├─ 白血球增加
　　　　　　├─ 淋巴瘤
　　　　　　├─ 白血病
　　　　　　├─ 骨髓增生疾病
　　　　　　└─ 漿細胞疾病

出血性病變 ──┬─ 血小板減少症
　　　　　　├─ 血小板功能異常
　　　　　　├─ 凝血系統異常
　　　　　　├─ 瀰漫性血管內凝血
　　　　　　└─ 血管病變

血型及輸血反應 ──┬─ ABO 血型
　　　　　　　　├─ Rh 血型
　　　　　　　　└─ 輸血反應

Pathology

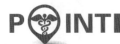

11-1 紅血球疾病

一、紅血球增多症(Polycythemia)

◆ 真性多血症(Polycythemia Vera)

1. 又叫做原發性多血症，主要是以紅血球自發性的增加為主要表現。

2. 診斷後如果不給予治療的話，很快就會因為血栓或是出血而死亡，故**屬於一種惡性腫瘤**。

3. 臨床表現：血液容積和血液的黏稠度增加、血栓、出血。

4. 成因：目前引起真性多血症的原因仍不清楚。

◆ 次發性多血症(Secondary Polycythemia)

病人因為其他疾病而導致的紅血球增加。

◆ 相對性多血症(Relative Polycythemia)

病人因為脫水、嚴重燒灼傷或是使用利尿劑等，導致體內水分減少，但是紅血球的數目並未改變，所以就形成了相對性多血症。

二、導因於失血的貧血

◆ 急性失血所引起的貧血

1. 常見原因：創傷。

2. 臨床表現

   (1) 急性大量失血若無法及時矯正體液含量，易導致休克死亡。

(2) 急性失血後數天之內，體液會滲入血管中以補充失去的血量，但也同時造成血液稀釋，因為血球的再生速度在數天之內無法達到失血前的量。

◆ **慢性失血性所引起的貧血**

1. 常見原因：腸胃道潰瘍出血、月經出血等。

2. 臨床表現：長期的慢性出血會使得體內的鐵質持續流失，造成**缺鐵性貧血**(iron deficiency anemia)。

三、導因於紅血球破壞速度增加的貧血

即溶血性貧血(hemolytic anemia)。

1. 定義：**體內過度溶血所造成的貧血**。

2. 分類：依形成原因分為**內因性溶血性貧血**和**外因性溶血性貧血**。

3. **內因性溶血性貧血：因紅血球本身有問題所致**。
   (1) 海洋性貧血(thalassemia)。
   (2) 鐮刀型血球貧血(sickle cell anemia)。
   (3) **葡萄糖 -6- 磷酸鹽去氫酶缺乏症** (glucose-6-phosphate dehydrogenase deficiency, G-6-PD deficiency)。
   (4) 遺傳性球狀紅血球症(hereditary spherocytosis)。

4. **外因性溶血性貧血：由於外在因素**，如胎性母紅血球症、免疫溶血性貧血、機械性破壞引起的貧血，**使得紅血球破壞的速度加快所致**。

5. 臨床表現：紅血球破壞的速度加快，若長期有溶血性貧血，則紅血球破壞的產物會在體內累積。

(一) 內因性溶血性貧血

◆ 海洋性貧血(Thalassemia)

1. 病因

    (1) 一種**自體染色體隱性遺傳疾病**，主要是**單一基因變異**所造成。

    (2) 組成血紅素的 α 鏈或 β 鏈出現變異。

    (3) 大多數的血紅素主要由 2 個 α 球蛋白和 2 個 β 球蛋白所組成，這種正常的血紅素稱為**血紅素 A (hemoglobin A)**。**血紅素的 α 或 β 鏈異常引起的貧血**稱為海洋性貧血。α 球蛋白製造有問題，稱為 α **海洋性貧血**。β 球蛋白製造有問題，稱為 β **海洋性貧血**。

2. 臨床表現

    (1) α 海洋性貧血

      A. **台灣地區**的海洋性貧血以 α **海洋性貧血較多**。

      B. 輕症型 α 海洋性貧血(α-thalassemia minor)：僅帶有變異基因，和輕微實驗室檢查異常，但無明顯臨床症狀。

      C. 重症型 α 海洋性貧血(thalassemia major)：父母都帶有異常之血紅素基因，胎兒遺傳到父母雙方異常之血紅素基因，形成同型的配子型異常(homozygote)。由於此胎兒兩對染色體中，製造血紅素的基因皆發生異常，故無法製造胎兒型血紅素(fetal type hemoglobin, HbF, α2γ2)及成人型血紅素(adult type hemoglobin, HbA, α2β2)，只有所謂的 Bart 氏血紅素(Bart's hemoglobin, γ4)出現。由於 Bart 氏血紅素為一異常血紅素，並無法有效攜帶氧氣，故胎兒常有水腫，常於出生前就已經死亡，故死亡率很高。

(2) β 海洋性貧血

A. 輕症型 β 海洋性貧血(β-thalassemia minor)：僅帶有變異基因，和輕微實驗室檢查異常，如血紅素值降低、正常血紅素減少、血液抹片可以見到低色素性小型紅血球等，但無明顯臨床症狀。

B. **重症型 β 海洋性貧血**(β-thalassemia major)：血中血紅素主要成分為胎兒型血紅素(HbF)，造成血紅素值偏低、血球嚴重破壞、肝脾腫大、骨骼變形。又稱為庫利氏貧血(Cooley's anemia)。

3. 治療

(1) 輕症型海洋性貧血臨床症狀輕微，多不需要特別治療。

(2) 重症型海洋性貧血病人則需要經常輸血，才能存活，欲根治之法，只有骨髓移植一途。

◆ **鐮刀型血球貧血(Sickle Cell Anemia)**

1. 病因：屬於一種**體染色體隱性遺傳性疾病**，為**單一基因變異**的疾病。造成血紅素結構不穩定，在氧氣濃度較低時，紅血球呈現**鐮刀狀**。造成血管阻塞，患者脾臟逐漸被纖維組織取代，而引起**自體脾切除**。

2. 臨床表現

(1) 血紅素值偏低。

(2) 血球嚴重破壞：因為紅血球結構不穩定，造成通過脾臟時，紅血球容易受到破壞。

(3) 肝脾腫大。

(4) 其他：在實驗室檢查中，可以發現血紅素有變異，**鐮狀細胞血紅素(HbS)大量增加**。

3. 預後：一般患者多於成人時即死亡，預後不佳。

◆ 葡萄糖-6-磷酸鹽去氫酶缺乏症 (Glucose-6-Phosphate Dehydrogenase Deficiency)

1. 又稱為蠶豆症(favism)。

2. 病因：**一種 X 連鎖的遺傳性疾病，男性較易得到**。G-6-PD 是一種可以抗氧化的酵素，保護紅血球免受自由基或是過氧化物之傷害，蠶豆症患者主要是因為缺乏這種酵素。

3. 臨床表現：當病人接觸到蠶豆、樟腦等氧化劑的時候，紅血球細胞膜會形成**海因茲小體**(Heinz body)，這是一種氧化血紅素，會使紅血球細胞膜損害而變形，造成溶血。

4. 治療：避免接觸蠶豆、樟腦等氧化劑。

◆ 遺傳性球狀紅血球症(Hereditary Spherocytosis)

1. 病因：75%為體染色體顯性遺傳，25%為體染色體隱性遺傳。

2. 臨床表現
   (1) 紅血球細胞膜的組成異常，**呈現球形**，所以也易被脾臟清除，引起脾臟腫大，造成貧血。
   (2) 由於紅血球被破壞，因此病人也會引起黃疸的症狀。
   (3) 常見其他合併症狀：血色素沉積、膽結石形成。

(二) 外因性溶血性貧血

◆ 胎性母紅血球症(Erythroblastosis Fetalis)

1. 病因：**胎兒和母親的血型不相容所導致**，常見包括有 Rh 血型不相容或是 ABO 血型不相容，造成嚴重溶血的現象。

2. 臨床表現
   (1) **胎性水腫**(hydrops fetalis)：病情嚴重者，常合併有全身水腫及心臟衰竭，甚至胎死腹中。

(2) 嚴重黃疸及**核黃疸**(kernicterus)：嬰兒嚴重溶血，造成血中高濃度的膽紅素，引起黃疸，並穿過尚未成熟的血腦障壁(blood-brain barrier, BBB)，引起核黃疸。

(3) **治療：換血治療、光照射療法。**

◆ **免疫溶血性貧血**(Immunohemolytic Anemia)

1. 成因：體內因不明原因生成抗紅血球抗體所導致。故又稱為自體免疫溶血性貧血。

2. 診斷：利用 Coombs **氏抗球蛋白試驗**來幫助診斷。

3. 分類
   (1) **暖抗體免疫溶血性貧血**：此類病人抗紅血球抗體為 IgG，在 37°C時，較有活性，故稱為暖抗體。
   (2) **冷抗體免疫溶血性貧血**：此類病人抗紅血球抗體為 IgM，在 30°C時，較有活性，故稱為冷抗體。

◆ **機械性破壞引起的貧血**
   (Mechanical Trauma-Induced Anemia)

1. 常見於裝置有人工瓣膜或是有血管病變的病人。

2. 因為機械性破壞，導致紅血球受損壞死，引起貧血。

四、導因於紅血球生成過程受損(Impaired Erythropoiesis)的貧血

◆ **巨母細胞貧血症**(Megaloblastic Anemia)

1. 成因：紅血球缺乏合成 DNA 的物質。主要是製造 DNA 的原料—**葉酸**(folate)**缺乏**，或是製造 DNA 所需的輔酶—**維生素 B_{12}** (vitamin B_{12})**缺乏**所造成。因此巨母細胞貧血症包括葉酸缺乏性貧血症和維生素 B_{12} 缺乏性貧血症。

2. 葉酸缺乏性貧血症(folate deficiency anemia)

　(1) 葉酸缺乏的成因：長期營養不良、抗葉酸腫瘤化療藥物治療、洗腎的病人、懷孕期的婦女、快速生長期的孩童。

　(2) 葉酸缺乏的臨床表現：貧血、**萎縮性胃炎**、**萎縮性舌炎**，造成**正常色素大球性貧血**，較少有神經學症狀表現。

3. 維生素 B_{12} 缺乏性貧血症(vitamin B_{12} deficiency anemia)：胃所分泌的內在因子，可以和維生素 B_{12} 結合，以幫助維生素 B_{12} 在迴腸的吸收。若是內在因子缺少，會造成維生素 B_{12} 缺乏。維生素 B_{12} 缺乏性貧血症又叫做**惡性貧血**(pernicious anemia)。

　(1) 維生素 B_{12} 缺乏的成因：長期營養不良。

　　A. 胃切除，導致內在因子缺少。

　　B. **迴腸切除**，導致維生素 B_{12} 吸收不良。

　　C. **寄生蟲**感染，特別是**裂頭條蟲**(*Diphyllobothrium latum*)。

　(2) 維生素 B_{12} 缺乏的臨床表現：造成**正常色素大球性貧血**、**萎縮性胃炎**、**萎縮性舌炎**、**神經系統病變**，如**脫髓鞘病變**等。

◆ **缺鐵性貧血**(Iron Deficiency Anemia)

1. 成因：身體內的鐵含量不足導致無法製造足夠的血紅素，紅血球則因為血紅素的量太低會使其數目減少，且**紅血球形態為體積小**、**顏色淺**，因而導致貧血發生。常見原因包括：(1)**慢性失血：最為常見**，包括胃潰瘍慢性出血、月經長期失血等；(2)慢性病人食慾不振、營養不良所造成鐵含量不足；(3)懷孕期的婦女或生長期的孩童需要較多量的鐵質。

2. 臨床表現

　(1) 經常沒有明顯的臨床表現，造成**低色素小球性貧血**。

(2) Plummer-Vinson 症候群(Plummer-Vinson syndrome)：合併有**缺鐵、口角炎、舌炎、似湯匙狀的指甲、吞嚥困難、食道網**等症狀。

(3) 臨床檢驗數值呈現：平均紅血球體積降低、平均紅血球血色素值下降、血鐵蛋白(ferritin)量低及攜鐵蛋白(transferrin)飽和度低等。

3. 治療：補充鐵劑。

◆ 再生不良性貧血(Aplastic Anemia)

1. 成因：骨髓的血球功能受到抑制所導致的貧血。因為骨髓功能受到抑制，所以紅血球、白血球、血小板的製造都會受到影響而減少，這種現象叫做**全血球減少症**(pancytopenia)。

2. 臨床表現

(1) 紅血球的製造減少：病人會有貧血的症狀。

(2) 白血球減少：病人常會有感染的現象。

(3) 血小板製造減少：病人會有血液凝固的問題而較常導致出血。

(4) 沒有脾臟腫大現象，血球大小與血紅素含量正常，都是數目減少的問題。

(5) 骨髓切片下，脂肪細胞的數目遠超過血球細胞的數目。

3. 治療

(1) 已知原因引起之再生不良性貧血：可藉由去除導因加以治療。

(2) 未知原因引起之再生不良性貧血：只能靠骨髓移植加以治癒。

11-2 白血球疾病

一、白血球減少(Leukopenia)

1. 白血球生成不夠
   (1) 再生不良性貧血所引起的全血球減少症，造成紅血球、白血球和血小板的生成皆不夠。
   (2) **化療藥物**：造成**骨髓抑制**，引起白血球減少症。

2. 白血球破壞太多
   (1) 自體免疫疾病造成的白血球破壞，如 SLE。
   (2) 嚴重的感染：造成大量白血球死亡。
   (3) **脾臟腫大：清除血中紅血球、白血球的數量增加。**

二、白血球增加(Leukocytosis)

　　白血球包括有嗜中性球(neutrophils)、單核球(monocytes)、嗜酸性球(eosinophils)、淋巴球(lymphocytes)、嗜鹼性球(basophils)等。若是上述種類的白血球數目增加超過正常值，就稱為白血球增加。但是若這些細胞演變為惡性腫瘤，也會造成白血球數目增加超過正常值，此時就稱為白血病或是淋巴瘤。

1. 嗜中性球數目增加(neutrophilia)
   (1) 常見於**急性細菌性感染**。
   (2) 組織壞死也會引起嗜中性球數目增加。

2. **單核球數目增加(monocytosis)**
   (1) 肺結核、EB **病毒感染**。
   (2) 膠原纖維疾病：如 SLE。
   (3) 發炎性腸道疾病：如克隆氏症(Crohn's disease)和潰瘍性大腸炎。

3. 嗜酸性球數目增加(eosinophilia)

(1) 常見於**寄生蟲感染**。

(2) **過敏性藥物反應、過敏性疾病，如氣喘、過敏性鼻炎、過敏性皮膚炎，及自體免疫疾病如天皰瘡**(pemphigus)。

4. 淋巴球數目增加(lymphocytosis)

(1) 慢性發炎：如肺結核。

(2) **病毒性感染**：如肝炎病毒、巨大細胞病毒等。

三、淋巴瘤(Lymphomas)

(一) 非何杰金氏淋巴瘤(Non-Hodgkin's lymphomas)

1. 特性：生長部位除了淋巴結外，其他非淋巴結的淋巴組織，如胃淋巴組織、脾臟、扁桃腺等，也有可能發生。

2. 非何杰金氏淋巴瘤的分類法

(1) 國際作業分類法(International Working Formulation)：主要是根據組織和細胞的型態，再配合病人的相關預後，分成低惡性程度(low grade)、中惡性程度(intermediate grade)、高惡性程度(high grade)，但目前較少用。

(2) 修訂版歐美淋巴腫瘤分類法(Revised European American Classification of Lymphoid neoplasms)：簡稱 REAL 分類法。

(3) **世界衛生組織分類法**(WHO classification)：依據 REAL 分類法版本加以制訂。

3. 臨床表現

(1) B 症狀(B symptoms)：**發燒、體重減輕、嚴重夜間盜汗**。

(2) 較常侵犯至超過淋巴結外的區域。

(3) 隨著不同種類的非何杰金氏淋巴瘤而有些不同。

4. 分期：使用「安那堡臨床分期分類(Ann Arbor Clinical Staging Classification)」。

(二) 何杰金氏淋巴瘤(Hodgkin's lymphomas)

1. 何杰金氏淋巴瘤的分類法：目前是依照 WHO 的分類。

2. 臨床表現

(1) 較好發於年輕人。

(2) 常以無痛的淋巴結腫大來表現，很少侵犯超過淋巴結外的區域。

(3) B 症狀(B symptoms)：發燒、體重減輕。

(4) **最大的特徵**就是顯微鏡下有**立德－史登堡氏細胞**(Reed-Sternberg cell)，**簡稱 RS 細胞**。RS 細胞呈現「貓頭鷹眼睛樣(owl-eye appearance)大細胞核」。

3. 預後：以往治療效果不佳，但因為治療技術的進步，一般而言，何杰金氏淋巴瘤目前的預後還算不錯。

4. 分類：(1)**結節硬化型，所占的比率最多**；(2)**多淋巴球型，預後最佳**；(3)少淋巴球型；(4)混合細胞型。

5. 分期：使用 Ann Arbor Clinical Staging Classification。

(三) Burkitt 氏淋巴瘤(Burkitt lymphoma)

1. **最常見於**中非洲的**兒童**，此種型式的淋巴瘤為地方性的，且病人常有很高的抗 EB 病毒抗體。在台灣的兒童則十分罕見。

2. 臨床表現：顎骨、骨髓、中樞神經系統、腹部臟器、肝臟、骨盤器官、胸部縱膈腔等均可能受到侵犯。早期症狀可能出現於頭頸部，如齒齦腫脹、齒槽骨擴大、牙齒鬆動脫落等。

3. 預後：中樞神經系統或骨髓皆受到侵犯（D 期）預後較差。

(四) 表皮 T 細胞淋巴癌(Cutaneous T cell lymphoma)

1. 又稱為**蕈樣肉芽腫**(mycosis fungoides)，**是以 CD4 輔助型 T 細胞為主的罕見惡性腫瘤**。

2. 一開始侵犯皮膚，形成散布性紅疹、脫屑和搔癢感，類似濕疹或牛皮癬，最後演變成斑塊、結節或腫瘤，癌細胞甚至侵犯淋巴和內臟器官。

四、白血病(Leukemia)

(一) 概　論

◆ 成　因

1. 大部分白血病的成因不明。

2. **化學藥物**：即以化學藥物治療惡性腫瘤，反而引起另外一種白血病。

3. **放射線**：過度接觸放射線，有可能會引發急性白血病。

4. **病毒感染**：**第一型人類 T 細胞白血病病毒**(human T-cell leukemia virus 1, HTLV-1)是屬於**反轉錄病毒**(retrovirus)，會引起**成人 T 細胞白血病**(adult T-cell leukemia)。

◆ 分　類

　依法國美國英國協議的分類法(French-American-British classification, FAB)來分類。

1. 急性淋巴性白血病(acute lymphocytic leukemias, ALL)：依照細胞型態將 ALL 分成 L1、L2、L3 **三種亞型**。

   (1) L1：細胞較小，細胞質較少但大小均勻且核形規則。

   (2) L2：細胞較大，細胞質較多，核仁明顯，核形不規則。

   (3) L3：細胞較大，細胞質較多，核形呈現圓形。

2. 急性骨髓性白血病(acute myeloid leukemias, AML)：由型態學上細胞的來源以及細胞分化程度分為 M0~M7 等 8 個亞型。

　(1) M0~M2：根據顆粒性球的分化可分為 M0（腫瘤細胞的顆粒性球未分化）、M1（腫瘤細胞的顆粒性球部分分化）、M2（腫瘤細胞的顆粒性球有較多的分化）。

　(2) M3：以前骨髓細胞(promyelocytes)為主，細胞質內有豐富的顆粒，可見到成束的**奧爾氏桿**(Auer rod)。造成的原因是第 15 對染色體與第 17 對染色體產生部分基因轉位，可用維生素 A 的衍生物，即**全反式維生素 A 酸**(all-trans retinoic acid, ATRA)來加以**治療**。

　(3) M4、M5：根據單核球分化所占的比例分為 M4（腫瘤細胞含有單核球前驅物和顆粒性球前驅物的分化）與 M5（腫瘤細胞大部分是單核球前驅物）。

　(4) M6：腫瘤細胞大部分是紅血球前驅物。

　(5) M7：腫瘤細胞大部分是巨核球前驅物。

(二) 各　論

◆ 急性淋巴性白血病(ALL)

1. **好發在孩童**；B 細胞 ALL **約占** 85%，T 細胞 ALL 占 15%。

2. 臨床表現

　(1) **肝脾腫大**：白血病腫瘤細胞浸潤肝脾所引起。

　(2) **神經病變**：白血病腫瘤細胞浸潤中樞神經系統所引起。

　(3) **齒齦肥厚**：白血病腫瘤細胞浸潤齒齦所引起。

　(4) **貧血**：白血病腫瘤細胞大量增加，引起正常紅血球數目遽降。

　(5) **容易出血**：白血病腫瘤細胞大量增加，引起正常血小板數目遽降。

(6) **容易感染**：白血病腫瘤細胞大量增加，引起正常白血球數目
　　遽降。

(7) **有些病人亦可出現** t (9;22)（**染色體 9 及 22 轉位**），**而表現**
　　BCR-ABL tyrosine kinase。

3. 預後：較急性骨髓性白血病好。**兒童 ALL 預後較好。有染色體**
　　多倍體(Hyperdiploidy)**通常預後較佳**。

◆ 急性骨髓性白血病(AML)

1. 好發在成年人身上。

2. 臨床表現：和 ALL 相似。細胞中可發現**奧爾氏桿**(Auer rod)。

◆ 慢性淋巴性白血病(CLL)

1. 是屬於 B 淋巴球的惡性腫瘤。

2. CLL 較少會變成急性白血病。

3. 病程相對於其他白血病而言，較為緩慢。

◆ 慢性骨髓性白血病(CML)

　　目前已經歸類在骨髓增生疾病(myeloproliferative disorders)
中，詳見以下介紹。

五、骨髓增生疾病(Myeloproliferative Disorders)

(一) 真性紅血球增多症(Polycythemia vera)

1. 又叫做原發性多血症，主要是以紅血球自發性的增加為主要表
　　現。

2. 診斷後如果不給予治療，很快就會因血栓或出血而死亡，故屬
　　於惡性腫瘤。

3. 臨床表現：血液容積和血液的黏稠度增加、血栓、出血。

4. 成因：目前仍不清楚。

(二) 特發性骨髓纖維化症(Chronic Idiopathic Myelofibrosis)

1. 較少見的血液惡性腫瘤，常發生在**年紀大的病人**。

2. 成因：原發原因不明，特徵就是骨髓中的巨核細胞和顆粒球細胞不正常的增生和骨髓外的造血現象。

3. 臨床表現：骨髓纖維化、貧血、肝脾臟腫大等。由於骨髓纖維化的關係，所以臨床上做骨髓抽取術時，常常抽不到。

(三) 血小板增多症(Essential Thrombocythemia)

1. 原發性真性血小板增多症
   (1) 成因：原發原因不明，引起血小板不正常增加、骨髓內巨核細胞增生有關。
   (2) 常見的症狀有肝脾腫大、不正常出血、易形成栓塞等。

2. 次發性血小板增多症：因其他疾病而導致的血小板增加。

3. 相對性血小板增多症：因脫水、嚴重燒灼傷或是使用利尿劑等，導致體內水分減少，但是血小板的數目並未改變，故形成相對性血小板增多症。

(四) 慢性骨髓性白血病(CML)

1. 好發在成年人身上。

2. 是**慢性骨髓增生性疾病中，最為常見的一類**。

3. **大部分的 CML 都有費城染色體病變**(philadelphia chromosome)：第 9 對和第 22 對染色體相互轉位[t(9;22) (q34;q11)]而引起。

4. 第 9 對長鏈位置 34 (q34)為 *ABL* 基因，而第 22 對長鏈的位置 11 (q11)為 *BCR* 基因，若是發生了染色體相互轉位，則會形成一種**致癌的 BCR-ABL 融合基因**，進而產生 BCR-ABL 融合蛋白。

5. CML 所引起的**脾臟腫大**，是所有白血病中**最嚴重**的。

六、漿細胞疾病(Plasma Cell Disorders)

(一) 多發性骨髓瘤(Multiple Myeloma)

1. **漿細胞(plasma cells)是屬於 B 細胞的一種**，為身體中主要負責製造免疫球蛋白（immunoglobulins，即抗體(antibodies)）的細胞，若是漿細胞在骨髓多處產生的贅瘤性增殖，就稱為多發性骨髓瘤。

2. 臨床表現

   (1) 體內有大量的免疫球蛋白產生，特別是 IgG。

   (2) 會產生 κ 或 λ 輕鏈，若在尿液中則稱本瓊氏蛋白(Bence Jones protein)。

   (3) 因為會侵蝕骨頭，所以常會有骨頭疼痛、**病理性骨折**與**高血鈣症**等相關症狀。此外，**腎臟病變**及體液性免疫受到抑制亦為典型特徵。

(二) 漿細胞瘤(Plasmacytoma)

1. **漿細胞只在一處所產生的贅瘤性增殖**，就稱為**漿細胞瘤**。其中在骨頭外，最常發生於鼻竇中。

2. 漿細胞瘤的相關臨床表現和多發性骨髓瘤類似。

3. 主要治療方式為局部放射線療法。

4. 經過治療之後，仍有一半以上會局部復發或是演變為全身性的多發性骨髓瘤。

11-3　出血性病變(Bleeding Disorders)

一、血小板減少症(Thrombocytopenia)

(一) 血小板減少的相關含意

1. 正常血小板的含量：**每毫升 15~30 萬個**。

2. **血小板減少症：每毫升少於 10 萬個**。

3. 受傷後較難止血：每毫升少於 10 萬個，但多於 2 萬個。

4. 自發性出血：每毫升少於 2 萬個，此類病人需緊急補充血小板。

(二) 血小板減少的原因

1. 血小板製造減少：(1)**再生不良性貧血**所引起的全血球減少症，造成紅血球、白血球和血小板的生成皆不夠；(2)**抗腫瘤的化學療法**引起的**骨髓抑制作用**；(3)血液腫瘤病人；(4)維生素 B$_{12}$ 或是葉酸缺乏，使得 DNA 合成有問題，進而血小板的前驅細胞—巨核細胞的製造受到影響，因而造成血小板製造減少。

2. 血小板破壞增加
   (1) 與自體免疫抗體有關者，有抗血小板抗體產生，例如懷孕、輸血、SLE、自發性血小板減少性紫斑症等。
   (2) 與自體免疫抗體無關者：例如瀰漫性血管內凝血(DIC)、輸入大量輸液造成血小板被稀釋等。
   (3) 原發原因不明：栓塞性血小板減少性紫斑病，到處在微血管形成血栓(thrombi)，使血小板減少而容易出血，嚴重者甚至會引起腎臟血管栓塞、腦部血管栓塞引起中風等症狀。

二、血小板功能異常

1. **原發性血小板本身功能異常**：造成正常血小板的功能無法發揮而引起出血。

2. **外來物質造成血小板本身功能異常**：常見藥物如**阿斯匹靈** (aspirin)、**非類固醇抗發炎藥物**(non-steroid anti-inflammatory drugs, NSAID)，會影響血小板功能，進而引起出血。

三、凝血系統異常

(一) 凝血因子製造不足所引起的出血

1. **維生素 K 缺乏**：**維生素 K** 為合成**第 II、VII、IX、X 凝血因子**所必需，故缺少維生素 K 的話，會導致凝血因子製造不足，進而引起出血。

2. **肝臟病變**：肝臟可以合成很多凝血因子，故肝臟病變易導致凝血因子製造出現問題，進而引起出血。

(二) 凝血因子破壞增加所引起的出血

　　瀰漫性血管內凝血(DIC)是最常見的凝血因子破壞增加的原因。

(三) 先天遺傳性凝血疾病

1. **第八凝血因子缺乏症**(factor VIII deficiency)

   (1) 又稱為 A 型血友病(hemophilia A)或是典型血友病(classic hemophilia)。

   (2) 疾病遺傳型式為 X 染色體隱性遺傳，所以男性較為常見。

   (3) 臨床表現：容易自發性出血，常見部位為膝關節。

   (4) 診斷：部分凝血時間(partial prothrombin time, PTT)延長，全血凝固時間(whole blood clotting time)延長，第八凝血因子缺乏，但出血時間(bleeding time)正常、血小板數量也正常。

   (5) 治療：補充第八凝血因子。

2. 第九凝血因子缺乏症(factor IX deficiency)
   (1) 又稱為 B 型血友病(hemophilia B)或是 Christmas 氏病 (Christmas disease)。
   (2) 疾病遺傳型式為 X **染色體隱性遺傳**，所以**男性**較為常見。
   (3) 臨床表現：容易自發性出血，常見部位為膝關節，症狀和 A 型血友病相似。
   (4) 診斷：部分凝血時間(PTT)延長，全血凝固時間延長，**第九凝血因子缺乏**，但出血時間正常、血小板數量也正常。
   (5) 治療：補充第九凝血因子。

3. **溫韋伯氏病**(von Willebrand's disease)
   (1) 病人主要是因為缺乏**溫韋伯氏因子**(von Willebrand factor, vWF)所致病。
   (2) 疾病遺傳型式為**自體染色體顯性遺傳**，所以男女性比例相當。
   (3) 臨床表現：容易自發性出血，常見部位為膝關節；女性則易有月經失血過多，症狀和 A 型血友病相似。
   (4) 診斷：出血時間延長、但血小板數量正常。
   (5) 治療：凝血因子補充製劑。

四、瀰漫性血管內凝血(DIC)

1. 作用機制：**血管內有大量纖維蛋白凝聚而成的血栓**，這些血栓阻塞住身體內的重要器官，如心臟、肺臟、腎臟、肝臟、腦部等，造成這些器官的血液及氧氣供應量不足而功能喪失。另外，也因為身體內大量的凝血，造成凝血因子的耗盡，會引起廣泛性出血的併發症。

2. 常見成因：嚴重感染所引起的敗血性休克、惡性腫瘤、生產後羊水栓塞、嚴重創傷。

五、血管病變

1. 作用機制：血管病變，導致血管結構不佳，易破裂出血。

2. 常見成因

　(1) **服用藥物**：常見為長期服用類固醇(corticosteroids)導致血管膠原變化。

　(2) **缺乏營養素**：常見如**維生素 C 缺乏症所產生的壞血病**(scurvy)，使得體內膠原蛋白變脆**而易出血**。

　(3) 感染性血管炎：因為感染，造成血管的破壞而易出血，常見感染為腦膜炎球菌血症、感染性心內膜炎等。

　(4) 和自體免疫疾病相關：如 Henoch-Schonlein 紫斑症(Henoch-Schonlein purpura)，其生成的**免疫複合體**會堆積在血管上，引發血管病變。

　(5) 基因導致血管先天本身結構不良：如**遺傳性出血性血管擴張症**，為**體染色體顯性遺傳**，血管呈現扭曲狀，易破裂出血。

`11-4` 血型及輸血反應

一、ABO 血型

1. 紅血球的表面抗原決定了人類 ABO 血型（表 11-1）。

2. 輸血：

　(1) 緊急輸血且量少時可依表 11-1 輸注相容血型。

　(2) 大量輸血時仍應該輸入血型完全相合的血液製劑。

表 11-1	ABO 血型交互作用			
血型	抗原	抗體	相容血型	不相容血型
A	A	抗 B	A、O	B、AB
B	B	抗 A	B、O	A、AB
AB	A、B	無	A、B、AB、O	無
O	無	抗 A、抗 B	O	A、B、AB

二、Rh 血型(Rhesus Blood Group)

1. Rh 血型的定義
   (1) Rh 陽性：紅血球表面帶有 D 抗原。
   (2) Rh 陰性：紅血球表面沒有 D 抗原，台灣地區 Rh 陰性的人只占很少的一部分。

2. 新生兒溶血症：又稱為**胎兒紅血球母細胞症**，是**胎兒和母親血型不相容**所導致的嚴重溶血現象，常見 Rh 或是 ABO 血型不相容。Rh 血型不相容多發生於第二胎，ABO 血型不相容則與胎次無關。

三、輸血反應

1. 立即反應：發燒、過敏性反應、溶血、休克、腎衰竭。

2. 長期反應
   (1) 產生抗體，導致輸血時引起溶血性反應。
   (2) 長期輸血，引起血色素的鐵質沉積，引起血鐵症。
   (3) 血液製劑中，含有感染性物質，導致受血者遭受感染。

QUESTI?N

1. 下列何種疾病可引起自體脾切除(autosplenectomy)現象？(A)肝硬化　(B)高雪氏病(Gaucher's disease)　(C)感染性單核球增多症(infectious mononucleosis)　(D)鐮狀細胞貧血(sickle cell anemia)

（99專高二）

2. 下列哪一種淋巴瘤好發於孩童及青少年？(A)濾泡性淋巴瘤(follicular lymphoma)　(B)瀰漫性大B細胞淋巴瘤(diffuse large B cell lymphoma)　(C)小淋巴球性淋巴瘤(small lymphocytic lymphoma)　(D)伯基特氏淋巴瘤(Burkitt lymphoma)　（99專高二）

3. 兒童最常見的白血病是：(A)急性淋巴球性白血病　(B)急性骨髓細胞性白血病　(C)慢性淋巴球性白血病　(D)慢性骨髓細胞性白血病

（100專高一）

4. 有關缺鐵性貧血之敘述，下列何者錯誤？(A)最常見原因是急性出血　(B)可因腸吸收不良而引起　(C)女性月經出血導致的貧血屬於這一類　(D)偶爾會出現骨髓外造血現象　（100專高一）

解析 最常見的原因是慢性出血。

5. 下列有關多發性骨髓瘤(multiple myeloma)的敘述，何者錯誤？(A)是一種源自漿細胞的惡性腫瘤　(B)常因骨質被破壞而發生病理性骨折(pathologic fracture)　(C)血清的鈣離子濃度常低於正常值　(D)容易造成骨髓瘤性腎病(myeloma nephrosis)　（100專高二）

解析 多發性骨髓瘤會造成骨溶解性病變，使鈣質自骨骼中釋出，而血清鈣升高。

6. 下列何種白血病的腫瘤細胞最常出現費城染色體(Philadelphia chromosome)？(A)急性骨髓性白血病(acute myelogenous leukemia)　(B)慢性骨髓性白血病(chronic myelogenous leukemia)　(C)急性淋巴球性白血病(acute lymphocytic leukemia)　(D)慢性淋巴球性白血病(chronic lymphocytic leukemia)　（101專高一）

解答：　1.D　2.D　3.A　4.A　5.C　6.B

解析 慢性骨髓性白血病(CML)較好發在成年人身上，是慢性骨髓增生性疾病中，最為常見的一種。絕大部分的CML都有所謂的費城染色體病變(Philadelphia chromosome)：第9號和第22號染色體相互轉位[t(9;22)(q34;q11)]而引起。

7. 費城染色體(Philadelphia chromosome)具有下列何種染色體變化？(A)第21對染色體多一條　(B)第9對染色體部分轉位到第22對染色體　(C)第11對染色體部分轉位到第14對染色體　(D)第7對染色體部分缺失 　　　　　　　　　　　　　　　　　　（102專高一）

解析 絕大部分的CML都有費城染色體病變，是由第9對和第22對染色體相互轉位而引起的[t(9;22)(q34;q11)]。

8. 葡萄糖-6-磷酸鹽去氫酶缺乏症(glucose-6-phosphate dehydrogenase deficiency)引起何種貧血？(A)缺鐵性　(B)溶血性　(C)失血性 (D)巨母紅血球(megaloblastic)性 　　　　　　　　　（103專高一）

解析 葡萄糖-6-磷酸鹽去氫酶缺乏症，因紅血球本身有問題，所導致的內因性溶血性貧血。

9. 下列何種末梢血液紅血球形態變化常見於缺鐵性貧血(iron deficiency anemia)？(A)正球性正色素性(normocytic normochromic)　(B)小球性低色素性(microcytic hypochromic) (C)大球性高色素性(macrocytic hyperchromic)　(D)正球性高色素性(normocytic hyperchromic) 　　　　　　　　　　（103專高二）

解析 身體內的鐵含量不足導致無法製造足夠的血紅素，紅血球則因為血紅素的量太低會使其數目減少，因而導致貧血發生，引起低色素小球性貧血。

10. 發生在骨頭外的局部性漿細胞瘤(localized plasmacytoma)，最常發生在下列哪一部位？(A)鼻竇　(B)肝臟　(C)小腸　(D)四肢的軟組織 　　　　　　　　　　　　　　　　　　　（104專高一）

解析 漿細胞瘤為漿細胞產生的腫瘤，是一種B細胞瘤。若是漿細胞在骨髓多處產生的腫瘤，就稱為多發性骨髓瘤，若是漿細胞只在一處產生腫瘤，就稱為漿細胞瘤，在骨頭外，最常見於鼻竇。

解答： 　　7.B　　8.B　　9.B　　10.A

11. 梭狀芽孢桿菌(*Clostridium difficile*)引起腸道黏膜的病變屬於何種
    炎症？(A)漿液性　(B)偽膜性　(C)化膿性　(D)纖維性
    解析 偽膜性腸炎是因不當使用抗生素，特別是Clindamycin，使腸道
    內的梭狀芽孢桿菌過度生長，細菌分泌外毒素，引起發炎反應所
    致。在外觀上，常可以見到腸道黏膜上有一層黃白色的偽膜覆
    蓋。故屬於一種偽膜性炎症。　　　　　　　　　　（105專高二）

12. 下列何種白血病，病人體內會出現帶有費城染色體(Philadelphia
    chromosome) 的 血 球 細 胞 ？ (A) 急 性 淋 巴 球 性 白 血 病 (acute
    lymphocytic leukemia)　(B) 慢 性 骨 髓 細 胞 性 白 血 病 (chronic
    myelocytic leukemia)　(C) 急 性 骨 髓 細 胞 性 白 血 病 (acute
    myelocytic leukemia)　(D) 慢 性 淋 巴 球 性 白 血 病 (chronic
    lymphocytic leukemia)　　　　　　　　　　　　　（105專高二）
    解析 慢性骨髓細胞性白血病(CML)，較好發在成年人身上，是慢性骨
    髓增生性疾病中，最為常見的一類。大部分CML都有費城染色體
    病變(philadelphia chromosome)。

13. 下列淋巴腫瘤中，何者最常出現「貓頭鷹眼睛樣(owl-eye
    appearance)」大細胞核的腫瘤細胞與淋巴細胞、漿細胞、嗜伊紅
    性白血球混雜？(A)末梢T細胞淋巴瘤(peripheral T-cell lymphoma)
    (B)何杰金氏淋巴瘤(Hodgkin lymphoma)　(C)廣泛性B細胞淋巴瘤
    (diffuse large B-cell lymphoma)　(D)伯基特氏淋巴瘤(Burkitt
    lymphoma)　　　　　　　　　　　　　　　　　（106專高一）
    解析 何杰金氏淋巴瘤最大的特徵就是顯微鏡下有立德－史登堡氏腫瘤
    細胞(Reed-Sternberg cell)，簡稱RS細胞，RS細胞呈現「貓頭鷹
    眼睛樣(owl-eye appearance)」大細胞核。

14. 下列有關缺鐵性貧血(iron deficiency anemia)的診斷條件，何者錯
    誤？(A)平均紅血球色素值下降　(B)血鐵蛋白(ferritin)量低　(C)
    攜鐵蛋白(transferrin)飽和度高　(D)平均紅血球體積降低
    　　　　　　　　　　　　　　　　　　　　　　（106專高二）

解答：　11.B　　12.B　　13.B　　14.C

解析 缺鐵性貧血乃是身體內的鐵含量不足導致無法製造足夠的血紅素，紅血球則因為血紅素的量太低會使其數目減少，因而導致貧血發生。故由上所述，缺鐵性貧血的鐵已經不足，故攜鐵蛋白的飽和度是低的。

15. 何杰金氏淋巴瘤(Hodgkin's lymphoma)是一群特殊的淋巴瘤，診斷此病最重要需在病變組織的病理切片見到下列哪種細胞？(A) Langhans巨細胞(Langhans giant cell)　(B) Langerhans細胞(Langerhans cell)　(C) Kupffer細胞(Kupffer cell)　(D) Reed-Sternberg細胞(Reed-Sternberg cell)　（106專高二補）

16. Reed-Sternberg細胞是一種特殊的腫瘤細胞，此種細胞出現在下列哪種腫瘤？(A) Wilms氏瘤(Wilms tumor)　(B)何杰金氏瘤(Hodgkin's lymphoma)　(C)多發性骨髓瘤(multiple myeloma)　(D)慢性骨髓性白血病(chronic myelogenous leukemia)　（107專高一）

解析 何杰金氏瘤的最大之特徵就是顯微鏡下有立德－史登堡氏細胞，呈現貓頭鷹眼睛樣(owl-eye appearance)大細胞核。

17. 慢性骨髓性白血病與下列哪一個基因有關？(A) RAS　(B) MYC　(C) ABL　(D) NF-1　（107專高二）

解析 慢性骨髓性白血病大部分患者都有費城染色體病變，即第9和22對染色體相互轉位，第9對長鏈的位置34為ABL基因，第22對長鏈的位置11為BCR基因，轉位後會形成致癌的BCR-ABL融合基因，產生BCR-ABL融合蛋白。

18. 下列何項屬於與X性染色體(X-linked)相關之遺傳疾病？(A)血友病(Hemophilia)　(B)囊狀纖維化(Cystic fibrosis)　(C)鐮刀性貧血(Sickle cell anemia)　(D)家族性大腸息肉症候群(Familial polyposis coli)　（108專高一）

解析 (B)屬於體染色體隱性遺傳疾病；(C)屬於體染色體隱性遺傳疾病；(D)屬於體染色體顯性遺傳疾病。

解答： 15.D　16.B　17.C　18.A

19. 下列關於急性淋巴母細胞性白血病(acute lymphoblastic leukemia/lymphoma)的臨床與預後的敘述，何者錯誤？(A)病人可能出現骨髓功能抑制症狀，例如貧血及血小板過低 (B)病人有染色體多倍體(Hyperdiploidy)通常預後較佳 (C)相對於小孩，成人急性淋巴母細胞性白血病的預後較佳 (D)有些病人亦可出現t (9;22)（染色體9及22轉位），而表現BCR-ABL tyrosine kinase

解析 成人白血病以急性骨髓性白血病(AML)為主，兒童則以急性淋巴母細胞性白血病(ALL)居多。兒童ALL預後較好，成人的ALL則治療困難且預後不佳。 （108專高一）

20. 下列何者為常見的小球性(microcytic)貧血的原因？(A)缺鐵性貧血 (B)葉酸缺乏性貧血 (C)維生素 B_{12} 攝取缺乏性貧血 (D)內在因子(intrinsic factor)缺乏的惡性貧血(pernicious anemia)

解析 身體內的鐵含量不足導致無法製造足夠的血紅素，紅血球則因為血紅素的量太低會使其數目減少。 （108專高二）

21. 有關急性淋巴母細胞性白血病(Acute lymphoblastic leukemia/lymphoma)的病理敘述，下列何者錯誤？(A)此種腫瘤由不成熟的B or T淋巴性細胞構成 (B)以T細胞型(T-ALL)為多 (C)大多會表現Terminal deoxynucleotidyl transferase (TdT) (D)大部分的ALL會有染色體異常 （109專高一）

解析 急性淋巴母細胞性白血病分為兩種，B細胞急性淋巴母細胞性白血病約占85%，T細胞急性淋巴母細胞性白血病占15%。

22. 下列何者不是出血病症(bleeding disorder)之原因？(A)維生素D缺乏 (B) VonWillebrand病 (C)第Ⅷ因子缺乏 (D)肝硬化

解析 成人缺乏維生素D：骨頭的骨化受到影響，引起軟骨症、骨質疏鬆。 （109專高二）

解答： 19.C 20.A 21.B 22.A

23. 病人突然發生呼吸短促、呼吸困難顯微鏡下可見支氣管壁的平滑肌肥大，黏膜下腺體增生，伴有炎症反應，特別是嗜酸性白血球(eosinophils)增多上列敘述最可能是哪一種病症的組織反應？(A)急性肺炎　(B)支氣管擴大症　(C)肺氣腫　(D)過敏性氣喘

（110專高一）

解析 過敏性疾病病人血液中的嗜酸性白血球數目會增加。

24. 下列何者不屬於B細胞(B lymphocyte)腫瘤？(A)慢性淋巴細胞白血病(chronic lymphocytic leukemia)　(B)濾泡性淋巴瘤(follicular lymphoma)　(C)伯基特氏淋巴瘤(Burkitt's lymphoma)　(D)蕈樣肉芽腫(mycosis fungoides)　　　　　　　　　（110專高一）

解析 (D)為CD4輔助型T細胞腫瘤。

25. 嗜伊紅性白血球增多(eosinophilic leukocytosis)之常見原因，下列何者錯誤？(A)天皰瘡(pemphigus)　(B)氣喘　(C) Epstein-Barr virus感染　(D)寄生蟲感染　　　　　　（110專高二）

解析 (C)會引發感染性單核球增多症。

26. 胎兒紅血球母細胞症(erythroblastosis fetalis)的主要病因為何？(A)母親的血紅素球蛋白β鏈異常　(B)母親與胎兒血型不合　(C)母親的紅血球細胞膜異常　(D)母親葉酸缺乏　　（110專高二）

解析 (B)常見有Rh或ABO血型不相容，造成嚴重溶血現象。

27. Heinz氏小體是一種氧化的血紅素，下列何種溶血性貧血的紅血球內最常見到Heinz氏小體？(A)免疫性溶血性貧血(immunohemolytic anemia)　(B)地中海型貧血(thalassemia)　(C)鐮刀血球性貧血(sickle cell anemia)　(D)葡萄糖-6-磷酸去氫酶缺乏症(glucose-6-phosphate dehydrogenase deficiency)　（111專高一）

解析 G-6-PD缺乏症的紅血球細胞膜會形成海因茲氏小體(Heinz body)，損壞細胞膜，所以常造成血管內溶血。

解答：　23.D　24.D　25.C　26.B　27.D

28. 多發性骨髓瘤(MultipleMyeloma)引起的類澱粉沉積症(Amyloidosis)，下列何者為類澱粉來源的蛋白質前趨物質？(A)血清類澱粉A蛋白質(serum amyloid A protein)　(B)免疫球蛋白輕鏈(immunoglobulin light chain)　(C)貝他2-小球蛋白(beta2-microglobulin)　(D)前白蛋白(transthyreitin/prealbumin)　（112專高二）

　　解析 多發性骨髓瘤為漿細胞惡性腫瘤，會出現本瓊氏蛋白(Bence Jones protein)，即為免疫球蛋白輕鏈。

29. 下列何者是兒童最常見的白血病？(A)慢性骨髓性白血病(chronic myeloid leukemia, CML)　(B)慢性淋巴細胞性白血病(chronic lymphocytic leukemia, CLL)　(C)急性骨髓性白血病(acute myeloid leukemia, AML)　(D)急性淋巴母細胞性白血病(acute lymphoblastic leukemia, ALL)　（112專高三）

30. 壞血病(scurvy)是哪一種維生素缺乏所造成？(A)維生素C　(B)維生素A　(C)維生素D　(D)維生素B_{12}　（113專高一）

　　解析 維他命C（又名抗壞血酸）的缺乏，會造成所謂的壞血病。

31. 缺鐵性貧血(iron deficiency anemia)的紅血球，其形態有何特徵？(A)體積小且顏色深　(B)體積小且顏色淺　(C)體積大且顏色深　(D)體積大且顏色淺　（113專高一）

　　解析 缺鐵性貧血以小球性、低色素性紅血球為主；大球性貧血則常見於維生素B_{12}或葉酸缺乏的病人。

解答： 28.B　29.D　30.A　31.B

MEMO

呼吸系統疾病

出題率：♥ ♥ ♡

Pathology

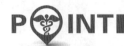

12-1 上呼吸道疾病

上呼吸道一般包括鼻子、咽和喉等。以下將簡介上呼吸道常見的相關疾病。

一、鼻部疾病

1. 過敏性鼻炎(allergic rhinitis)
   (1) 具有過敏性體質的病人，常會有過敏性鼻炎、氣喘、異位性皮膚炎等相關疾病。
   (2) 屬於**第一型過敏免疫反應**(type I hypersensitivity)。
   (3) 常見的過敏原：**塵蟎**、植物性花粉等。
   (4) 病灶區域有**嗜酸性球**(eosinophils)**數目上升**的情形。

2. 感染性鼻炎(infectious rhinitis)
   (1) 俗稱的感冒。
   (2) 病因：多為病毒，如**腺病毒**(adenovirus)、**鼻病毒**(rhinovirus)等。
   (3) 嚴重時會合併細菌感染，造成化膿性分泌物，但絕大多數感染性鼻炎會康復。

3. 慢性鼻炎(chronic rhinitis)：反覆的急性鼻炎，會導致慢性鼻炎。慢性鼻炎具有細菌感染，嚴重時會導致**鼻竇炎**(sinusitis)。

4. **鼻息肉**(nasal polyps)
   (1) **病因：反覆的鼻炎，導致鼻黏膜水腫脹大。**
   (2) 病理組織特徵：黏膜間質水腫、慢性發炎性細胞，如嗜酸性球、淋巴球、漿細胞等數目增加並散佈在間質中。

5. 鼻竇炎(sinusitis)

　　(1) 急性或是慢性鼻炎，導致鼻黏膜腫脹，鼻竇出口受阻，引起鼻竇發炎，稱為鼻竇炎。

　　(2) **糖尿病病人鼻竇炎常和黴菌**，尤其是**白黴菌**(*Mucomycosis*)的感染有關。

二、咽部疾病

(一) 發炎性疾病

1. 較常見的如咽炎(pharyngitis)和扁桃腺炎(tonsillitis)等，大多是因病毒感染引起，常見包括腺病毒、鼻病毒、呼吸道融合病毒(RSV)、流行病感冒病毒(influenza virus)。

2. 咽炎和扁桃腺炎若未控制好，可能會導致細菌性感染，常見細菌包括：

　　(1) **β型溶血性鏈球菌**(*β-hemolytic Strptococci*)：有時會導致**風濕熱、腎絲球性腎炎**。

　　(2) 金黃色葡萄球菌(*Staphylococcus aureus*)。

(二) 腫瘤性疾病

1. 乳突狀腫瘤(sinonasal papillomas)

　　(1) 其中以**倒轉性乳突狀腫瘤**(inverted papilloma)**較特殊**，因為它**具有局部侵犯性**，若沒有切除乾淨，**極易再度復發**。

　　(2) 組織學特徵：鱗狀下皮往下生長，而非往外生長。

2. **鼻咽癌**(nasopharyngeal carcinomas, NPC)

　　(1) 好發於**東南亞地區**，特別是廣東、香港一帶的年輕成人。

　　(2) 依照世界衛生組織(WHO)分類成三種亞型：角化鱗狀上皮癌、非角化鱗狀上皮癌、未分化癌。

　　(3) 和 EB 病毒(EBV)的感染有高度相關。

(4) 未分化癌對放射線治療敏感性最好、效果最佳。

(5) 角化鱗狀上皮癌對於放射療法的治療較不敏感且效果不佳。

三、喉部疾病

(一) 發炎性疾病

1. 常見的原因：過敏、病毒感染、細菌感染、菸草刺激。

2. 較為特殊且重要的喉炎(laryngitis)

    (1) 喉會厭炎(laryngoepiglottitis)

        A. 常因為**嗜血桿菌**(*Hemophilus influenza*)或是β 型溶血性鏈球菌所引起。

        B. 嬰兒或是孩童的呼吸道管徑較小，感染後產生水腫，進而阻塞呼吸道，嚴重者甚至會致命。

    (2) **哮吼**(croup)

        A. 又叫做**喉氣管支氣管炎**(laryngotracheobronchitis)。

        B. 常因細菌感染引起阻塞氣道，產生類似**狗吠聲**。

        C. **主要發生在孩童**。

(二) 聲帶息肉(Vocal cord polyp)

1. 常見原因：吸菸、經常使用聲帶者，如歌手、教師等。

2. 有聲帶息肉者，音質會改變。

3. 聲帶息肉幾乎不會變成鱗狀上皮癌。

(三) 喉癌(Laryngeal cancer)

1. 病理組織學變化：正常的上皮組織→增生→不正常增生→輕度異生→中度異生→重度異生→原位癌→侵犯性癌。

2. 絕大部分的喉癌為**鱗狀上皮癌**，常以開刀合併**放射線療法**來治療。

12-2　肺臟的非腫瘤性疾病

　　以下將簡介氣喘、肺擴張不全、慢性阻塞性肺病、支氣管擴張、成人呼吸窘迫症候群、肺部感染性疾病、肺部血管性疾病等常見疾病。

一、氣喘(Asthma)

1. 支氣管對於過敏原產生過度的痙攣收縮現象，稱為氣喘。

2. 臨床表現：咳嗽、哮喘、呼吸困難，甚至有致死的可能。

3. 實驗室檢查

　(1) **血清中的免疫球蛋白 E (IgE)**、**嗜酸性球上升**。

　(2) 顯微鏡下，支氣管壁呈現水腫、充血且充滿許多發炎細胞，例如嗜酸性球、淋巴球、漿細胞等。

　(3) 長期氣喘的病人，其**支氣管壁肌肉有增厚**的現象。

二、肺擴張不全(Atelectasis)

1. 又稱為肺部塌陷(collapse)。

2. 可分為四型：

　(1) **壓迫性肺擴張不全**

　　A. 機轉：肋膜腔中蓄積液體或是空氣，壓迫肺臟所形成。

　　B. 原因：創傷後的**血胸**、創傷後的**氣胸**、心臟衰竭引起的**肋膜腔積水**。

　(2) **吸收性或是阻塞性肺擴張不全**

　　A. 機轉：支氣管受到阻塞，造成氣體無法進入阻塞後的肺臟實質，以致於無法進行氣體交換而逐漸被吸收，引起肺臟逐漸塌陷。

B. 原因：支氣管炎形成的**黏液阻塞氣道、外來異物阻塞氣道、肺部腫瘤阻塞**。

(3) **收縮性肺擴張不全**

A. 機轉：肺臟或是肋膜產生局部或是廣泛性纖維化，造成肺臟逐漸塌陷。

B. 原因：**肋膜腫瘤**，如**惡性間皮瘤、肺臟腫瘤**。

(4) **非阻塞性肺擴張不全**

A. 機轉：維持肺泡張力的表面張力素(surfactant)減少或是缺失。

B. 原因：**急性呼吸窘迫症候群**(ARDS)。早產兒因為肺臟的表面張力素尚未製造完全，導致肺擴張不全。

三、慢性阻塞性肺病(COPD)

1. 慢性支氣管炎(chronic bronchitis)：是指**連續兩年，且每年中有連續三個月出現持續有痰的咳嗽**(productive cough)。

(1) 機轉：內因性或外來物刺激支氣管的腺體過度分泌黏液，導致黏液腺腫大，黏液聚集後便形成痰液，人體以咳嗽的動作將其排出體外。

(2) 組織學變化：**支氣管上皮細胞化生為杯狀細胞**，支氣管的腺體增生和肥大、支氣管纖毛狀上皮細胞減少、支氣管黏膜有各式發炎細胞聚集。

2. 肺氣腫(emphysema)：肺部的末端細支氣管壁或是肺泡受到破壞，使肺泡產生永久性擴張。

(1) 腺泡中央型肺氣腫(centroacinar emphysema)

A. 又稱為小葉中央型肺氣腫(centrolobular emphysema)。

B. 主要影響為肺泡近端的呼吸細支氣管。

　　C. 原因：**長期吸菸、礦工長期暴露於塵屑中**，而導致肺部纖維化。

(2) 全腺泡型肺氣腫(panacinar emphysema)

　　A. 又稱為全小葉型肺氣腫(panlobular emphysema)。

　　B. 主要影響為肺泡近端的呼吸細支氣管和遠端的整個肺泡。

　　C. 原因：主要和α_1抗胰蛋白酶缺乏症有關。

(3) 遠端腺泡型肺氣腫(distal acinar emphysema)

　　A. 又稱為中膈旁型肺氣腫(paraseptal emphysema)。

　　B. 主要影響為肺泡的遠端部分，肺泡近端的呼吸細支氣管是正常的。

　　C. 原因：常見於年輕成人的自發性氣胸。

四、支氣管擴張(Bronchiectasis)

　　支氣管和細支氣管的平滑肌和彈性支持組織受損，導致支氣管和細支氣管的管腔擴大，好發於**肺下葉**，也因此較**容易併發細菌感染**。形成原因包括：

1. **囊狀纖維化症**(cystic fibrosis)

　　(1) 因為**單一基因缺陷**而引起**細胞膜上氯離子的通道缺損**，影響呼吸道腺體和汗腺腺體的功能之疾病。

　　(2) 呼吸道腺體功能受損，造成不正常的黏液堆積，引起支氣管擴張。

　　(3) 較常見於白種人，其他人種較為少見。病患常於兒童時期即因反覆性肺部感染而死亡。

　　(4) 常用**汗液中氯離子的檢查來幫助診斷**。

2. 感染性肺炎：發炎反應造成支氣管壁的破壞。

3. Kartagener 症候群(Kartagener syndrome)
  (1) 一種**隱性體染色體遺傳疾病**，導致纖毛結構異常，纖毛運動功能缺損的疾病。
  (2) 常引起全身性的病變，包括：
    A. 支氣管擴張：因為呼吸道上皮纖毛受損，引起清除功能不佳，造成反覆性感染。
    B. 慢性鼻竇炎。
    C. 男性不孕症：因為精子的纖毛受損，導致活動力下降，減少受孕的機會。
    D. **右位心**：正常心臟位在左邊，但患者的心臟位在右邊。

五、急性呼吸窘迫症候群(ARDS)

1. 定義：**表面張力素**是由肺部細胞所分泌，作用是降低肺泡表面張力，若缺乏會造成肺泡塌陷。**廣泛性的肺泡受損引起呼吸困難的現象**，死亡率相當高。

2. 常見病因
  (1) 感染後引起的敗血症，特別是革蘭氏陰性菌感染釋出的內毒素。
  (2) 廣泛性肺部感染。
  (3) 肺部吸入性傷害，包括毒氣、胃內容物、化學物質等。
  (4) 身體其他部位的重大傷害。

3. 組織學特徵：**肺泡上有一層玻璃質膜**(hyaline membrane)**覆蓋**、肺泡塌陷、肺部間質纖維化。

六、肺塵埃沉著症(Pneumoconiosis)

1. **常見原因**：因環境因素吸入微粒性物質，造成肺內局部堆積引起肺部纖維化。常發生於各類礦工、玻璃切割工及陶瓷工。

2. 病人因肺部被破壞，**導致肺纖維化**，肺功能喪失，胸部 X 光可見結節。

3. 石棉沉著症與肋膜惡性間皮瘤有關。

七、肺部感染性疾病

(一) 細菌性肺炎

依照發炎程度和影響範圍分成

1. 大葉性肺炎(lobar pneumonia)：影響整個肺葉，最常由**肺炎鏈球菌**(*Streptococcus pneumoniae*)所引起。

2. 支氣管肺炎(bronchopneumonia)
   (1) 支氣管和細支氣管感染發炎，通常具有多發性。
   (2) 常見的病原菌：**金黃色葡萄球菌、嗜血桿菌、肺炎鏈球菌**等。
   (3) 支氣管肺炎和大葉性肺炎僅是發炎範圍的界定，兩者常有相似之處。

◆ 肺炎鏈球菌(*Streptococcus pneumoniae*)

1. **最常引起細菌性肺炎的病菌**，為一種**革蘭氏陽性的鏈球菌**。

2. 社區性肺炎(community-acquired pneumonia)是患者在日常生活環境中所得到的感染，而非在醫院中的感染。**肺炎鏈球菌是引起典型社區性肺炎最常見的致病菌。**

3. 在抗生素尚未開始使用時，肺炎鏈球菌引起的細菌性肺炎有四個時期的變化。
   (1) **肺臟充血期**(congestion)：肺臟發炎，引起血管充血。
   (2) **紅色似肝樣變化期**(red hepatization)：發炎細胞聚集、出血等。

(3) **灰色似肝樣變化期**(gray hepatization)：發炎細胞逐漸減少。

(4) **消退變化期**(resolution)：肺臟發炎反應逐漸消失，最後形成纖維化組織。

◆ 金黃色葡萄球菌(*Staphylococcus aurcus*)

常見出現在次發於上呼吸道病毒感染之後。經常使用靜脈注射的藥物成癮者，常併發**細菌性肺炎**和**右側心內膜炎**。

◆ 嗜血桿菌(*Haemophilus influenzae*)

為一種革蘭氏陰性的球桿菌，也是引起細菌性肺炎的常見病菌之一，造成細菌性肺炎的症狀比較輕微。

◆ 退伍軍人菌(*Legionella pneumophila*)

退伍軍人菌經由空氣傳播，為一種革蘭氏陰性的桿菌。會引起嚴重肺炎，嚴重者甚至可以致死。可以利用偵測排放到尿液中的退伍軍人菌抗原來幫助診斷。

◆ 綠膿桿菌(*Pseudomonas aeruginosa*)

綠膿桿菌是引起院內感染的主要病菌之一，高危險群為接受化療、燒傷等造成免疫力低下的病人。

(二) 原發性非典型肺炎(Primary atypical pneumonia)

1. 又叫做**間質性肺炎**(interstitial pneumonia)。

2. 致病原：**肺炎黴漿菌**(*Mycoplasma pneumonia*)、肺炎披衣菌(*Chlymydia pneumonia*)等。

3. 病人出現發燒、咳嗽等症狀，但黴漿菌肺炎少有濃痰，**淋巴球浸潤於細支氣管旁的肺泡間質及肺泡壁**。

(三) 放射線菌感染和土壤絲菌感染

◆ **放射線菌感染(Actinomycosis)**

1. 放射線菌為厭氧菌，可引起長期的慢性感染，造成肺膿瘍。
2. 顯微鏡下可見細菌聚集成菌落，並有硫磺顆粒(sulfur granules)。

◆ **土壤絲菌感染(Nocardiosis)**

1. 土壤絲菌為好氧菌，可引起長期的慢性感染，造成肺膿瘍。
2. 顯微鏡下可見細菌很少聚集成菌落，沒有硫磺顆粒。

(四) 結核病(Tuberculosis)

1. 致病原：**結核分枝桿菌**(*Mycobacterium tuberculosis*)。
2. 病理組織學特徵：**肉芽腫性發炎**(granulomatous inflammation)，肉芽腫中心有**乾酪性壞死**(caseous necrosis)，又可稱為**軟結核**(soft tubercle)。
3. 因愛滋病人數上升和免疫低下病人增加，多重抗藥性結核菌有越來越多的趨勢。
4. 實驗室檢查多以**抗酸染色法**(acid-fast stain)來加以染色鑑定，病菌染色呈現**紅色**。
5. 身體各部位都有可能出現結核病，但主要**以肺部為最多**。
6. 主要傳播途徑：經由空氣中**飛沫傳染**。
7. 高恩氏病灶(Ghon's focus)：結核菌感染肺臟後，所形成的灰白色的發炎區域。
8. **高恩氏複合體**(Ghon's complex)：**出現在原發性肺結核**，高恩氏病灶和肺部附近被結核菌侵犯的淋巴結，即合稱之。

9. **粟狀結核**(miliary tuberculosis)：

(1) **病人免疫能力降低時容易出現**，結核菌經由血液散佈至身體各處，形成無數的灰白色肉芽腫病灶，稱為粟狀結核。

(2) 粟狀結核較常出現的部位

A. **腎臟**：引起**腎結核病**。

B. **腎上腺**：引起腎上腺結核病，並可能會導致**愛迪生氏病**。

C. **骨髓**：結核病侵犯至骨髓，稱為**波氏病灶**(Pott's disease) 或**結核性脊椎炎**。

D. **腦膜**：引起**結核性腦膜炎**。

E. **輸卵管**：引起**結核性輸卵管炎**。

10. **腸結核**(intestinal tuberculosis)：多為飲入遭受結核菌感染的乳品所引起，易引起**迴腸黏膜潰瘍**。

11. **續發性結核**(secondary tuberculosis)：又稱為**再活化結核** (reactivation tuberculosis)，指感染原發性結核之後一段時間，因體內潛伏的結核菌再度活化或是再次受到外來結核菌感染所形成的結核病。

(五) 肺部黴菌感染(Fungal infection)

1. 好發於免疫功能不全或是低下的病人。

2. 常見致病原：**新隱球菌、白色念珠菌**、莢膜組織漿菌、球孢子菌、白黴菌病、**麴菌病**。

(六) 肺膿瘍(Lung abscess)

1. 肺臟實質中有局部化膿壞死區域，常形成空洞狀病灶。

2. 形成原因

(1) 吸入感染性物質進入肺中。

(2) 細菌性肺炎未治療好所引起的次發性感染。

3. 致病原：多為厭氧性細菌。

4. 併發症：肺膿瘍破裂引起氣胸、膿胸。肺膿瘍的感染性物質至腦部形成腦膿瘍。未妥善治療，有致死的可能。

(七) 肺囊蟲肺炎(Pneumocystis Pneumonia)

1. 肺囊蟲為一種黴菌。

2. 具有正常免疫力者不會罹患肺囊蟲肺炎，常見於**愛滋病病人**。

八、肺部血管性疾病

(一) 肺栓塞(Pulmonary Embolism)

1. 形成機轉：大多來自於**腿部深層靜脈所形成的栓子**，經靜脈血回流自右心房、右心室，再進入肺部，形成肺栓塞。

2. 腿部深層靜脈栓子的形成原因：靜脈嚴重曲張者、長期臥病在床者、**關節置換術後幾天、孕婦、癌症病患**。

3. 肺栓塞的預後：大多數肺栓塞並不會引起明顯的臨床病灶。少數較大的肺栓塞造成肺部實質梗塞，引起胸痛、呼吸困難。少數病人會心肺衰竭。

(二) 肺高壓(Pulmonary hypertension)

1. 原發性肺高壓(primary pulmonary hypertension)：引起肺高壓的原因不明，和次發性肺高壓在組織病理上難以區分。需要進行肺臟移植，否則病人多於數年後因右心衰竭死亡。

2. 次發性肺高壓(secondary pulmonary hypertension)：引起原因包括反覆性肺栓塞、心臟疾病、肺部血管疾病、肺部纖維化等。需要治療引起次發性肺高壓的病因。

九、肉樣瘤病(Sarcoidosis)

1. 肉樣瘤病發病原因不明，好發女性，患者由 10~40 歲不等。

2. 會出現全身性肉芽腫，90%會侵襲肺臟與肺門淋巴結。其肉芽腫與結核病的肉芽腫很相似，皆具有多核巨大細胞，其細胞多為組織球，但肉樣瘤病不會出現乾酪性壞死，痰液培養無法培養出病菌。

3. 病人大多無症狀，大多會自行痊癒。

12-3 肺臟的腫瘤性疾病

一、概　論

1. 絕大部分是**支氣管上皮起源性癌症**。

2. 其他少數的腫瘤：支氣管類癌、間質性腫瘤、淋巴瘤等。

3. 支氣管上皮起源性癌症的危險因子：吸菸、石綿。

二、支氣管上皮起源性癌症

(一) 支氣管上皮起源性癌症的共同特徵

1. 皆為侵犯性腫瘤。腫瘤發現時，往往較為晚期，因此病人預後通常較差。

2. 皆有可能會產生**副贅瘤症候群**(paraneoplastic syndrome)。其臨床表現包括：

   (1) **高血鈣**(hypercalcemia)：因為腫瘤分泌過度**類似副甲狀腺的蛋白質**(parathyroid hormone-related peptide, PTH-RP)，正常的情況下，副甲狀腺素分泌過高的話，會導致高血鈣。

(2) **抗利尿激素分泌不當症候群**(syndrome of inappropriate secretion of antidiuretic hormone, SIADH)。

(3) **庫欣氏症候群**(Cushing's syndrome)：因為腫瘤分泌過度**類似 ACTH 的蛋白質**，而在正常情況下，ACTH 分泌過高的話，會導致庫欣氏症候群。

(4) **重症肌無力症候群**(myasthenia syndrome)。

(二) 支氣管上皮起源性癌症的分類

◆ 小細胞癌(Small Cell Carcinoma)

1. **常見於男性**，和**吸菸有關**。肺癌最常出現副贅瘤症候群者。

2. **腫瘤細胞的細胞質少且呈圓形或橢圓形，具神經內分泌特性，** 會引起 ADH 分泌不當症候群、高血鈣、庫欣氏症候群等。

3. 生長快速，**常早期侵犯和遠端轉移。**

4. 治療方式：難以開刀治療，以化學療法和放射線療法為主。

5. 標靶藥物治療：目前肺癌的標靶藥物治療，最主要是針對表皮生長因子受體(*EGFR*)基因突變來治療。

6. 預後：**小細胞癌比非小細胞癌還要差很多。**

◆ 非小細胞癌(Non-Small Cell Carcinoma)

1. 依組織型態可分為：

(1) **鱗狀上皮癌**(squamous cell carcinoma)

　　A. 台灣以**男性較為常見**，與**吸菸較有關係**。

　　B. 較常發生於肺臟**接近肺門區域**。

　　C. 組織型態包括具有角質珍珠(keratin pearls)的角質化鱗狀上皮癌和不具有角質珍珠的非角質化鱗狀上皮癌等。

(2) **腺狀上皮癌**(adenocarcinoma)

　　A. 台灣以女性較為常見，和吸菸比較沒有關係。

B. 細支氣管肺泡癌是屬於腺狀上皮癌的一種亞型，主要是因為組織型態的特殊，沿著細支氣管生長。

(3) **大細胞癌**(large cell carcinoma)：由一群分化不好的癌細胞所組成，是非小細胞癌中**最少見的**。

2. 治療方式：早期主要是開刀，為化學療法和放射線療法。

◆ 混合性癌

為肺癌組織學的特徵，就是常有各種型態混合出現。混合性癌較常出現的組合為鱗狀上皮癌混合小細胞癌、鱗狀上皮癌混合腺狀上皮癌。

◆ 支氣管類癌

1. 腫瘤細胞源自於支氣管黏膜的神經內分泌細胞。

2. 較好發於中年。

3. 腫瘤外觀界線清楚，較少有淋巴或是遠端器官組織轉移。

4. 顯微鏡下，腫瘤細胞呈現規則一致性的散佈，細胞核濃染，和其他器官，如大腸起源的類癌腫瘤細胞是一樣的。

5. 以手術切除後，預後比支氣管上皮起源性癌還要好。

12-4 肋膜疾病

1. 水胸(hydrothorax)：

(1) 又可以稱為**肋膜積液**(pleural effusion)，為肋膜腔裡面積存液體的現象。

(2) 積存液體依其成分特性可分為滲出液和漏出液。

A. 滲出液(transudate)：**液體比重小於 1.012**，外觀呈現**清澈狀**，液體內**很少有發炎細胞**的存在。常見形成原因：**肺栓塞、肋膜炎、鬱血性心臟衰竭**(CHF)**最為常見**。

    B. 漏出液(exudate)：**液體比重大於 1.020**，外觀呈現**混濁狀**，液體內**常有發炎細胞**。常見形成原因：**細菌性感染、病毒性感染**和**癌症**等。

2. 血胸(hemothorax)：肋膜腔中蓄積血液，常因**動脈出血**所引起。

3. 膿胸(pyothorax)：肋膜腔中蓄積化膿性物質，因**肺部感染**引起。

4. 氣胸(pneumothorax)：肋膜腔中蓄積氣體，形成原因包括：

    (1) **外傷**或是**骨折**。

    (2) **自發性氣胸**：好發於**年輕、身材高瘦的男性**。

    (3) 感染性疾病：如膿胸、肺結核菌感染等。

    (4) 呼吸器的壓力過高，造成肺泡破裂而形成氣胸。

併發症包括：

    (1) 張力性氣胸：需緊急處置，否則有致死的危險。

    (2) 水氣胸：氣胸之後引起肋膜腔積水的合併症。

    (3) 膿氣胸：氣胸之後引起肋膜腔積膿的合併症。

5. 乳糜胸(chylothorax)：是指肋膜腔中蓄積狀似乳糜的淋巴液，最常因**淋巴管受到阻塞**，引起淋巴回流受阻。

6. 惡性間皮瘤(malignant mesothelioma)

    (1) **間皮細胞**為覆蓋在肋膜、腹膜等處的細胞。

    (2) 惡性間皮瘤為起源自**間皮細胞**的惡性腫瘤，好發在肺臟的臟層肋膜和壁層肋膜。

    (3) 病人幾乎都有**長期接觸石綿**的過去史。

    (4) 惡性間皮瘤常會侵犯胸壁和肺部實質，少見有遠端轉移的情形。在巨觀上常呈現連續性包覆在肺臟實質外的一層腫瘤，導致整層肋膜變厚。

QUESTI⊙N

1. 下列何者與肺氣腫(emphysema)最有關？(A)抽菸　(B)流行性感冒 (C)喝酒　(D)自體免疫　　　　　　　　　　　　　　（101專高一）

　解析 人體肝臟可製造α₁抗胰蛋白酶(α₁-antitrypsin, ATT)，其作用是抑制白血球分泌彈性蛋白酶，彈性蛋白酶會破壞細胞壁的膠原與基底膜；抽菸會抑制分泌α₁抗胰蛋白酶、促進生成彈性蛋白酶，而出現肺氣腫。

2. 下列何者與氣胸(pneumothorax)的關聯性最低？(A)肺氣腫 (emphysema)　(B)氣喘(asthma)　(C)結核病(tuberculosis)　(D)肺癌(lung cancer)　　　　　　　　　　　　　　（101專高二）

　解析 肺癌一般不會引起氣胸，故與氣胸的關聯性最低。

3. 支氣管擴張(bronchiectasis)最常併發下列何者？(A)細菌感染　(B)病毒感染　(C)寄生蟲感染　(D)支氣管癌　　　　（102專高一）

　解析 支氣管擴張是指支氣管和細支氣管的平滑肌和彈性支持組織受損，導致支氣管和細支氣管的管腔擴大的現象，也因此較容易併發細菌感染。

4. 下列何種抗體造成過敏性氣喘(allergic asthma)？(A) IgE　(B) IgM　(C) IgD　(D) IgA　　　　　　　　　　（103專高一）

　解析 支氣管對於過敏原產生過度的痙攣收縮現象，稱為過敏性氣喘。病人的實驗室檢驗中，血清中的免疫球蛋白E (IgE)和嗜酸性球上升。

5. 下列何者是最常見的肺癌組織型(subtype)？(A)腺癌　(B)鱗狀細胞癌　(C)小細胞癌　(D)大細胞癌　　　　　　（103專高一）

　解析 根據臺灣癌症登記資料顯示，腺癌是最常見的肺癌組織型態，鱗狀細胞癌次之，小細胞癌再次之。

6. 所謂的肺炎球菌(*Pneumococcus*)歸屬於下列何者？(A)葡萄球菌 (*Staphylococcus*)　(B)黴漿菌(*Mycoplasma*)　(C)披衣菌 (*Chlamydia*)　(D)鏈球菌(*Streptococcus*)　　　　（103專高一）

解答：　1.A　　2.D　　3.A　　4.A　　5.A　　6.D

解析〉肺炎球菌(*Pneumococcus*)，是屬於鏈球菌(*Streptococcus*)的一種，最常引起細菌性肺炎的病菌，為一種革蘭氏陽性的鏈球菌。

7. 一個39歲男性患者，最近三個月出現背痛，影像醫學檢查發現右上肺葉有病灶，同時第五胸椎也有壓迫性骨折。第五胸椎附近的軟組織也有膿瘍的變化。下列何種感染最有可能？(A)梅毒螺旋菌(*Treponema pallidum*)　(B)隱球菌(*Cryptococcus neoformans*)(C)白色念珠菌(*Candida albicans*)　(D)結核桿菌(*Mycobacterium tuberculosis*)　　　　　　　　　　　　　　（103專高一）

解析〉綜合題目所述，以結核桿菌感染最有可能。若是脊椎骨遭受結核桿菌感染，稱為波特氏病(Pott's disease)。

8. 最有可能引起副腫瘤症候群(paraneoplastic syndrome)的腫瘤為：(A)甲狀腺癌　(B)口腔鱗狀細胞癌　(C)大腸腺癌　(D)肺小型細胞癌　　　　　　　　　　　　　　　　　　（104專高一）

解析〉所謂的副腫瘤症候群，其臨床表現包括有高血鈣、抗利尿激素分泌不當症候群、庫欣氏症候群、重症肌無力症候群等。最容易引起副腫瘤症候群的癌症為肺癌，而肺癌中又以肺小型細胞癌最容易造成副腫瘤症候群。

9. 有關呼吸窘迫症候群之描述，下列何者錯誤？(A)吸入性肺炎也會引起　(B)伴隨缺氧　(C)屬於心源性肺水腫　(D)蛋白質由肺微血管外滲至肺組織間隙及肺泡內　　　　　　　（104專高一）

解析〉表面張力素可降低肺泡表面張力，若缺乏會造成肺泡塌陷，蛋白質由肺微血管外滲至肺組織間隙及肺泡內，伴隨缺氧引起廣泛性肺泡受損而呼吸困難，稱為呼吸窘迫症候群。引起原因有感染後引起的敗血症、廣泛性肺部感染、肺部吸入性傷害等。由上所述，可知呼吸窘迫症候群並非屬於心源性肺水腫。

10. 在大葉性肺炎的病程中哪一時期出現的巨噬細胞及纖維芽細胞之數量最多？(A)充血期(congestion)　(B)紅色肝變期(red hepatization)　(C)灰色肝變期(gray hepatization)　(D)消解期(resolution)　　　　　　　　　　　　　　（105專高一）

解答：　　7.D　　8.D　　9.C　　10.D

解析 在抗生素尚未開始使用時，肺炎鏈球菌引起的細菌性肺炎有四個時期的變化，分別是：(1)肺臟充血期(congestion)：肺臟發炎，引起血管充血；(2)紅色似肝樣變化期(red hepatization)：發炎細胞聚集、出血等；(3)灰色似肝樣變化期(gray hepatization)：發炎細胞逐漸減少；(4)消退變化期(resolution)：肺臟發炎反應逐漸消失，最後形成纖維化組織。故由上可以知道本題目的選項應為(D)消解期。

11. 間皮瘤(mesothelioma)好發於：(A)支氣管　(B)細支氣管　(C)肺泡　(D)肋膜　　　　　　　　　　　　　　　　（105專高一）

解析 間皮瘤為起源自間皮細胞的惡性腫瘤，好發在肺臟的臟層肋膜和壁層肋膜。故由上述可知本題的答案選項為(D)肋膜。

12. 女性最常罹患之肺癌是下列哪一種？(A)鱗狀細胞癌(squamous cell carcinoma)　(B)腺癌(adenocarcinoma)　(C)小細胞癌(small cell carcinoma)　(D)大細胞癌(large cell carcinoma)　（105專高二）

解析 根據臺灣癌症登記統計資料，臺灣地區的女性最常罹患之肺癌是屬於腺癌。

13. 目前肺癌的標靶治療，最主要是針對何種基因的突變？(A) *p53*　(B) *K-RAS*　(C) *EGFR*　(D) *Her2/Neu*　（106專高一）

解析 目前肺癌的標靶藥物治療，最主要是針對表皮生長因子受體(*EGFR*)基因突變來治療。*K-RAS*基因主要是和大腸癌的治療有關，*Her2/Neu*基因主要是和乳癌的治療有關。

14. 下列何種疾病的發生與吸菸的關係最少？(A)肺氣腫　(B)心肌梗塞　(C)甲狀腺癌　(D)肺癌　　　　　　　　　（106專高二）

解析 長期吸菸和肺氣腫、心肌梗塞及肺癌的發生率上升有關，但是和甲狀腺癌的關係不明顯。

15. 下列何者為慢性支氣管炎(chronic bronchitis)最主要的病理學特徵？(A)支氣管出現大量嗜酸性白血球　(B)分泌物減少　(C)支氣管黏膜腺體增生　(D)支氣管出現色素沉澱　（106專高二補）

解析 顯微鏡下觀察到的變化：支氣管上皮細胞化生為杯狀細胞，支氣管的腺體增生和肥大、支氣管纖毛狀上皮細胞減少、支氣管黏膜有各式發炎細胞聚集。故由以上所述，可知答案選項為(C)。

解答：　11.D　12.B　13.C　14.C　15.C

16. 下列關於慢性氣喘(asthma)所引起的病理變化，何者錯誤？(A)支氣管上皮之基底膜增厚　(B)支氣管壁有嗜伊紅性白血球浸潤 (C)支氣管黏膜下腺體增大　(D)支氣管壁之肌肉萎縮（107專高一）

解析 長期氣喘的病人，其支氣管壁肌肉有增厚的現象，並非萎縮。

17. 黴漿菌(Mycoplasma pneumonia)肺炎的病理特徵為何？(A)大多為大葉性肺炎　(B)淋巴球及組織球浸潤於細支氣管旁的肺泡間質及肺泡壁內　(C)病人經常出現高燒、咳嗽且帶濃痰　(D)肺切片用甲苯胺藍染色法，可以檢測出黴漿菌　（107專高二）

解析 (A)多由肺炎鏈球菌所引起；(C)少見有濃痰現象；(D)甲苯胺藍染色法(Toluidine blue)臨床上主要運用於染幽門螺旋桿菌，而非黴漿菌。

18. 岡氏複合體(Ghon's complex)是下列何種微生物感染肺部所造成的臨床病理特徵？(A)結核桿菌(*Mycobacterium tuberculosis*)　(B)麴菌(*Aspergillus fumigatus*)　(C)隱球菌(*Cryptococcus neoformans*) (D)粘黴菌(*Mucor amphibiorum*)　（108專高一）

19. 岡氏複合體(Ghon complex)是哪一類結核病的病理表現？(A)原發性結核病　(B)繼發性結核病　(C)結核性腸炎　(D)粟粒狀結核病

解析 原發性肺結核好發的部位稱為岡氏病灶(Ghon focus)，多出現在肺上葉的下部或肺下葉的上部。　（108專高二）

20. 關於肺塵埃沉著症(pneumoconiosis)的敘述，下列何者錯誤？(A)因環境因素吸入微粒性物質，造成肺內局部堆積引起肺部纖維化 (B)常發生於各類礦工、玻璃切割工及陶瓷工　(C)石棉沉著症與肋膜惡性間皮瘤有關　(D)對吸入微粒性物質產生之過敏反應，導致肺纖維化　（108專高二）

解析 肺塵埃沉著症並非過敏反應導致的疾病。

21. 下列哪一種狀況，急性期較不會出現肋膜積液？(A)鬱血性心衰竭　(B)氣喘　(C)肺栓塞　(D)肋膜炎　（109專高一）

解答： 16.D　17.B　18.A　19.A　20.D　21.B

22. 臨床上引起肺栓塞(pulmonary embolism)栓子(embolus)最常見的來源，下列何者正確？(A)上腔靜脈　(B)下腔靜脈　(C)大隱靜脈　(D)下肢深部靜脈　　　　　　　　　　　　　　　　　　（110專高二）

    解析 肺栓塞由腿部深層靜脈所形成的栓子，流經右心房、右心室後，進入肺臟而阻塞在肺部血管中。

23. 顯微鏡下，肺腫瘤細胞的細胞質少且呈圓形或橢圓形，具有神經內分泌的特性，是下列哪一種肺腫瘤？(A)腺癌(adenocarcinoma)　(B)鱗狀細胞癌(squamous cell carcinoma)　(C)小細胞癌(small cell carcinoma)　(D)大細胞未分化癌(large cell undifferentiated carcinoma)　　　　　　　　　　　　　　　　　　（110專高二）

    解析 小細胞癌會引起內分泌系統症狀，如抗利尿激素分泌不當症候群、高血鈣、庫欣氏症候群等。

24. 下列何者與新生兒呼吸窘迫症候群最不相關？(A)致病機轉主要與新生兒體重過大有關　(B)肺界面活性劑(surfactant)缺乏　(C)玻璃質膜(hyaline membrane)形成，導致缺氧　(D)新生兒出現呼吸困難現象　　　　　　　　　　　　　　　　　　（111專高一）

    解析 新生兒呼吸窘迫症候群好發於早產兒。

25. 社區型急性肺炎(community-acquired acute pneumonia)最常由下列何種微生物的感染所引起？(A)黴漿菌(*Mycoplasma*)　(B)隱球菌(*Cryptococcus*)　(C)鏈球菌(*Streptococcus*)　(D)麴菌(*Aspergillus*)　　　　　　　　　　　　　　　　　　（111專高一）

    解析 台灣社區型肺炎最常見致病菌依序是肺炎鏈球菌(23%)，黴漿菌(*Mycoplasma pneumoniae*, 14%)，肺炎披衣菌(*Chlamydophila pneumoniae*, 8%)，肺炎克雷伯氏菌(*Klebsiella pneumoniae*, 7%)和流感嗜血桿菌(5%)。

26. 有過敏性鼻炎病史的病人，因為反覆鼻炎造成鼻黏膜「灰白色葡萄狀」增生，此病灶是什麼？(A)鼻咽癌　(B)鼻息肉　(C)黴菌感染　(D)鼻中膈彎曲　　　　　　　　　　　　　　　　　　（112專高一）

解答：　22.D　23.C　24.A　25.C　26.B

解析 反覆的鼻炎會導致鼻黏膜間質水腫、慢性發炎性細胞，如嗜酸性球、淋巴球、漿細胞等數目增加並散布在間質中，阻塞鼻腔呼吸通道。

27. 鼻咽癌哪一種組織形態對放射線治療敏感性最好、效果最佳？(A)角化鱗狀細胞癌(keratinizing squamous cell carcinoma) (B)非角化性癌(non-keratinizing carcinoma) (C)未分化性癌(undifferentiated carcinoma) (D)腺癌(adenocarcinoma) （112專高三）

解析 鼻咽癌組織型態中，未分化癌對於放射療法的治療相當敏感且較有效。角化鱗狀細胞癌對於放射療法的治療較不敏感且效果不佳。

28. 社區性肺炎(community-acquired pneumonia)指的是患者在日常生活環境中所得到的感染，而非在醫院中的感染。引起典型社區性肺炎最常見的致病菌為何？(A)金黃色葡萄球菌(*Staphylococcus aureus*) (B)肺炎鏈球菌(*Streptococcus pneumoniae*) (C)流行感冒嗜血桿菌(*Haemophilus influenzae*) (D)黴漿菌(*Mycoplasma pneumoniae*) （113專高一）

解析 台灣社區性肺炎致病菌最常見為肺炎鏈球菌，其次是黴漿菌。

解答： 27.C 28.B

MEMO

消化道疾病

出題率：♥ ♥ ♥

Pathology

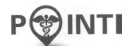

13-1　消化道概述

消化道可以簡單的依功能分成：

1. 口腔：包括嘴唇、牙齒、舌頭等，負責吞入並咀嚼弄碎食物。

2. 簡單通道：包括咽、喉、食道、肛管等，負責食物的運送，但沒有消化食物的功能。

3. 消化吸收通道：包括胃、小腸、大腸等器官，負責消化食物。

4. 消化腺體器官：包括口腔內的唾液腺、肝臟、胰臟等，可以分泌消化液幫助食物的消化。

13-2　口腔疾病

一、唇裂與腭裂

1. **唇裂比腭裂還常見**，唇裂較好發於男嬰，腭裂較好發於女嬰。

2. 唇裂又稱**兔唇**(hare lip)，較不會影響口腔功能，但會影響外觀。

3. 腭裂會造成發音和攝食的問題，較唇裂為嚴重。

4. 「十的準則」：年紀滿十週、體重大於十磅和血比容(hematocrit)大於十等，即是開刀的適合時機。

二、鵝口瘡(Oral thrust)

1. 又叫做**口腔念珠菌症**(oral candidiasis)。

2. 常見於**免疫力低下的人**。

三、口腔潰瘍(Aphthous Ulcers / Canker Sores)

1. 又叫口瘡，生在口腔黏膜上，對病人造成相當疼痛的小潰瘍。

2. **發病前多半有過大的壓力、熬夜**或是**過量食用刺激性的食物**。

3. 致病原因目前仍不清楚。

四、單純疱疹病毒感染(Herpes Simplex Virus Infection)

1. 第一型單純疱疹病毒：主要發生在口唇、口腔、眼部及顏面，主要經由**人和人之間的接觸**，特別是**接吻而傳染**。病毒常潛伏在**三叉神經節**(trigeminal ganglion)處。

2. 第二型單純疱疹病毒：主要發生在**男女生殖器部位**，主要經由**性接觸**而傳播。

五、白斑病(Leukoplakia)

1. 為口腔黏膜上的白色斑塊，引起白斑病的成因很多，包括檳榔、菸、酒及慢性刺激。

2. **少數的白斑病會演變成癌症**，需特別注意，定期追蹤。

3. 組織學上的特徵：鱗狀上皮增生及過度角化。

六、紅斑病(Erythroplakia)

1. 又稱為**發育不良性白斑**(dysplastic leukoplakia)。

2. **比白斑病更具有惡性傾向且更容易演變成癌症**。

七、唾液腺炎(Sialoadenitis)

1. 病毒性唾液腺炎：最常見為**副黏液病毒屬**(paramyxovirus)的**腮腺炎病毒**(mumps virus)所引起的**腮腺炎**。

2. 細菌性唾液腺炎：較常發生在免疫力差或是口腔衛生習慣不好的病人。

3. 肌上皮唾液腺炎：即修格連氏症候群，有乾口症及乾眼症。

4. 放射線唾液腺炎：常因頭頸部腫瘤接受放射線治療所引起的後遺症。

5. **唾液腺結石症** (sialolithiasis)：最常發生於**下頷下腺**，約占80%。因為下頷下腺之唾液成分黏液素較高，故較黏稠易形成結石。

八、唾液腺腫瘤(Salivary gland tumors)

1. 唾液腺腫瘤好發於**腮腺**，較少發生於下頷下腺及舌下腺。

2. 較常見的唾液腺腫瘤包括：多形性腺瘤、華欣氏腫瘤及惡性腫瘤。

(1) **多形性腺瘤**：為**良性腫瘤**。

A. 除了唾液腺主要的腺體成分之外，還常含有軟骨及黏液性組織分化，故**又稱做混合腫瘤**。

B. 顏面神經走在腮腺中，切除腫瘤時，常會傷到**顏面神經**。

(2) **華欣氏腫瘤**：為**良性腫瘤**，又叫**乳突狀淋巴囊腺瘤**(papillary cystadenoma lymphomatosum)。有雙層的上皮細胞圍成一囊狀構造，囊狀構造內有分泌性物質，另外有淋巴組織散布在腫瘤之間。

(3) 唾液腺的惡性腫瘤：一般較為少見，最多為黏液腺皮樣癌(mucoepidermoid carcinoma)，腺癌(adenocarcinoma)次之。而腺樣囊癌(adenoid cystic carcinoma)主要發生在腮腺，高度惡性、易沿著神經生長。外科手術切除後，很容易再復發。

九、口腔癌(Oral cavity cancer)

1. 最常見的組織型態為**鱗狀細胞癌**。

2. 危險因子：吃檳榔、吸菸、喝酒、白斑病和紅斑病等。

3. 侵襲癌的前驅性病變：包括嚴重異生、原位癌等。

13-3　食道疾病

一、食道閉鎖(Esophageal Atresia)

1. 閉鎖是指管道形成盲端。

2. 為食道的先天性疾病。食道未發育或是發育不全而造成食道不通稱為食道閉鎖。

3. 若是**剛出生的嬰兒，口中有大量口水流出且無法餵食**，需懷疑食道閉鎖。

二、氣管食道瘻管(Tracheoesophageal Fistula)

1. 食道的先天性疾病以**食道閉鎖**及**氣管食道瘻管**最多。

2. **瘻管**是指**兩個內襯上皮的器官不正常的連結**。

3. 食道和氣管之間相通稱為氣管食道瘻管。

4. 食道閉鎖經常伴隨氣管食道瘻管出現。

5. 食道氣管瘻管中，以近端食道閉鎖，遠端食道與氣管相接通為最常見的類型。

三、食道憩室(Diverticulum)

1. **憩室**是指**消化道壁的一種外突囊**。有憩室的存在稱為**憩室病**(diverticulosis)；**憩室有發炎的情形叫做憩室炎**(diverticulitis)；

憩室引起的臨床症狀統稱為**憩室疾病**(diverticular disease)。先天性憩室的外突囊，常包括整個消化道壁；後天性憩室的外突囊，是因為某個消化道壁肌肉較弱，造成黏膜和下黏膜組織外突，並不會包括肌肉組織。

2. **只含有黏膜及下黏膜的憩室**又叫做**偽憩室**(false diverticulum)。

3. **然克氏憩室**(Zenker's diverticulum)：好發於**上食道括約肌以上**的**喉咽部**。

4. 牽引性憩室：好發於中 1/3 食道。

5. 上膈膜憩室：好發於下食道括約肌之上。

四、食道失弛症(Achlasia)

1. 主要是**食道下段的協調性及括約肌放鬆功能的喪失所造成**。

2. 這類病人大多是原發性病變，也就是找不到原因。

3. 在南美洲的**南美錐蟲**(*Trypanosoma cruzi*)，會破壞人類的**消化道和泌尿道肌肉中的神經節**。

五、食道炎

(一) 感染性食道炎(Infectious Esophagitis)

常見的感染原包括：食道念珠菌、單純疱疹病毒、巨細胞病毒。

(二) 腐蝕性食道炎(Erosive Esophagitis)

1. 酸性物質較常引起表淺性腐蝕。

2. **鹼性物質**因為會和體內蛋白作用腐蝕，產生**比酸性物質更為嚴重的副作用**。

(三) 逆流性食道炎(Reflux Esophagitis)

　　長期性的逆流會使得食道的**鱗狀細胞上皮被胃的柱狀上皮和散布在柱狀上皮中的杯狀細胞所取代，稱為巴瑞特氏食道**(Barrett's esophagus)，此症有較高的機會演變成**腺癌**。

六、食道靜脈曲張(Esophageal Varices)

1. 常見於**肝硬化**病人。

2. 常引起食道靜脈破裂，造成大出血而死亡。

七、食道腫瘤

(一) 良性腫瘤

1. 平滑肌瘤：食道良性腫瘤中最常見。

2. 脂肪瘤、纖維瘤、血管瘤等較為少見。

(二) 惡性腫瘤

1. **食道腺癌：與長期胃食道逆流有關**。

2. **鱗狀細胞癌：**

　　(1) 和吸菸、喝酒及喝熱的飲食有關。

　　(2) 好發區域：北亞地區、中國北方和裏海周圍等地方。

　　(3) 好發於部位：**食道的中 1/3 段**，上 1/3 段為第二常見者。

　　(4) 鱗狀細胞癌的危險因子：

　　　　A. **胼胝症的特徵：**手掌和腳掌有過度角化、食道乳突瘤。

　　　　B. **Plummer-Vinson 症候群的特徵：**又稱為 Paterson-Brown Kelly syndrome。病人有後環狀軟骨後的食道異生、上食道蹼、缺鐵性貧血。

13-4　胃部疾病

一、先天肥大性幽門狹窄
(Congenital Hypertrophic Pyloric Stenosis)

1. 幽門肌肉因為肥大及增生造成幽門出口處狹窄，導致食物不易通過幽門而進入十二指腸。
2. 較好發於**男嬰**。
3. 嚴重時有**噴射性嘔吐**(projectile vomiting)的現象。
4. 治療方式是以外科手術方式，將狹窄處的肥大幽門處的環狀肌肉切開。

二、胃炎(Gastritis)

1. 原因包括幽門螺旋菌感染、十二指腸液逆流、藥物刺激等。
2. **黏膜相關性淋巴組織的淋巴瘤**(mucosa associated lymphoid tissue lymphoma, MALToma)：為低惡性度 B **細胞型腫瘤**，和**幽門螺旋桿菌感染造成慢性胃炎**有關，顯微鏡下可見淋巴上皮病灶。
3. 腸道細胞化生：指正常的胃黏膜上皮經過刺激之後，演變為具有杯狀細胞的腸道細胞。

三、消化性潰瘍(Peptic Ulcer)

◆ 消化性潰瘍的種類

1. 吞食酸鹼物質引起的食道潰瘍。
2. 和**幽門螺旋桿菌**(*Helicobactor pylori*)有關的胃潰瘍及十二指腸潰瘍，是所有消化性潰瘍中，**最為常見**。胃潰瘍比較好發在胃小彎處，而十二指腸潰瘍則好發於十二指腸第一段附近。

3. 左愛氏症候群(Zolliger-Ellison syndrome)分泌大量胃泌素引起的胃潰瘍。

4. 大腦受傷後引起的庫欣氏潰瘍(Cushing's ulcer)。

5. **燒傷後引起的柯林氏潰瘍**(Curling ulcer)。

◆ **潰瘍及糜爛的區分**

1. **潰瘍**(ulcer)：**指發炎導致組織表面壞死**並損傷深及黏膜下層。受傷程度較深，所以癒合時，形成瘢痕組織(scar tissue)。

2. 糜爛(erosion)：其受損處僅侷限於黏膜層中。受傷程度較**淺**，一般可以恢復為原來黏膜層而不會形成瘢痕組織。

四、胃息肉

1. 息肉專指由腸胃道黏膜所形成的腫塊。

2. 最常見的胃息肉為增生型息肉，其他的胃息肉還包括有胃底部腺體息肉和腺體樣息肉等。

五、胃的良性腫瘤

1. 平滑肌瘤(leimyoma)：最為常見，位於黏膜下肌肉層。

2. 脂肪瘤(lipoma)：由脂肪細胞形成，偶爾可見。

3. 過誤瘤(harmatoma)：最常見於普傑氏症候群(Peutz-Jeghers syndrome)。

4. 腺瘤(adenoma)：也可能會出現在胃中。

六、胃的惡性腫瘤

　　胃的惡性腫瘤以**腺癌最多，其次是淋巴癌**，尚包括胃的間質腫瘤。

◆ 胃腺癌

1. 胃癌的危險因子：鹽分過多、醃漬品、胃部手術後引起的膽汁逆流、**長期幽門螺旋桿菌感染**、惡性貧血、胃酸缺乏症。

2. 戒指細胞癌(signet ring cell carcinoma)：腫瘤細胞會以戒指細胞(signet ring cell)出現，戒指細胞是因為細胞中含有大量的黏液素(mucin)，而把細胞核擠壓堆到細胞膜邊緣，形成像戒指般的外觀。而**克魯勃根氏瘤**(Krukenberg tumor)是指**從腸胃道轉移到卵巢的戒指細胞癌**。

3. **皮革胃**(linitis plastica)：**胃的戒指細胞癌預後相當的差**，且常引起整個胃壁變厚，外觀上就像皮革一樣，病理上叫做皮革胃。

4. **魏耳孝氏結節**(Virchow node)：是指上鎖骨淋巴結發生胃癌細胞轉移。

◆ 胃淋巴癌

1. **人體中除了淋巴結外，胃是淋巴癌最好發的地方。**

2. 如低度惡性的黏膜相關性淋巴組織的淋巴瘤(MALToma)可能和長期**幽門螺旋桿菌**感染有關。

◆ 胃的間質腫瘤

1. 由**肌肉細胞**特化的**平滑肌腫瘤**(leiomyoma)。

2. 由**神經細胞**特化的**許旺氏瘤**(schwannoma)。

3. 由胃壁中的**卡哈間質細胞**(interstitial cells of Cajal)增生所形成的**胃腸道間質腫瘤**(gastrointestinal stromal tumor, GIST)。**大部份具有 *c-KIT* 或 *PDGFRA* 基因的突變**。

4. 卡哈間質細胞：又稱胃腸道節律器細胞(pacemaker cells)，主要功能如同心臟節律器細胞，可發出電刺激以控制胃腸道蠕動。

13-5　小腸及大腸直腸疾病

一、腹裂與臍膨出

1. 腹裂(gastroschisis)：腸胃道移出腹壁外面，因為**腸胃道無臍帶膜包覆**，易發炎，造成麻痺性腸阻塞。**較少伴隨其他器官的先天性異常，死亡率較低。**

2. 臍膨出(omphalocele)：腸胃道移出至腹壁外面，但是外面**有臍帶膜覆蓋**，較少有發炎的情形。**常伴隨其他器官的先天性異常，死亡率較高。**

二、梅克爾氏憩室(Meckel Diverticulum)

　　為先天性胃腸道畸形，屬於真性憩室，即具有黏膜、黏膜下層及肌肉層，**常見異位性胃黏膜**、胰腺組織出現於憩室開口處，可能造成潰瘍、出血、穿孔。

三、巨結腸病(Hirchsprung's Disease)

1. 為胚胎發育時，腸道**奧爾巴赫氏神經叢**(Auerbach's plexuses)以及**梅森勒氏神經叢**(Meissener's plexuses)**缺損**所致。

2. 臨床表現為腸道蠕動異常，缺損處的遠端狹窄，而缺損處的近端龐大擴張。男性發生的比例高於女性。

四、感染性腸炎(Infectious Enterocolitis)

(一) 傳染性腸炎

1. 病毒性腸炎：常見的為輪狀病毒。

2. 細菌性腸炎：大腸桿菌、沙門氏菌、霍亂弧菌。

(二) 偽膜性大腸炎(Pseudomembranous colitis)

1. 因服用抗生素（最常見者為 Clindamycin），導致**梭狀芽孢桿菌屬細菌**（*Clostridium difficile*，革蘭氏陽性厭氧菌）分泌毒素，產生大量發炎反應，而在大腸黏膜上出現由炎性滲出物構成的黃色斑塊或偽膜。

2. 治療方式：停止使用引起偽膜性大腸炎的抗生素，並改以萬古黴素(Vancomycin)或是 Metronidazole 治療。

五、非感染性腸炎

非感染性大腸炎包括**克隆氏症**(Crohn's disease)、**潰瘍性大腸炎**(ulcerative colitis)，兩者比較整理於表 13-1。

表 13-1　克隆氏症與潰瘍性大腸炎的比較

特　徵	克隆氏症	潰瘍性大腸炎
侵襲範圍	主要在**十二指腸和大腸**	只有大腸
病灶分布	**跳躍式、不連續分布**	**廣泛、連續性分布**
影響範圍	黏膜全壁層	**僅黏膜和黏膜下層**
肉芽腫	可能出現非乾酪樣壞死性肉芽腫	**非肉芽腫性疾病**
組織學變化	**深且線狀潰瘍，無息肉結節樣改變、易併發瘻管**、腸道狹窄	**淺部潰瘍，形成息肉無結節、無瘻管**
營養吸收不良	會	不會
癌變可能	不易癌變	癌變可能性大
手術後反應	不佳	良好

六、腸道息肉

(一) 腺瘤(Adenoma)

1. 腸道中最常見的良性腫瘤，有三個亞型，包括**絨毛狀腺瘤**(villous adenoma)、**管狀腺瘤**(tubular adenoma)及**管狀絨毛狀腺瘤**(tubulovillous adenoma)，發生癌變的機會以**絨毛狀腺瘤**較高。

2. 腺瘤被認為是腺癌的前驅變化，所以要做息肉切除並做切片檢查。

3. 腺瘤的黏膜上皮之腺體都有異生的變化。

(二) 增生性息肉(Hyperplastic Polyps)

1. 在顯微鏡下，其腺體構造較正常的腸黏膜增加許多。

2. 增生型息肉的腺體並沒有異生的變化。

3. 少有機會轉變為腺癌。

(三) 過誤瘤性息肉(Harmatomatous Polyps)

　　包括兩種息肉，分別是 Peutz-Jeghers 息肉(Peutz-Jeghers polyps)和少年型息肉(juvenile polyps)。

1. Peutz-Jeghers 息肉

　　(1) 是一種自體顯性遺傳疾病，在腸道出現多發性息肉，屬於 Peutz-Jeghers 症候群(Peutz-Jeghers syndrome)中的一種表現。Peutz Jeghers 症候群的另一特徵為病人在嘴唇、口腔黏膜甚至皮膚會有很多暗色斑點產生。

　　(2) Peutz-Jeghers 息肉通常為良性，不會有惡性病變。

2. **少年型息肉**：大都發生於孩童，但有些成年人也可發生。**少有惡性的變化**，定期內視鏡檢查加上息肉切除術即可。

七、小腸腫瘤

　　小腸腫瘤的發生比率遠較消化道的其他器官少很多。惡性腫瘤的比率比良性腫瘤多。惡性腫瘤中，以從其他器官轉移來的轉移癌最為常見。而小腸原發性惡性腫瘤中，以腺癌最多。小腸的惡性腫瘤包括：

1. **轉移癌**：是**所有小腸惡性腫瘤中，占最多比率的**。常見原發器官包括有胃、卵巢、大腸的腺癌和皮膚的黑色素瘤。

2. **腺癌**：是**所有小腸的「原發性」惡性腫瘤中，比例最多的**。病理組織型態和其他腸胃道器官的腺癌一樣。

3. 淋巴癌：在西方國家中，小腸的惡性淋巴癌主要以 B 淋巴球來源為主，T 淋巴球的惡性淋巴瘤很少見；亞洲國家中，小腸的惡性淋巴瘤仍然是以 B 淋巴球來源較多，但是 T 淋巴球的惡性淋巴瘤並不少見。

4. **類癌腫瘤**(carcinoid tumors)
   (1) 腫瘤細胞起源自小腸黏膜的神經內分泌細胞。
   (2) 常發生在**消化道**器官上，尤以**闌尾**(appendix)**最多，小腸為次之**。在小腸中，以迴腸(ileum)這一段較易產生類癌腫瘤。
   (3) 可分泌多種內分泌物質，包括血清素、胰島素、體制素、胃泌素等。這些內分泌物質過量產生，可能引起的臨床症狀整理如表 13-2 所示。

5. 肉瘤：主要以胃腸道間質腫瘤(GIST)較多。其他如平滑肌肉瘤、脂肪肉瘤較為少見。

表 13-2	類癌腫瘤細胞分泌的內分泌物質之作用
內分泌物質	臨床症狀
血清素	類癌症候群：臉部潮紅、腹瀉、嘔吐、咳嗽
胰島素	低血糖
體抑制素	類似糖尿病的臨床表現
胃泌素	胃酸分泌過多，多發性胃潰瘍等所謂的左愛氏症候群 (Zollinger-Ellison syndrome)

八、大腸直腸癌(Colorectal cancer)

1. 國人得到大腸直腸癌的比率逐年增加。

2. 症狀因位置的不同而稍有不同的表現，例如：右側大腸癌常會有黏液性糞便、左側大腸癌常會有糞便變細、直腸癌常會造成阻塞性症狀及血便等症狀。

3. 大腸直腸癌的病理特徵：最常見的組織型態為**腺癌**，若是有黏液性癌，則代表比較惡性，預後較差。

4. 大腸直腸癌的癌症分期
   (1) 有 TNM 分期 (TNM classification) 及杜克分期 (Dukes' classification)。目前台灣地區比較常使用 TNM 分期。
   (2) 台灣早期較常用的分類是以杜克分期為主，分為 A、B1、B2、C1、C2 及 D 期（表 13-3）。

5. 家族性息肉症候群(familial polyposis syndrome)：是大腸癌的高度危險群。主要包括：家族性腺瘤樣息肉症和遺傳性非多息肉性大腸直腸癌。

表 13-3	杜克分期及其特徵
癌症分期	主要特徵
A	癌細胞侷限於黏膜及黏膜下層
B1	癌細胞穿過黏膜下層，到達肌肉層
B2	癌細胞穿過肌肉層，到達漿膜層
C1	B1 加上有局部淋巴轉移
C2	B2 加上有局部淋巴轉移
D	有遠端轉移的現象

13-6　闌尾疾病

一、闌尾炎(Appendicitis)

1. 病因多是為闌尾管腔受到糞石、寄生蟲或是腫瘤阻塞所致。

2. 臨床表現：右下腹痛、噁心、嘔吐、發燒、白血球升高等。

3. 依照發病的病程可分成早期急性闌尾炎、急性化膿性闌尾炎、急性壞疽性闌尾炎。

二、闌尾腫瘤(Appendiceal Tumors)

1. **類癌腫瘤**(carcinoid tumors)：腫瘤細胞源自於神經內分泌細胞，**好發於闌尾**，尤其是尾端部位，大都是意外發現的。

2. 黏液囊腺瘤(mucinous cystadenoma)
   (1) 形成**黏液囊腫**(mucocele)：泛指任何原因造成闌尾所分泌的黏液無法排出，造成闌尾腫脹。
   (2) **腹膜假性黏液腫瘤**(pseudomyxoma peritonei)：由良性或惡性黏液性腫瘤的少數腫瘤細胞和腫瘤細胞所製造的大量黏液散播在腹膜上所形成。常見的原發部位為**闌尾**和**卵巢**。

3. 黏液囊腺癌(mucinous cystadenocarcinoma)：臨床表現和黏液囊腺瘤相似，其闌尾黏膜上皮細胞呈複層惡性細胞排列。

13-7 肛門疾病

1. 痔瘡(hemorrhoids)：因直腸和肛門附近的**靜脈叢發生靜脈曲張所致**。發生在肛門的齒狀線以上，稱為內痔；發生在齒狀線以下，稱為外痔；內痔和外痔同時發生者，稱為混合痔。

2. 肛門膿瘍：肛門發炎後，形成潰瘍化膿。

3. 肛門瘻管：肛門膿瘍未處理，導致在肛門附近皮膚上形成開口，即稱之。嚴重的肛門瘻管會破壞肛門括約肌，影響正常排便功能。

4. 肛門癌：占所有腸胃道癌症的一小部分，大多發生於中老年人。危險因子包括：(1)肛門感染菜花；有多重性伴侶且有肛交等危險性行為者；(2)肛門感染人類乳突狀病毒(HPV)；(3)病理組織型態主要以鱗狀細胞癌為最多。

QUESTI❓N

1. 巴雷特氏食道症(Barrett esophagus)如有惡性化發生，最常會產生下列何種組織型態的癌症？(A)鱗症細胞癌　(B)腺癌　(C)平滑肌肉瘤　(D)淋巴瘤　　　　　　　　　　　　　　　　（99專高一）

    解析　當長期胃食道逆流，造成食道受胃酸浸潤而損傷，引起食道糜爛、潰瘍或狹窄，正常食道上皮細胞被類似小腸柱形細胞所取代時，即為巴雷特氏食道症(Barrett esophagus)，是食道癌前期，發生腺癌的機率極高。

2. 下列何者不是潰瘍性腸炎的特徵？(A)好發於迴腸　(B)主要病灶侷限於黏膜層　(C)在腸腺底部有腸腺膿瘍　(D)末期的併發症包括腺癌　　　　　　　　　　　　　　　　　　　（99專高二）

3. 下列有關類癌(carcinoid)之敘述，何者正確？(A)是一種神經內分泌瘤(neuroendocrine tumor)　(B)是腺癌的亞型(subtype of adenocarcinoma)　(C)是良性腫瘤　(D)不可能同時出現在許多器官

    解析　類癌若發生侵犯或遠端轉移時，則為惡性腫瘤，其發生位置多變化。　　　　　　　　　　　　　　　　　　　　　（100專高二）

4. 現在致癌理論中與胃癌及胃淋巴瘤最相關之致癌因子為：(A)壓力(stress)　(B)胃酸(gastric acid)　(C)幽門螺旋桿菌(*Helicobacter pylori*)　(D)貧血(anemia)　　　　　　　　　　（101專高一）

    解析　幽門螺旋桿菌會造成胃炎，破壞胃表皮層細胞，胃腺體長久之後會逐漸消失或者被小腸型上皮細胞取代，發生胃腺癌前驅病灶——萎縮性胃炎、小腸化生。而慢性活動性胃炎與幽門螺旋桿菌的存在，會使慢性發炎性細胞聚集於胃黏膜，形成類淋巴結節的構造，引起胃淋巴瘤。

5. 下列胃疾病中，何者與幽門桿菌(*Helicobacter pylori*)的感染較無關？(A)胃癌　(B)慢性胃炎　(C)胃黏膜相關淋巴組織淋巴瘤(mucosa-associated lymphoid tissue lymphoma)　(D)胃腸間質腫瘤(gastrointestinal stromal tumor)　　　　　　　　　　（101專高二）

解答：　　1.B　　2.A　　3.A　　4.C　　5.D

解析 (A)危險因子有鹽分過多、醃漬品，胃手術後引起的膽汁逆流，長期幽門螺旋桿菌感染，惡性貧血和胃酸缺乏症；(B)引發原因有幽門螺旋桿菌感染、十二指腸液逆流、藥物刺激等；(D)由胃壁中的卡哈間質細胞(interstitial cells of Cajal)增生所形成，目前仍不清楚這種腫瘤的相關危險因子。

6. 有關於潰瘍性結腸炎 (ulcerative colitis) 和克隆氏病 (Crohn's disease)的比較，下列敘述何者正確？(A)潰瘍性結腸炎多呈跳躍式病灶　(B)肉芽腫較常見於潰瘍性結腸炎　(C)克隆氏病較易產生瘻管　(D)克隆氏病只侷限發生於大腸　　　　（102專高一）

解析 (A)克隆氏病才是多呈現跳躍氏病灶，潰瘍性結腸炎是呈現廣泛性的分布；(B)肉芽腫較常見於克隆氏病；(C)克隆氏病的潰瘍較深，故較容易產生瘻管；(D)克隆氏病主要發生在十二指腸和大腸，而潰瘍性大腸炎只發生在大腸。

7. 有關Hirschsprung疾病，下列敘述何者錯誤？(A)主要是某一段大腸的黏膜下及肌肉層的神經節細胞(ganglion)發育有問題　(B)又稱巨結腸症(megacolon)　(C)被影響到的那一段大腸呈顯著的擴大　(D)男生發生的比例高於女生　　　　（103專高一）

解析 Hirschsprung疾病，原因為胚胎生長發育時，腸道的奧爾巴赫氏神經叢(Auerbach's plexuses)以及梅森勒氏神經叢(Meissener's plexuses)缺損，臨床表現為腸道蠕動異常，缺損處的遠端狹窄，而缺損處的近端龐大擴張。

8. 下列何者有變化為口腔癌之最高機率？(A)白斑(leukoplakia)　(B)紅斑(erythroplakia)　(C)扁平苔癬(lichen planus)　(D)口瘡性潰瘍(aphthus ulcer)　　　　（104專高一）

解析 (A)僅少數的白斑病會演變成癌症；(B)比白斑病更具有惡性傾向且更容易演變成癌症；(C)除極少數有惡性變化可能外，一般並不會導致太嚴重的後果；(D)又叫做口瘡，是對病人造成相當疼痛的小潰瘍，與壓力、熬夜或食用過量刺激性食物有關。

解答：　　6.C　　7.C　　8.B

9. 有關瀰漫型(diffuse type)與腸型(intestinal type)胃癌，下列敘述何者正確？(A)與幽門螺旋桿菌的感染關係較密切的是瀰漫型　(B)與食物中的硝酸鹽關係較密切的是瀰漫型　(C)好發年齡較年輕的是瀰漫型　(D)與曾接受過部分胃切除較有關的是瀰漫型

　　解析 胃癌有分成瀰漫型和腸型，一般而言，瀰漫型的比較好發於較年輕的族群，而腸型的胃癌比較容易發生在幽門螺旋桿菌感染、食物中的硝酸鹽、以及曾接受過部分胃切除的病人。　（104專高一）

10. 偽膜性結腸炎(pseudomembranous colitis)與下列何種細菌過度增生有關？(A)大腸桿菌(*E. coli*)　(B)志賀桿菌(*Shigella*)　(C)結核桿菌(*Mycobacterium tuberculosis*)　(D)困難梭狀桿菌(*Clostridium difficile*)　　　　　　　　　　　　　　　　　　　　　　　　　（104專高二）

　　解析 偽膜性結腸炎是因服用抗生素，導致困難梭狀桿菌（*Clostridium difficile*，革蘭氏陽性厭氧菌）分泌毒素，產生發炎反應，大腸黏膜上出現由炎性滲出物構成的黃色斑塊或偽膜。

11. 巴瑞特食道症(Barrett's esophagus)病灶中的上皮中出現下列何種細胞為最具診斷意義？(A)梭狀纖維芽細胞　(B)移形細胞　(C)杯狀細胞　(D)纖毛柱狀細胞　　　　　　　　　　　　　　　　（105專高一）

　　解析 長期性的胃食道逆流會使得食道的鱗狀細胞上皮被胃的柱狀上皮和散布在柱狀上皮中的杯狀細胞所取代，稱為巴瑞特食道症，此症有較高的機會演變成腺癌。故由上可知，巴瑞特食道症之病灶中的上皮中出現杯狀細胞，最具診斷意義。

12. 食道靜脈曲張時，下列哪一部位的血管擴張最明顯？(A)黏膜層　(B)黏膜下層　(C)肌肉層　(D)漿膜層　　　　　（105專高一）

　　解析 食道靜脈曲張(Esophageal varices)，常見於肝硬化病人，並以黏膜下層的靜脈之血管擴張最為明顯，常引起食道靜脈破裂，造成大出血而死亡。故由上述可知本題的答案選項為(B)黏膜下層。

13. 有關大腸癌，下列敘述何者正確？(A)大部分的大腸癌起源於腺瘤　(B)發生在左側的大腸癌，臨床上經常以貧血來表現　(C)大腸癌最重要的預後因子是腺體的分化程度　(D)發生在右側的大腸癌，臨床上經常以阻塞來表現　　　　　　　　　　（105專高一）

解答：　9.C　10.D　11.C　12.B　13.A

解析 發生在左側大腸及直腸的大腸癌，臨床上經常以阻塞來表現，而發生在右側大腸的大腸癌常有黏液性糞便及貧血的臨床表現。至於大腸癌最重要的預後因子為癌症分期(TNM)。

14. 有關Barrett食道，下列敘述何者正確？(A)是指遠端食道長期的潰瘍不癒　(B)增加食道發生鱗狀細胞癌的危險　(C)是因長期胃食道逆流所致　(D)女性發生的比例高於男性　（105專高二）

解析 長期性的逆流會使得食道的鱗狀細胞上皮被胃的柱狀上皮和散布在柱狀上皮中的杯狀細胞所取代，稱為巴瑞特氏食道(Barrett's esophagus)，此症有較高的機會演變成腺癌。

15. 何謂巴瑞特食道(Barrett esophagus)？(A)遠端食道潰瘍(ulcer)　(B)遠端食道狹窄(stricture)　(C)遠端食道鱗狀上皮發生腸化生(intestinal metaplasia)　(D)遠端食道鱗狀上皮過度增生(hyperplasia)　（106專高二）

解析 巴瑞特食道為遠端食道鱗狀上皮發生腸化生，乃指食道的鱗狀細胞上皮被胃的柱狀上皮和散布在柱狀上皮中的杯狀細胞所取代，此症有較高的機會演變成腺癌。

16. 有關克隆氏疾病(Crohn disease)的臨床病理特徵，下列敘述何者正確？(A)易出現乾酪性肉芽腫(caseating granuloma)　(B)發生大腸癌的機會比潰瘍性大腸炎(ulcerative colitis)大　(C)與潰瘍性大腸炎不同的是，不會有腸道以外的免疫疾病發生　(D)比潰瘍性大腸炎易發生腸道狹窄的後遺症　（106專高二）

解析 克隆氏疾病常需要和潰瘍性大腸炎做鑑別診斷。(A)(B)(C)屬潰瘍性大腸炎的特徵；(D)克隆氏疾病產生的潰瘍深且為線狀，故比潰瘍性大腸炎易發生腸道狹窄的後遺症。

17. 下列何種微生物的感染和消化性潰瘍的發生最有關聯性？(A)念珠菌(Candida)　(B)幽門螺旋桿菌(Helicobacter pylori)　(C)傷寒沙門桿菌(Salmonella typhi)　(D)輪狀病毒(Rotavirus)　（106專高二補）

解析 和幽門螺旋桿菌(Helicobactor pylori)有關的胃潰瘍及十二指腸潰瘍，是所有消化性潰瘍中，最為常見。胃潰瘍比較好發在胃小彎處，而十二指腸潰瘍則好發於十二指腸第一段附近。

解答：　14.C　15.C　16.D　17.B

18. 有關大腸息肉(polyp)，下列敘述何者正確？(A)增生性息肉 (hyperplastic polyp)是一種非贅瘤性息肉　(B)普茲－耶格司息肉 (Peutz-Jegher polyp)是一種贅瘤性息肉　(C)腺瘤(adenoma)的大小 不影響其惡性化的機率　(D)腺瘤的組織結構（管狀、管絨毛狀 或絨毛狀）不影響其惡性化的機率　　　　　　（106專高二補）

解析 (B)是一種非贅瘤性息肉；(C)腺瘤越大，惡性化的機率越高；(D) 腺瘤若呈現絨毛狀，惡性化的機率越高。

19. 胃腸道之原位癌(carcinoma in situ)是表示癌細胞尚未穿過下列何 者？(A)基膜(basement membrane)　(B)漿膜層(serosa)　(C)肌肉 層(muscularis propria)　(D)黏膜下層(submucosa)　（107專高一）

20. 當大腸出現燒杯狀潰瘍時，最可能是下列何種微生物感染的特 徵？(A)念珠菌(*Candida*)　(B)巨細胞病毒(Cytomegalovirus)　(C) 結核桿菌(*Mycobacterium bacilli*)　(D)阿米巴原蟲(Entamoeba histolytica)　　　　　　　　　　　　　　　　　（107專高一）

21. 口腔癌最常見者為下列何種類型？(A)鱗狀上皮癌(squamous cell carcinoma)　(B)腺癌(adenocarcinoma)　(C)淋巴瘤(lymphoma)　(D)黑色素瘤(melanoma)　　　　　　　　　　　（107專高一）

解析 口腔的上皮為鱗狀上皮細胞，最常見的癌症為鱗狀上皮癌。

22. 一個剛出生的嬰兒，口中有大量口水流出且無法餵食，是因下列 何者先天性異常？(A)食道閉鎖　(B)先天性幽門狹窄　(C)梅克耳 氏憩室(Meckel's diverticulum)　(D)巨結腸症　（107專高一）

解析 食道閉鎖是指食道形成盲端，為食道的先天性疾病，因食道閉 鎖，故口水無法進入胃中，自然有大量口水流出，也無法餵食。

23. 關於克隆氏病(Crohn disease)的敘述，下列何者正確？(1)多侷限 在迴腸(ileum)末端，也會侵犯結腸(colon)　(2)潰瘍十分表淺 (3)潰瘍與潰瘍之間的正常黏膜有如鵝卵石般　(4)常出現肉芽腫 (granulomas)　(5)腸壁會變薄且嚴重擴大。(A) (1)(3)(4)　(B) (2)(3)(5)　(C) (1)(4)(5)　(D) (1)(3)(5)　　　　　（107專高二）

解答：　18.A　19.A　20.D　21.A　22.A　23.A

解析 克隆氏症和潰瘍性大腸炎的比較，請參考表13-1。克隆氏症的潰瘍比較深且有線狀潰瘍，另外其病變腸壁比較不會變薄且呈現跳躍式分布。所以選項(1)(3)(4)是正確的，答案為(A)。

24. 肛門痔瘡(Hemorrhoid)的病理機轉與下列哪個情況不同？(A)肝硬化(cirrhosis)病人的食道靜脈曲張(esophageal varices)　(B)幼兒頸部的囊性水瘤(cystic hygroma)　(C)懷孕婦女的小腿出現蚯蚓般的藍紫色血管　(D)百貨公司專櫃人員因工作需長期站立，腿部出現明顯青筋　（108專高一）

解析 幼兒頸部的囊性水瘤屬於淋巴組織的先天性疾病。

25. 下列何者不是痔瘡發生常見的原因？(A)動脈粥狀硬化　(B)肝硬化　(C)長期便秘　(D)懷孕　（108專高二）

解析 長期便秘、腹瀉、懷孕、肝硬化、情緒易緊張、慢性咳嗽、骨盆腔病變患者容易靜脈回流不佳，導致肛門的靜脈曲張而出現痔瘡。

26. 關於胃腸道基質瘤(gastrointestinal stromal tumor)的敘述，下列何者錯誤？(A)最好發在小腸　(B)被認為起源於Cajal氏間質細胞(interstitial cells of Cajal)　(C)大部份具有c-KIT或PDGFRA基因的突變　(D)預後和腫瘤大小、腫瘤細胞有絲分裂數目及發生位置有關　（108專高二）

解析 胃腸道基質瘤屬於胃的間質腫瘤。

27. 下列口腔黏膜病灶中，轉變成惡性腫瘤機會最高的是：(A)白斑(leukoplakia)　(B)毛狀白斑(hairy leukoplakia)　(C)紅斑(erythroplakia)　(D)口瘡潰瘍(aphthous ulcer)　（109專高一）

解析 紅斑又稱為發育不良性白斑(dysplastic leukoplakia)。具有惡性傾向且容易演變成癌症。

28. 下列何者不是潰瘍性結腸炎(ulcerative colitis)的臨床病理特徵？(A)通常僅侷限於黏膜層和黏膜下層　(B)易產生肉芽腫　(C)是一種連續性病變　(D)是發生大腸癌的危險因子　（110專高一）

解答：　24.B　　25.A　　26.A　　27.C　　28.B

29. 克林氏潰瘍(Curling ulcer)最容易發生在哪種病人身上？(A)長期服用阿司匹靈(Aspirin)　(B)嚴重燒傷　(C)車禍之後嚴重頭痛　(D)感染幽門螺旋桿菌　　　　　　　　　　　　　　　　（110專高一）

30. 梅克爾氏憩室(Meckel diverticulum)最常見的異位組織，下列何者正確？(A)肝組織　(B)胃黏膜　(C)脾組織　(D)唾液腺
　　　　　　　　　　　　　　　　　　　　　　　　　　（110專高二）

　解析　憩室是指消化道壁的一種外突囊。

31. 關於發生於胃的黏膜相關淋巴組織淋巴瘤(mucosa-associated lymphoid tissue lymphoma, MALToma)　之敘述，下列何者錯誤？(A)與慢性胃炎(chronic gastritis)有關　(B)可以經由消除幽門螺旋桿菌來治療，屬於低惡性度淋巴瘤　(C)屬於 T 細胞淋巴瘤(T-cell lymphoma)　(D)顯微鏡下可見淋巴上皮病灶(lymphoepithelial lesions)　　　　　　　　　　（110專高二）

　解析　MALToma是一種異質性的B細胞腫瘤。

32. 下列哪一項因素與波雷特氏食道(Barrett esophagus)發生腺癌(adenocarcinoma)最有關係？(A)上皮細胞的異生程度　(B)波雷特氏食道的長短　(C)波雷特氏食道的發炎程度　(D)有無食道狹窄發生　　　　　　　　　　　　　　　　　　　　（111專高一）

　解析　波雷特氏食道(Barrett esophagus)是食道末端之鱗狀上皮漸漸被腺狀上皮所取代，並出現腸黏膜中的杯狀細胞，稱為腸腺狀上皮化生，有較高的機會演變成腺癌。

33. 由於發炎導致組織表面壞死，稱為：(A)膿瘍(abscess)　(B)潰瘍(ulcer)　(C)肉芽腫(granuloma)　(D)蟹足腫(keloid)　（112專高二）

　解析　潰瘍是由於發炎、缺血、感染或其他損傷引起的組織表面壞死。

34. 食道腺癌(Esophageal Adenocarcinoma)與下列何者的關係最為密切？(A)食用含亞硝酸鹽(nitrosamines)的食物　(B)長期胃食道逆流(gastroesophageal reflux)　(C)食用被黴菌污染的食物　(D)人類乳突瘤病毒(HPV)感染　　　　　　　　　　　　　（112專高二）

解答：　29.B　30.B　31.C　32.A　33.B　34.B

解析〉胃液長期逆流至食道，使得食道上皮由複層鱗狀上皮變成單層柱
　　　狀上皮。是引起食道腺狀上皮癌的危險因子。

35. 下列何者是最常見的口腔癌？(A)基底細胞癌(basal cell
carcinoma)　(B)鱗狀細胞癌(squamous cell carcinoma)　(C)侵襲性
導管癌(invasive ductal carcinoma)　(D)唾液腺導管癌(salivary duct
carcinoma)　　　　　　　　　　　　　　　　　　（112專高三）

解析〉口腔癌最常發生的形態為鱗狀細胞癌。鱗狀細胞癌可以發生在口
　　　腔任何部位。

MEMO

肝、膽及胰臟疾病

出題率：♥ ♥ ♡

Pathology

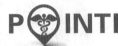

14-1　肝臟疾病

一、概　述

(一) 肝臟功能

1. 是**人體內最大的器官**，約 1,000~1,500 公克。

2. 具儲存養分（如肝醣、鐵質）的功能。

3. 製造具生理重要機能蛋白質的地方，如：**白蛋白、血液凝固因子**。

4. 具有很多酵素，可以幫助分解、合成和解毒的作用。

5. 可以製造膽汁。

(二) 肝炎在顯微鏡下的病理變化

1. 急性肝炎主要變化：肝細胞腫脹、壞死、橋樑狀壞死(bridging necrosis)、細小膽道有膽汁鬱積、發炎細胞聚集在門脈區域附近，且主要以單核球為主。

2. 慢性肝炎主要變化：肝細胞壞死、肝細胞再生、膽道上皮增生、纖維化和淋巴球等慢性發炎細胞聚集。壞死的肝細胞會萎縮，呈現嗜伊紅（酸）性，這類的細胞稱為嗜酸性小體或 Councilman 小體(Councilman bodies)。

二、病毒性肝炎(Viral Hepatitis)

　　肝臟之肝炎性病毒主要有 A~E 型五種（表 14-1）。

表 14-1	主要肝炎性病毒				
項 目	A 肝	B 肝	C 肝	D 肝	E 肝
病毒類型	RNA	DNA	RNA	RNA	RNA
傳播途徑	**糞口**	**血液**	**血液**	血液	**糞口**
潛伏期	2~6 週	2~6 月	4~8 週	2~6 月	1~2 月
帶原	**無**	**可能**	**可能**	可能	無
治療	**支持性療法**	α干擾素+ Lamivudine	α干擾素+ Ribavirin	支持性療法	支持性療法
疫苗	**有**	**有**	**無**	無	無

(一) A 型肝炎(Hepatitis A)

1. A 型肝炎病毒(hepatitis A virus, HAV)為**核糖核酸病毒(RNA)病毒**，主要經由**糞口途徑傳染**，好發於衛生落後的地區。感染後，**並不會有長期慢性帶原的現象發生**，是**自限性的疾病**，絕大部分病患會自行好轉。

2. 相關實驗室檢查
   (1) anti-HAV IgM(+)：代表感染期的急性期或是最近曾感染 A 肝。
   (2) anti-HAV IgG(+)：代表感染過 A 肝，或是注射 A 肝疫苗，目前已經有抗體(antibodies)產生。

(二) B 型肝炎(Hepatitis B)

1. B 型肝炎病毒(hepatitis B virus, HBV)是肝炎病毒中唯一的**去氧核糖核酸(DNA)病毒**，傳染途徑有血液和體液、**母子垂直傳染**。

2. 潛伏期約 2~6 個月。好發於東亞、東南亞、非洲等地區。

3. **B 型及 C 型肝炎病毒**感染容易造成**慢性肝炎**，甚至有些人會有肝硬化、肝癌出現。

4. 相關實驗室檢查

(1) HBsAg(+)：急性或慢性 B 肝。

(2) Anti-HBs(+)：代表人體對 HBV 有免疫力的產生，發生在急性感染的恢復期，或是接種疫苗之後。

(3) HBeAg(+)：代表病毒仍持續複製分裂，為一高度傳染性狀態。

(4) Anti-HBe(+)：代表著急性感染的恢復期或是低傳染力的慢性帶原狀態，和 Anti-HBs 不同的是，Anti-HBe 的出現並不代表對 B 肝病毒有免疫力的產生。

(5) Anti-HBc IgM(+)：代表肝炎的急性期感染。

(6) Anti-HBc IgG(+)：代表曾感染 B 型肝炎。

(三) C 型肝炎(Hepatitis C)

1. C 型肝炎病毒(hepatitis C virus, HCV)為 RNA 病毒，C 肝有相當高的比率會有持續性感染和轉變成慢性肝炎。建議使用干擾素(interferon)加上抗病毒藥物 Ribavirin。

2. 相關實驗室檢查

(1) Anti-HCV IgG(+)：代表曾受 C 肝感染，此抗體呈陽性者，大部分體內仍有病毒存在。

(2) HCV RNA：可以直接偵測體中有無病毒存在，用以確定有無急性 C 肝感染。

(四) D 型肝炎(Hepatitis D)

1. D 型肝炎病毒(hepatitis D virus, HDV)是一種缺陷性 RNA 病毒，需要和 B 型肝炎病毒共生才能生存。

2. 感染途徑為血液或體液接觸。

3. 實驗室相關檢查

　(1) Anti-HDV IgM(+)：代表目前正感染或是最近曾感染 HDV。

　(2) Anti-HDV IgG(+)：代表曾受 HDV 感染。

　(3) HDV RNA：存在與否可以知道體內的 HDV 目前感染情形。

(五) E 型肝炎(Hepatitis E)

1. E 型肝炎病毒(hepatitis E virus, HEV)為 **RNA 病毒**，經由**糞口傳染**。

2. **孕婦感染有 10~20%的死亡率。**

三、自體免疫性肝炎(Autoimmune Hepatitis)

1. 好發於 15~30 歲**年輕女性**。

2. 切片檢查常呈現慢性活動性肝炎。

3. 使用免疫抑制療法可幫助控制疾病病程。

四、脂肪變性肝炎(Steatohepatitis)

　　疾病初期會有脂肪變性(steatosis)，後有肝炎反應，疾病末期則有嚴重肝硬化，其症狀包括腹水、肝門脈高壓、食道靜脈出血，甚至死亡。可分為：

1. 酒精性脂肪變性肝炎(alcoholic steatohepatitis)

　(1) 過量酒精所引起。酒精對肝細胞造成的三個階段的傷害：脂肪肝(fatty liver) → 酒精性肝炎(alcoholic hepatitis) → 酒精性肝硬化(alcoholic cirrhosis)，引起嚴重的併發症甚至死亡。

　(2) **酒精性肝炎**患者的肝臟呈現**小結節狀**(micronodular)的肝硬化；**病毒性肝炎**患者的肝則是**大結節狀**(macronodular)的肝硬化。

(3) **莫羅理小體**(Mallory bodies)：肝細胞受到酒精的傷害，使得細胞內形成細胞骨架的支撐物質，例如角質蛋白的受損而造成的一種**細胞內嗜伊紅性**(eosinophilic)小體。在顯微鏡下的型態變化屬於**玻璃樣變性**。

2. 非酒精性脂肪變性肝炎(non-alcoholic steatohepatitis)：因過度肥胖、糖尿病所造成。

五、肝硬化

1. 原因：肝臟實質出現廣泛性的纖維化及結節形成，在台灣最常見的原因 C 型肝炎及 B 型肝炎，在歐美為慢性酒精中毒，其他尚有**非酒精性脂肪肝病**(non-alcoholic fatty liver disease)、營養缺乏、毒物中毒等原因。

2. 種類：門脈性肝硬化（最常見）、壞死後性肝硬化、**膽汁性肝硬化**（少見，**血清中可發現抗粒線體抗體**）、鬱血性硬化、色素性肝硬化、寄生蟲性肝硬化。

3. 症狀：肝硬化末期可導致**肝衰竭**，症狀包括**腹水、低白蛋白血症**、肝昏迷（又稱為**肝性腦病變**）、黃疸、**高氨血症、血液凝固異常**、肝腎症候群、**蜘蛛斑、肝門靜脈高壓、肝細胞癌**，進而使得**食道靜脈曲張**，管壁易破裂而引起出血，嚴重者可致死。**食道靜脈曲張出血**，是引起肝硬化病人死亡的最主要原因。

4. **肝硬化會增加發生肝細胞癌的機率。**

六、肝臟腫瘤

1. 由於肝臟的血流豐富，因此轉移性癌比原發性癌還要常見。

2. 原發性肝臟腫瘤中，常見的良性腫瘤為血管瘤(hemangioma)。
   最常見的惡性腫瘤為**肝細胞癌**，其次是**膽管癌**。最常見的小兒
   惡性腫瘤為肝母細胞瘤。

3. 肝腺瘤、血管肉瘤等雖較少見但具有臨床意義。

(一) 轉移性癌

1. 轉移性癌症常原發自腸胃道癌、乳癌、肺癌等。

2. 肺臟的轉移性癌症也比原發性癌症更為常見。

3. **肝臟和肺臟是肉瘤最常見的遠端轉移器官**，因為肉瘤的轉移經
   常是**血行性傳播**。

(二) 肝細胞癌

1. 纖維板狀肝癌(fibro-lamellar type hepatocellular carcinoma)：肝
   癌的亞型之一，好發於年輕人，經常沒有肝硬化，西方國家較
   多，預後比一般肝癌好。

2. **肝癌的高危險群患者：HBV 或 HCV 感染、肝硬化、黃麴毒素**
   (aflatoxin)的汙染等。

3. 小肝細胞癌(small hepatocellular carcinoma)：＜5 公分的肝癌。

4. 大肝細胞癌(large hepatocellular carcinoma)：＞5 公分的肝癌。

5. 肝癌病人血中的 α **型胎兒蛋白**(AFP)常呈現上升。

(三) 血管瘤

1. 經常沒有症狀產生，多為單發性腫瘤。血管瘤中，以海綿狀血
   管瘤為最多。

2. 海綿狀血管瘤：血管較為鬆散而不規則，且血管內徑常漲大。

3. 微血管狀血管瘤：血管較為緻密，就像一般的微血管一樣，只
   是血管數目增生很多。

(四) 肝母細胞瘤

1. 小兒肝臟惡性腫瘤中最常見者。

2. 幾乎都發生在嬰兒時期。

3. 常合併有其他先天性異常出現，預後不佳。

(五) 肝腺瘤

1. 好發於**年輕女性**，特別是**長期服用避孕藥**的人。

2. 少有明顯的臨床症狀，除非腫瘤過大破裂。

3. 長期而言，有少數肝腺瘤會轉變為惡性腫瘤。

七、肝膿瘍(Liver Abscess)

1. 易發生在整體衛生環境較差的地區。

2. 成因：腸道、膽道感染或周圍器官膿瘍的直接侵犯所造成。

3. 在台灣，肝膿瘍常和**克雷白氏肺炎桿菌**(*Klebsiella pneumonia*)有關，其他如：**阿米巴原蟲**(*Entamoeba histolytica*)等寄生蟲。

八、代謝性肝臟疾病

　　是指某些物質在代謝過程中出現問題，堆積在肝臟及身體其他器官組織中。

(一) 威爾森氏症(Wilson's Disease)

　　詳見第 6 章遺傳疾病。

(二) 血色素沉積症(Hemochromatosis)

1. 因**體內鐵的過度堆積**而引起各種的臨床症狀，可分為遺傳性血色素沉積症和次發性血色素沉積症。

(1) 遺傳性血色素沉積症

　　A. 基因發生變異，造成小腸內調控鐵代謝的機制出現問題，而引起全身鐵的沉積。

　　B. 早期發現，並早期施以定期放血療法，則預後相當良好。

(2) 次發性血色素沉積症

　　A. 主要是因為經常輸血、鐵的攝取增加等，造成身體內鐵的含量增加，進而引起鐵的堆積。

　　B. 需要矯正引起鐵質過多的原因，才能獲得根本的治療。

2. 臨床症狀

　(1) 小結節性肝硬化：過多的鐵堆積在肝臟所引起。

　(2) 糖尿病：鐵毒性破壞蘭氏小島細胞所引起。

　(3) 褐色皮膚：過多的鐵在皮膚沉積。

　(4) 心臟衰竭：過多的鐵在心臟沉積，引起心肌病變，進而心臟衰竭。

14-2　膽囊及膽道疾病

一、膽道系統概述

1. 肝臟每天製造 0.5~1 公升的膽汁。

2. 膽汁的引流順序：肝臟 → 肝內膽管 → 左右肝管 → 總肝管 → 膽囊管 → 膽囊 → 膽囊約可儲存 50 毫升的膽汁並且可以將其濃縮 5~10 倍 → 需要分泌膽汁，膽囊收縮 → 經由膽囊管 →總膽管(common bile duct) →匯入十二指腸內。

3. 膽囊只有一層由柱狀上皮細胞構成的黏膜，並沒有下黏膜。

二、膽囊炎(Cholecystitis)

1. 定義：指膽囊壁的發炎，而膽道炎係指膽囊外的膽道急性發炎的情形。

2. 膽囊炎又可以依照急性或是慢性、結石存在與否，分為：急性結石性膽囊炎(acute calculous cholecystitis)、急性非結石性膽囊炎(acute acalculous cholecystitis)、慢性結石性膽囊炎(chronic calculous cholecystitis)、慢性非結石性膽囊炎(chronic acalculous cholecystitis)。

3. 急性膽囊炎在顯微鏡下的觀察：膽囊壁黏膜中有白血球浸潤、黏膜受損等。

4. 慢性膽囊炎在顯微鏡下的觀察：從小部分區域的慢性發炎變化或整個膽囊壁因為長期慢性發炎而增厚。

5. 治療：腹腔鏡膽囊切除術(laparoscopic cholecystectomy, LC)或是開腹式膽囊切除術(open cholecystectomy)。

三、膽道炎(Cholangitis)

1. 定義：膽道發炎，以急性膽道炎較為常見。其引起急性膽道炎的常見原因包括肝內結石、總膽管結石。

2. 急性膽道炎臨床三症狀：**右上腹痛、發燒、畏寒**。

3. 治療方式（依病人的病況而定）

   (1) 肝內結石：部分肝切除加上膽道接合術。

   (2) 總膽管結石：總膽管附近括約肌切開術，取出總膽管結石以及膽汁引流。

四、膽結石(Cholelithiasis; Gallstones)

1. 依照組成分可以分為膽固醇性膽結石(cholesterol gallstones)、色素性膽結石(pigmented gallstones)。後者還可再分為黑色膽結石(black pigmented gallstones)、褐色膽結石(brown pigmented gallstones)，其特徵如表 14-2 所示。

表 14-2　膽結石的種類及其特徵

膽固醇性膽結石	黑色膽結石	褐色膽結石
(1) 西方國家居民較多	(1) 東方國家居民較多	(1) 東方國家居民較多
(2) 呈現灰白色外觀	(2) 呈現黑色外觀	(2) 呈現褐色外觀
(3) 和血中膽固醇過高有關	(3) 主要和肝硬化或血管內溶血有關	(3) 主要和膽道感染有關
(4) 好發在 40 歲以上的肥胖女性		

2. 膽結石常見的併發症：膽囊炎、胰臟炎、阻塞性黃疸、肝膿瘍。

五、膽囊癌(Gallbladder Cancer)

1. 好發於老年人，以女性較多。

2. 常見相關危險因子，包括慢性結石發炎、陶瓷狀膽囊(porcelain gallbladder)。

3. 大多數並沒有臨床症狀，發生確診時，多是癌症末期。

4. 膽囊癌中最常見的是腺癌。

六、膽管癌(Cholangiocarcinoma)

1. 起源自膽管上皮的惡性腫瘤，相關的危險因子：硬化性膽管炎、潰瘍性腸炎、寄生蟲（如中華肝吸蟲）感染。
2. 依照腫瘤發生位置，可以分為：(1)肝內膽管癌；(2)肝外膽管癌；(3)克拉斯汀腫瘤(Klastin tumor)：肝門附近的膽管癌特稱之，一般歸類為肝外膽管癌。

七、膽道閉鎖(Biliary atresia)

1. **嬰兒肝臟疾病中最常見的致死原因；嬰兒肝臟移植中最常見的原因。**
2. 常見臨床表現：**在出生時，與一般正常嬰兒無異**，但是在幾星期到幾個月之後，隨著肝外膽道的逐漸變窄，開始產生症狀。包括：**肝內膽汁鬱積、糞便顏色變白、黃疸、茶色尿、肝硬化。**
3. 依照膽道閉鎖的位置，可以分為：
   (1) 肝外膽道閉鎖：治療方式為**卡賽氏術式(Kasai operation)**即把肝外膽道閉鎖處切除，再把膽道縫合接通。
   (2) 肝內膽道閉鎖：考慮肝臟移植才能治癒。

14-3　胰臟疾病

一、胰臟概述

1. 胰臟位於人體的後腹腔中。包含了頭部、體部及尾部等三個解剖位置，一般成人的胰臟長約 15 公分，重量約 70~150 公克。
2. 主胰管和總膽管會合後經十二指腸中的開口分泌至腸胃道。

3. 在生理上可分為內分泌腺和外分泌腺。

  (1) 內分泌腺：由蘭氏小島所構成，重約 1~1.5 公克，可以分泌胰島素、升糖素等重要的激素調節身體機能。

  (2) 外分泌腺：主要和食物的消化代謝有關，每天分泌 2~2.5 公升富含碳酸鹽、促進消化的酵素。

二、急性胰臟炎(Acute Pancreatitis)

1. 常見原因：酗酒、膽結石、高三酸甘油酯症、外傷、執行經內視鏡逆行性膽胰管造影術(ERCP)手術之後。

2. 常見臨床表現：腹痛、噁心、嘔吐、發燒、血清中**澱粉酶**(amylase)和**脂肪酶**(lipase)**比正常值上升數倍、白血球上升、血清鈣離子濃度下降**。

3. 評估急性胰臟炎的嚴重程度，主要有瑞森計分法(Ranson score)，評估項目包括：年齡、實驗室數值（如白血球、血糖值、動脈含氧量、血鈣值）、身體的整體情形（如體液的缺失量及酸鹼平衡的狀態）。

三、慢性胰臟炎(Chronic Pancreatitis)

1. 定義：**指重複性急性胰臟發炎造成胰臟實質部逐漸缺失而被纖維組織所取代。**

2. 常見的原因：胰管構造異常、先天性胰臟炎所造成的胰臟重複發炎。最常好發於**中年酗酒男性**。

3. 常見臨床表現：(1)長期難以忍受的疼痛；(2)大部分胰臟實質部纖維化，造成糖尿病；(3)胰臟組織反覆感染壞死，形成胰臟偽囊腫(pancreatic pseudocyst)。

四、胰臟囊腫(Pancreatic Cyst)

1. **最常見者是偽囊腫**(pseudocyst)。囊腫和偽囊腫最大的不同處在於囊腫有上皮組織內襯,而偽囊腫並沒有上皮組織。

2. 偽囊腫是指胰臟的實質組織壞死,外面包覆有纖維包膜,因為纖維包膜並不具有上皮組織,所以就叫做偽囊腫。常見臨床表現:腹部疼痛、出血、感染及腹膜炎。

3. 多囊性疾病(polycystic disease):常見腎、肝或胰臟的多處囊腫。

五、胰臟癌(Pancreatic Carcinoma)

1. 約 60~70%發生在**胰臟頭部**。好發於老年人,男性比女性稍多,預後不好。最常見的病理組織類型為**管狀腺細胞癌**(ductal adenocarcinoma)。

2. 常見臨床表現為阻塞性黃疸症狀、體重減輕、厭食、皮膚癢、糖尿病。

3. **惠普氏手術**(Whipple operation)為主要的治療方式。

六、胰臟囊性腫瘤(Pancreatic Cystic Tumor)

比胰臟管狀腺細胞癌少見。可分為良性的囊腫瘤和惡性的囊腫癌。

QUESTI⑦N

1. 下列何種肝硬化，在血清中可發現抗粒線體抗體？(A)膽性肝硬化(biliary cirrhosis)　(B)心性肝硬化(cardiac cirrhosis)　(C)色素性肝硬化(pigmented cirrhosis)　(D)酒精性肝硬化(alcoholic cirrhosis)　　　　　　　　　　　　　　　　　（97專高二）

2. 麥洛利氏小體(Mallory body)在顯微鏡下的型態變化屬於：(A)玻璃樣變性　(B)色素沉積　(C)細胞萎縮　(D)細胞增生　（98專高一）

3. 肝性腦病變(hepatic encephalopathy)是血中何種物質造成腦細胞的損傷？(A)血紅素　(B)氫氣　(C)白蛋白　(D)氨　　（98專高二）
   解析 肝硬化時，肝臟細胞壞死或受損，蛋白質產物－氨(ammonia)無法代謝及排出，氨聚積體內可引起腦病變。又稱為肝昏迷。

4. 肝細胞癌在組織病理上是屬於一種：(A)腺癌　(B)類癌　(C)鱗狀細胞癌　(D)移形上皮癌　　　　　　　　　　　　（100專高一）
   解析 肝細胞癌是原發於腺細胞的腫瘤，故為腺癌。

5. 下列何種病原較不會經由輸血傳染？(A) C型肝炎病毒　(B) A型肝炎病毒　(C) B型肝炎病毒　(D) HIV人類免疫不全病毒
   解析 A型肝炎病毒主要由糞－口傳染。　　　　　　（100專高二）

6. 下列有關肝衰竭(hepatic failure)的敘述，何者正確？(A)會出現高胺血症(hyperammonemia)　(B)會出現蜘蛛狀血管瘤(spider angioma)最可能是因血中黃體激素(progesterone)增高所致　(C)絕大部分肝衰竭都是急性發作　(D)血中白蛋白(albumin)增高
   解析 (A)因肝細胞受損，無法將分解的氨轉換成尿素，致血中胺升高；(B)在肝衰竭病人因門脈高壓造成微血管擴張症，即蜘蛛狀血管瘤，在懷孕者則因動情素升高而發生蜘蛛狀血管瘤；(C)肝衰竭大多是慢性病變過程；(D)因肝功能變差，血中白蛋白(albumin)降低。　　　　　　　　　　　　　　　　　　　　　（100專高二）

解答：　　1.A　　2.A　　3.D　　4.A　　5.B　　6.A

7. 一個嬰兒出生後，一個月內黃疸不退，糞便漸漸呈淡淡的陶土色，最可能的診斷是：(A)原發性膽性肝硬化(primary biliary cirrhosis)　(B)肝母細胞瘤(hepatoblastoma)　(C)雷氏症候群(Reye syndrome)　(D)膽道閉鎖(biliary atresia)　　（101專高二）

解析 膽道閉鎖是嬰兒肝臟疾病中最常見的致死原因，也是嬰兒肝臟移植中最常見的原因。在出生時，與一般正常嬰兒無異。但是在幾星期到幾個月之後，隨著肝外膽道的逐漸變窄，開始產生症狀，如：肝內膽汁鬱積、糞便顏色變白、黃疸、茶色尿、肝硬化等。

8. 下列何種肝炎病毒，最常藉由垂直傳染的方式，由母親傳染給嬰兒？(A) A型　(B) B型　(C) C型　(D) D型　　（102專高一）

解析 (A)為糞口傳染；(B)為血液傳染，也是最常藉由垂直傳染的方式，由母親傳染給嬰兒；(C)為血液傳染；(D) D型肝炎病毒為一種缺陷病毒，需要和B型肝炎病毒共生才能生存。

9. 成年人感染下列何種肝炎病毒最易造成慢性肝炎？(A) A型　(B) B型　(C) C型　(D) D型　　（102專高二）

解析 C型肝炎病毒為一種RNA病毒，成年人感染後，有相當高的比率會有持續性感染和轉變成慢性肝炎。

10. 下列何者最不易造成肝硬化？(A)病毒性肝炎　(B)血色素沉著症　(C)硬化性膽管炎　(D)雷氏症候群(Reye's syndrome)　（103專高一）

解析 雷氏症候群與青少年及幼兒服用阿斯匹靈治療感染性疾病有關，對肝臟的影響主要是導致脂肪肝及輕微肝臟發炎，另外腦部也有可能有病變產生。其他選項，包括病毒性肝炎、血色素沉著症及硬化性膽管炎都有較高機會導致肝硬化。

11. 非結合型高膽紅素血症(unconjugated hyperbilirubinemia)最常見的原因是：(A)溶血性貧血　(B)肝硬化　(C)總膽管結石　(D)新生兒肝炎　　（103專高二）

解答：　7.D　　8.B　　9.C　　10.D　　11.A

解析 膽紅素的代謝包括了生成、血液運送、肝臟攝取、結合以及經由膽汁排泄等。若是膽汁排泄出現問題，則會產生結合型膽紅素血症。若是生成過多、血液運送或是肝臟攝取出現問題，則會產生非結合型膽紅素血症。若由上可知，溶血性貧血易造成血紅素增加，進而使膽紅素的生成也增加，是非結合型高膽紅素血症最常見的原因。

12. 下列何者與長期口服避孕藥最為相關？(A)肝細胞腺瘤(hepatic adenoma) (B)肝細胞癌(hepatocellular carcinoma) (C)肝母細胞瘤(hepatoblastoma) (D)膽管癌(cholangiocarcinoma) （103專高二）

    解析 肝細胞腺瘤較好發於年輕女性，特別是長期服用避孕藥的人。其他三個選項的癌症和長期口服避孕藥比較沒有相關。

13. 關於A型肝炎的敘述，下列何者錯誤？(A)被稱為是傳染性肝炎 (B)是由一種小RNA病毒(picornavirus)所導致 (C)藉糞－口路徑傳播 (D)會造成慢性肝病 （103專高二）

    解析 A型肝炎病毒為RNA病毒，A型肝炎主要經由糞口途徑傳染，好發於衛生落後的地區。感染後，並不會有長期慢性帶原的現象發生，是自限性的疾病，絕大部分病患會自行好轉。

14. 有關病毒性肝炎，下列敘述何者正確？(A) A型肝炎主要是經血液傳染，是一種可自癒的感染症 (B) Anti-HBe抗體的出現表示病人具有抵抗B型肝炎病毒的免疫力 (C) E型肝炎主要是經飲食傳染，有相當高的機會將來發展成肝細胞癌 (D) C型肝炎比B型肝炎更容易發展成慢性肝病及肝硬化 （104專高二）

    解析 (A)經由糞口傳染，一般來說是可以自癒；(B) Anti-Hbe抗體出現代表急性感染的恢復期或是低傳染力的慢性帶原狀態，並不代表對B肝病毒有免疫力的產生；(C)經飲食傳染，孕婦感染則有10~20％的死亡率，但一般不會演變成肝細胞癌。

15. 下列何者較不是肝細胞癌(hepatocellular carcinoma)的好發因子？(A)酒精性肝病 (B) B型肝炎 (C)脂肪肝 (D) C型肝炎

    解析 肝細胞癌的高危險群患者包括有HBV或HCV感染、酒精性肝病引起之肝硬化、黃麴毒素(aflatoxin)的汙染等。故由上可知，脂肪肝較不是肝細胞癌的好發因子。 （105專高二）

解答： 12.A 13.D 14.D 15.C

16. 下列何者最可能導致脂肪肝？(A)酗酒　(B)抽菸　(C)吸食大麻 (D)嚼檳榔 （106專高一）

解析 酗酒最可能會導致脂肪肝，吸菸較容易導致肺癌，吸食大麻容易造成神經精神方面的副作用，嚼檳榔容易導致口腔癌。

17. 慢性胰臟炎最常見的原因是：(A)抽菸　(B)長期酗酒　(C)膽結石 (D)遺傳 （106專高一）

解析 慢性胰臟炎是指重複性急性胰臟發炎造成胰臟實質部逐漸缺失而被纖維組織所取代，最常好發於中年酗酒男性。

18. 下列哪一個特殊構造，經常出現在酒精性肝炎(alcoholic hepatitis)的肝細胞中？(A) Mallory小體　(B) Schiller-Duval小體　(C) Call-Exner小體　(D) Psammoma小體 （106專高二補）

解析 肝細胞受到酒精的傷害，使得細胞內形成細胞骨架的支撐物質，例如角質蛋白的受損而造成的一種細胞內嗜伊紅性(eosinophilic)小體。在顯微鏡下的型態變化屬於玻璃樣變性。這種嗜伊紅性小體，就稱為莫羅理小體(Mallory bodies)。

19. 下列何者是引起肝門脈高壓(portal hypertension)最主要的肝內原因 (intrahepatic cause)？(A) 脂肪肝 (fatty liver)　(B) 肝硬化 (cirrhosis)　(C) 血吸蟲病 (schistosomiasis)　(D) 肝結核 (tuberculosis) （107專高一）

20. 下列哪一種肝炎病毒主要是經口傳染的？(A) A型肝炎病毒　(B) B型肝炎病毒　(C) C型肝炎病毒　(D) D型肝炎病毒

解析 A型與E型肝炎病毒主要是經糞口傳染；B型、C型、D型肝炎病毒主要是經血液傳染。 （109專高一）

21. 下列何者不是肝衰竭(hepatic failure)的臨床症狀？(A)凝血病變 (coagulopathy)引發出血傾向　(B)男子女乳症(gynecomastia)　(C)高氨血症 (hyperammonemia)　(D) 高白蛋白血症 (hyperalbuminemia) （109專高二）

解析 肝衰竭會出現低白蛋白血症。

解答：　16.A　17.B　18.A　19.B　20.A　21.D

22. 下列何種肝炎病毒，只能在B型肝炎病毒存在的情況下共同感染？(A) A型　(B) C型　(C) D型　(D) E型　　　　（111專高一）

23. 關於A型肝炎(hepatitis A)的敘述，下列何者正確？ (A) A型肝炎病毒(hepatitis A virus, HAV)屬於DNA 病毒　(B) A型肝炎病毒為一缺陷的病毒，必須有B型肝炎病毒(hepatitis B virus, HBV)的存在才能感染人體　(C)不會引起慢性肝炎(chronic hepatitis)　(D)不會引起猛爆性肝炎(fulminant hepatitis)　　　　（111專高二）

   解析 (A)為RNA病毒；(B)此為D型肝炎病毒；(D)雖然A型肝炎較少引起猛爆性肝炎，但不管哪種肝炎都可能因過度發炎而導致猛爆性肝炎。

24. 下列何者是兒童接受肝臟移植最常見的原因？(A)肝母細胞癌(hepatoblastoma)　(B)肝細胞癌(hepatocellular carcinoma)　(C)原發性膽道性硬化(primary biliary cirrhosis)　(D)膽道閉鎖(biliary atresia)　　　　（112專高一）

   解析 膽道閉鎖是嬰兒肝臟疾病中最常見的致死原因，也是嬰兒肝臟移植中最常見的原因。

25. 有關肝硬化(liver cirrhosis)，下列敘述何者錯誤？(A)非酒精性脂肪肝病(non-alcoholic fatty liver disease)可能導致肝硬化　(B)病人可能發生食道靜脈曲張(esophageal varices)　(C)會增加發生肝細胞癌(hepatocellular carcinoma)的機率　(D)通常會造成門靜脈壓力過低(portal hypotension)　　　　（112專高三）

   解析 肝硬化後，血液循環的壓力上升，會引起門脈高壓(portal hypertension)。使得食道靜脈曲張，管壁易破裂而引起出血。

26. 下列何種病毒必須有B型肝炎病毒(hepatitis B virus)存在才能感染人體？(A)A型肝炎病毒(hepatitis A virus)　(B)C型肝炎病毒(hepatitis C virus)　(C)D型肝炎病毒(hepatitis D virus)　(D)E型肝炎病毒(hepatitis E virus)　　　　（113專高一）

   解析 D型肝炎病毒是一種缺陷性RNA病毒，需要和B型肝炎病毒共生才能生存。

解答：　22.C　23.C　24.D　25.D　26.C

MEMO

泌尿系統疾病

CHAPTER

15

出題率：♥ ♥ ♡

腎臟疾病 ── 腎病症候群
　　　　　── 腎炎症候群
　　　　　── 影響腎小管和間質的疾病
　　　　　── 影響腎臟血管的疾病
　　　　　── 腎臟的囊性疾病
　　　　　── 腎臟的原發性良性腫瘤
　　　　　── 腎臟的原發性惡性腫瘤
　　　　　── 腎臟的轉移性惡性腫瘤
　　　　　── 腎結石

膀胱及輸尿管疾病 ── 膀胱炎
　　　　　　　── 移形上皮癌
　　　　　　　── 鱗狀上皮癌

尿道疾病 ── 尿道炎
　　　　　── 尿道腫瘤

Pathology

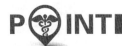

重｜點｜彙｜整

15-1 腎臟疾病

一、腎病症候群(Nephrotic Syndrome)

1. 定義：腎病症候群是指包含下列四種特徵的一群疾病。

(1) **蛋白尿**：指每天從尿中排出超過 **3.5 公克的蛋白質**，主要是因為腎臟的過濾功能喪失所致。

(2) **低白蛋白血症**：指 **100 毫升的血漿中，所含的白蛋白低於 3.0 公克**，主要是因為長期蛋白尿，把蛋白質都流失掉了。

(3) **全身水腫**：因為血液中的白蛋白過低，血液中的滲透壓下降，導致間質中水分增加，引起全身水腫。

(4) **高血脂症和高尿脂症**。

2. 引起腎病症候群的疾病種類繁多，常見的包括高血壓、糖尿病、紅斑性狼瘡、腎絲球疾病。以下介紹常見腎絲球疾病。

(一) 微小變化性腎病(Minimal Change Disease)

1. 又稱**類脂質腎病**是**孩童最常見引起腎病症候群的原因**。

2. 病理變化：接近正常，腎絲球足細胞的足突消失，**沒有免疫複合體沉積於腎絲球中**，與 T 細胞免疫問題有關。

3. **少引起急性腎衰竭，對類固醇治療反應良好**。

(二) 局部段落性腎絲球硬化症

1. 原因不明，但和 HIV **感染**及海洛因毒癮比較有關。

2. 腎臟病灶處常見 IgM 沉積，腎絲球內局部發生硬化的變化。

3. 對類固醇治療無效，無法恢復正常，且預後不佳。

(三) 膜厚性腎絲球腎病

　　病理上的變化為大量的免疫球蛋白如 IgG、IgM 與補體形成的免疫複合體沉積於腎絲球的管壁中。

(四) 膜增生性腎絲球腎炎

1. 病理上的變化：基底膜變厚、免疫複合體沉積於腎絲球中。

2. **與慢性 C 肝有關，一半以上的病人會成腎衰竭，預後不好。**

二、腎炎症候群(Nephritic Syndrome)

　　腎炎症候群是指在短時間內產生血尿、蛋白尿、少尿等臨床表現的一群疾病。病理上常見有發炎細胞浸潤的現象。

(一) 鏈球菌感染後急性腎絲球腎炎

1. 多見於遭到鏈球菌感染而引起咽喉炎的孩童。免疫複合體包括 IgG、IgM、補體和鏈球菌抗原，沉積在腎絲球上。

2. **臨床症狀**：血尿、氮血症、高血壓、輕至中度蛋白尿。

3. **預後相當良好，大都皆可康復而少有後遺症。**

(二) IgA 腎病變

1. 又稱為 Berger 氏病，主要是因為 IgA 所形成的免疫複合體沉積所致病，常見於孩童及年輕人。

2. 症狀為持續出現血尿和輕微蛋白尿，預後不佳。

(三) 快速進行性腎絲球腎炎(RPGN)

　　病程進展快速，最終發展成慢性腎衰竭，為預後最差的腎絲球疾病。腎絲球**壁層上皮細胞增生**，出現新月體，又稱**新月體腎絲球腎炎**(crescentic glomerulonephritis)。多數病例均由免疫媒介，依免疫機轉不同，RPGN 可分為：

1. 具抗絲球基底膜抗體：常見如**古德帕斯氏症候群**(Goodpasture's syndrome)，並且合併有肺出血的症候群。

2. 免疫複合體疾病

   (1) **紅斑性狼瘡腎炎**：SLE 病人經常併發紅斑性狼瘡腎炎。其臨床表現和病理特徵，在不同病人之間的表現差異很大。

   (2) Henoch-Schonlein **紅斑**(Henoch-Schonlein purpura)：是指除了有 IgA **腎病變**外，還包括皮膚有紫斑、關節發炎、嚴重腹痛等症狀，**主要發生在孩童身上**。

   (3) **鏈球菌感染後腎小球腎炎**：多發生於兒童及青少年，由 A 型溶血性鏈球菌感染引起，極少數發展成 RPGN。

3. 缺乏免疫複合體及抗腎絲球基底膜抗體

   (1) **韋格納氏肉芽腫**(Wegener's granulomatosis)

      A. 臨床特徵：呼吸道急性壞死性肉芽腫、中小型管徑血管壞死性或肉芽腫性血管炎、腎絲球腎炎，**常見於中年男性**。

      B. 對免疫抑制劑有效，病人大多有抗嗜中性球細胞質抗體(ANCA)，如 c-ANCA。若未治療，常於短時間內死亡。

   (2) Churg-Strauss 症候群：病人常伴有氣喘和嗜酸性球增多症，有時會演變為 RPGN。引起的原因目前仍不清楚，但是過敏免疫反應可能扮演重要的角色。

(四) 遺傳性腎炎

代表疾病為**亞伯氏症候群**(Alport's syndrome)，常見症狀包括引起之尿毒症、聽力障礙等，會造成段落性腎絲球增生或硬化及周質基質的增加。

三、影響腎小管和間質的疾病

1. 急性藥物引起的腎小管間質腎炎：對藥物的過敏性發炎反應所引起的腎小管及間質發炎，會引起發燒、出疹，血中、**尿中嗜酸性球增加。**

2. 慢性止痛劑腎病：**止痛劑腎病**是一種長期服用**非類固醇抗發炎藥**(NSAIDs)所產生的腎病變，主要的**病變部位包括腎小管及間質**，常有**腎乳頭壞死**的現象。

3. **急性腎小管壞死**(acute tubular necrosis, ATN)：因為中毒或是**缺氧**，導致**腎小管上皮細胞破壞**產生蛋白尿、少尿以及 BUN、creatinine 上升。若導因可早期排除，病患多能完全恢復。

4. **廣泛性皮質壞死**：因腎臟皮質缺血缺氧，造成廣泛性壞死的現象。較常見於休克而引起血壓過低者。皮質壞死的區域越廣泛，預後也越差，甚至可能需要終身洗腎。

5. **急性腎盂腎炎**：腎臟及腎盂的化膿性疾病，多為**泌尿道上行性細菌感染所致**。病患多伴有**泌尿道先天性結構上的**問題或是**後天泌尿道的損傷**。

四、影響腎臟血管的疾病

1. **良性腎硬化症**：是由**良性高血壓**所引起。顯微鏡下的特徵為小動脈的管壁呈現增厚，原來結構消失，所以稱為透明微動脈硬化症。

2. **惡性腎硬化症**：其臨床特徵主要為**惡性高血壓（舒張壓超過120 mmHg）**。腎小動脈的損傷引起腎損傷而造成腎衰竭、惡性高血壓引起視網膜小血管有出血的現象，顯微鏡下的特徵為小動脈的管壁呈現同心圓狀增厚。

五、腎臟的囊性疾病

1. 幼兒型多囊性腎病(infantile polycystic kidney disease)
   (1) **屬於體染色體隱性遺傳疾病**。
   (2) 特徵：兩側腎臟具有很多囊泡，造成具有正常功能的腎臟實質大部分消失，嚴重者，甚至導致腎臟衰竭而死亡。病人常於嬰兒時期即死亡。這類病人的肝臟也常常發生多發性囊泡。

2. 成人型多囊性腎病(adult polycystic kidney disease)
   (1) **屬於體染色體顯性遺傳疾病**，與 **PKD1 基因缺陷**有關。發生率比兒童多囊性腎病還多，成人之後才會逐漸出現症狀。
   (2) **兩側腎臟囊腫，且伴隨肝臟囊腫**，導致腎臟衰竭而死亡。

3. 單純性囊腫(simple cysts)
   (1) 一般多是意外發現，**多半對人體無害**，但有時候和腎臟腫瘤不易區分。
   (2) 病理檢查：多發現其囊泡內含有麥草色液體。

六、腎臟的原發性良性腫瘤

◆ 血管肌肉脂肪瘤(Angiomyolipoma)

1. 較常發生於**中年女性**，為一**良性腫瘤**。腫瘤組織包括**血管、肌肉和脂肪**等三個主要組成部位。

2. 多為單一腫瘤，若為多發性腫瘤，則要小心病人是否為**結節硬化症**(tuberous sclerosis)。

3. 一般以外科手術切除即可。僅有少數的情況下，病人因為腫瘤中的血管成分破裂、大量失血而死亡。

七、腎臟的原發性惡性腫瘤

1. 腎細胞癌(renal cell carcinomas)
   (1) 為**腎臟最常見的原發惡性腫瘤**。多數的腎細胞癌之腎組織病變為**透亮之癌細胞**(clear cells)圍成類似小管狀結構。
   (2) 以**中年男性病人**較多。臨床常見三症狀：**血尿、腰窩痛、後腹部腫塊**。
   (3) 治療方式多以外科切除為主。
2. **威廉氏腫瘤**(Wilms' tumors)
   (1) **最常見的兒童原發性惡性腎臟腫瘤**，又稱為**腎母細胞瘤**，占兒童腎臟腫瘤 85~90%，**好發於 3~4 歲**，大人則少見。發生率大約是 1/8,000，男女發生比率相同，左右兩腎的發生率也是相同的，大多為單側性腫瘤。
   (2) 病童有 15%合併有先天性異常，如隱睪症、尿道下裂、馬蹄形腎臟、無虹彩症、肌肉骨骼異常及多種症候群，如 WAGR **症候群**、Denys-Drash 症候群、Beckwith-Wiedemann 症候群。

八、腎臟的轉移性惡性腫瘤

　　腎臟是常見的惡性腫瘤轉移部位。較常見的惡性腫瘤原發部位為肺臟、皮膚的惡性黑色素瘤、腸胃道等。

九、腎結石(Nephrolithiasis)

1. 結石大多是單側性，多發生於腎盞和腎盂。結石阻塞泌尿道，會引起血尿、腎絞痛、泌尿道感染等臨床表現。
2. 結石的種類及其相關疾病
   (1) **草酸鈣石或磷酸鈣石**：又稱為鈣結石。主要和副甲狀腺機能亢進、維生素 C 過量、腎小管病變、原發性尿鈣過高症等和鈣的代謝有關的疾病，是**泌尿道結石最常見者**。

(2) **鳥糞石**：和**復發性尿道感染**有關，又稱為磷酸銨鎂結石。因為形成的結石常常很大，所以又叫做**鹿角結石**。

(3) **尿酸石**：主要和痛風有關。另外在腫瘤治療後，大量癌細胞死亡，釋出體內的核酸，造成尿酸上升，進而較易形成尿酸石。

(4) 半胱胺酸石：是屬於一種自體遺傳性病變。

15-2　膀胱及輸尿管疾病

一、膀胱炎(Cystitis)

1. 臨床表現：頻尿、血尿、排尿疼痛等。

2. 常見原因：(1)病原體感染，如化膿菌；(2)**化學藥物治療**，如 Cyclophosphamide 常導致**出血性膀胱炎**；(3)放射療法，引起放射性膀胱炎。

二、泌尿道上皮癌(Urothelial carcinoma)

　　包括腎盂、輸尿管、膀胱、尿道等泌尿系統上皮，均是屬於所謂的泌尿道上皮，所以泌尿系統上皮的癌症中，以**泌尿道上皮癌最為常見**，常具有**多發性**。臨床表現主要是無痛性血尿。

三、鱗狀上皮癌(Squamous cell carcinoma)

1. 較移形上皮癌為少見。中東地區的**膀胱鱗狀上皮癌**，主要是和**埃及血吸蟲**(*Schistosoma heamatobium*)的感染有關。

2. 膀胱結石對泌尿道上皮的長期刺激，也被認為是鱗狀上皮癌的危險因子之一。

15-3 尿道疾病

1. 尿道炎：為尿道產生發炎的情況，常伴隨有前列腺炎(prostatitis)、膀胱炎(cystitis)。病原體包括淋病雙球菌(*Neisseria gonorrhoeae*)、砂眼披衣菌(*Chlamydia trachomatis*)、大腸桿菌(*E. coli*)等。

2. 尿道腫瘤：很少見，女性較男性多。病理組織型態以**鱗狀上皮癌**最為常見。

QUESTI?N

1. 藥物引發之急性過敏性間質性腎炎(acute interstitial nephritis)，可見何種特別的細胞浸潤？(A)嗜酸性白血球(eosinophil)　(B)巨噬細胞(macrophage)　(C)嗜中性白血球(neutrophil)　(D)漿細胞(plasma cell)　　　　　　　　　　　　　　　　　　　（98專高一）

2. 腎絲球中位於足細胞和內皮細胞之間的構造是什麼？(A)鮑氏囊(Bowman's capsule)　(B)基底膜(Basement membrane)　(C)環間質(mesangium)　(D)壁細胞(parietal cell)　　　　　　　　　（98專高二）

3. 下列何者最常造成急性腎小管壞死(acute tubular necrosis)？(A)缺氧　(B)感染　(C)中毒　(D)過敏反應　　　　　　（99專高一）
   解析 缺氧會造成細胞嚴重損傷。

4. IgA腎病變(IgA nephropathy)之臨床表現，以下列何者為主？
   (A)血尿(hematuria)　(B)高血脂症　(C)高血壓　(D)氮血症(azotemia)　　　　　　　　　　　　　　　　　　　　（99專高二）
   解析 IgA腎病變是因為血清中的IgA抗體沉積在腎絲球基底膜而造成的腎絲球病變，腎絲球損傷會出現血尿症狀。

5. 慢性C型肝炎與下列哪一種腎絲球腎炎關聯性最密切？(A)膜性腎絲球腎炎(membranous glomerulonephritis)　(B)微小變化疾病(minimal change disease)　(C)局部段落性腎絲球硬化(focal segmental glomerulosclerosis)　(D)膜性增殖性腎絲球腎炎(membranoproliferative glomerulonephritis)　　　　　　（99專高二）
   解析 慢性C型肝炎藉著病毒侵犯腎組織細胞，引起免疫複合體反應，而可能導致膜性增殖性腎絲球腎炎。

6. 下列何種腎絲球疾病較常見於HIV感染者？(A)膜性腎絲球腎炎(membranous glomerulonephritis)　(B)微小變化疾病(minimal change disease)　(C)局部段落性腎絲球硬化(focal segmental glomerulosclerosis)　(D)膜性增殖性腎絲球腎炎(membranoproliferative glomerulonephritis)　　　　　　　　（100專高一）

解答：　　1.A　　2.B　　3.A　　4.A　　5.D　　6.C

7. 下列何者為惡性腫瘤？(A)威爾斯氏瘤(Wilms' tumor) (B)大腸腺瘤(colon adenoma) (C)痣(nevus) (D)淋巴管瘤(lymphangioma)

解析 (A)又稱為腎母細胞瘤，為腎臟的惡性胚胎性腫瘤；(B)大腸腺瘤是大腸息肉，為良性；(C)痣是色素母斑，為良性；(D)淋巴管瘤是良性。 （100專高一）

8. 良性腎硬化(benign nephrosclerosis)與下列何者最有關？(A)高血壓 (B)腫瘤 (C)感染 (D)免疫反應 （101專高一）

解析 因高血壓致血管內壁增厚、硬化，故長期高血壓會引起良性腎硬化。至於惡性腎硬化是一種發生在惡性或是加速期高血壓所導致的腎臟疾病。

9. 最常見之膀胱癌的組織型態為：(A)泌尿（移形）上皮癌(urothelial or transitional cell carcinoma) (B)透亮細胞癌(clear cell carcinoma) (C)腺癌(adenocarcinoma) (D)鱗狀上皮癌(squamous cell carcinoma) （102專高二）

解析 包括腎盂、輸尿管、膀胱、尿道等泌尿系統上皮，均是屬於所謂的泌尿道上皮，所以泌尿系統上皮的癌症中，以泌尿道上皮癌最為常見。泌尿系統的泌尿道上皮癌常具有多發性。

10. 腎細胞癌(renal cell carcinoma)於組織學上最常見到何種細胞？(A)透亮細胞(clear cells) (B)主細胞(chief cells) (C)暗細胞(dark cells) (D)顆粒細胞(granular cells) （103專高一）

解析 腎細胞癌為腎臟最常見的原發惡性腫瘤。多數的腎細胞癌之腎組織病變為透亮之癌細胞(clear cells)圍成類似小管狀結構。

11. 以下何處並非結石好發部位？(A)腎盂 (B)腎盞 (C)尿道 (D)膀胱 （103專高二）

解析 腎盂、腎盞和膀胱為結石較為好發的部位，尿道則較少發生結石。

12. 下列何者是造成狼瘡性腎絲球腎炎(lupus nephritis)的主要原因？(A)鈣化 (B)免疫複合體沈積 (C)類澱粉(amyloid)沉積 (D)嗜中性白血球浸潤 （104專高一）

解答： 7.A 8.A 9.A 10.A 11.C 12.B

解析 狼瘡性腎絲球腎炎出現於全身性紅斑性狼瘡的病人，其臨床表現和病理特徵，在不同病人之間的表現差異很大，但主要的原因都是因為免疫複合體沉積於腎絲球中。

13. 腎病症候群(nephrotic syndrome)之指標包括下列何者？(A)血尿 (B)少尿 (C)高血壓 (D)大量蛋白尿 （104專高二）

解析 腎病症候群是指包括有高蛋白尿、低白蛋白血症、全身水腫、高血脂症及高尿脂症的一群疾病。所以本題的選項為(D)大量蛋白尿。

14. 下列有關水腎(hydronephrosis)之敘述，何者錯誤？(A)水腎可經由先天畸形及後天因素形成 (B)後天因素形成水腎最常見於結石、腫瘤及發炎 (C)水腎一旦形成後即為不可逆之病理變化 (D)前列腺肥大及發炎亦可形成水腎 （105專高二）

解析 腎臟內的尿液積在腎內，使腎盂或集尿系統擴大，就稱水腎，水腎引起的腎功能受損如果能及早發現並且及早治療，腎功能通常有可能可以獲得適度的恢復，但如果太晚發現及治療，就有可能會發生不可逆之病理變化。

15. 一位13歲男孩因腎病症候群(nephrotic syndrome)住院，他被發現有明顯下肢水腫，腎臟科醫師開立蛋白質輸液以減輕病人的水腫。含下列何種蛋白質的輸液最能改善此病人的症狀？(A)免疫球蛋白(immunoglobulin) (B)白蛋白(albumin) (C)攜鐵蛋白(transferrin) (D)肌球蛋白(myoglobulin) （106專高一）

解析 腎病症候群的特徵為蛋白尿、低白蛋白血症、全身水腫及高血脂症和高尿脂症。故此病人主要是以缺乏白蛋白為主，以白蛋白的輸液最能改善此病人的症狀。

16. 急性腎盂腎炎(acute pyelonephritis)之病因為何？(A)免疫反應 (B)病毒感染 (C)細菌感染 (D)基因突變 （106專高二）

解析 急性腎盂腎炎為腎臟與腎盂的化膿性疾病，多為泌尿道上行性感染所導致，多為細菌感染所引起。

解答： 13.D 14.C 15.B 16.C

17. 小孩最常見的原發性腎絲球疾病為何者？(A)膜性腎絲球腎炎(membranous glomerulonephritis)　(B)微小變化疾病(minimal change disease)　(C)局部段落性腎硬化(focal segmental glomerulosclerosis)　(D)膜性增殖性腎絲球腎炎(membranoproliferative glomerulonephritis)　　（106專高二補）

解析 微小變化性腎病，又叫做類脂質腎病，和T細胞免疫功能出現問題有關。是孩童最常見引起腎病症候群的原因。很少引起急性腎衰竭，以類固醇治療通常都可獲得良好的預後。故本題答案選項為(B)。

18. 下列何種類型的泌尿道結石最常見？(A)尿酸　(B)胱胺酸　(C)磷酸銨鎂　(D)草酸鈣　　（107專高二）

解析 草酸鈣結石主要和副甲狀腺機能亢進、維生素C過量、腎小管病變、原發性尿鈣過高症等和鈣的代謝有關的疾病，是泌尿道結石中最常見者。

19. 有關Wilms'腫瘤(Wilms' Tumor)之敘述，下列何者錯誤？(A)又名腎母細胞瘤(nephroblastoma)　(B)是兒童最常見的原發腎臟腫瘤　(C)有一些先天性畸形，例如WAGR症候群為Wilms'腫瘤的危險因子　(D)病理變化常會出現Homer-Wright偽花瓣型無中央管腔構造(pseudorosette)　　（107專高二）

解析 (D)Homer-Wright偽花瓣型並不會出現在Wilms'腫瘤，而是出現在神經母細胞、髓母細胞瘤等。

20. 長期服用止痛劑如阿斯匹靈(aspirin)或乙醯胺酚(acetaminophen)造成的止痛劑腎病(analgesic nephropathy)常伴隨腎臟哪一個部位的壞死？(A)腎皮質　(B)腎絲球　(C)腎小管及間質　(D)腎莢膜　　（108專高一）

21. 一般而言，腎結石以下列哪一類結石最常見？(A)草酸鈣及磷酸鈣(calcium oxalate/calcium phosphate)　(B)磷酸銨鎂(struvite)　(C)尿酸(uric acid)　(D)胱胺酸(cystine)　　（108專高一）

解答：　17.B　18.D　19.D　20.C　21.A

22. 下列何者最常引起兒童腎病症候群(nephrotic syndrome)？(A)膜性腎絲球腎炎(membranous glomerulonephritis)　(B)微小變化型腎絲球腎炎(minimal change glomerulonephritis)　(C)局部節段性腎絲球硬化(focal segmental glomerulonephritis)　(D)膜增殖性腎絲球腎炎(mebranoproliferative glomerulonephritis)　　　　（108專高二）

解析 (A)(C)是造成成人腎病症後群最常見的原因、(D)屬於免疫疾病，可能與遺傳有關。

23. 下列關於急性腎小管傷害(acute tubular injury, ATI)的敘述何者錯誤？(A)臨床上可能造成少尿(< 400 ml/day)　(B)缺血(ischemia)為常見的原因之一　(C)一些重金屬或有機溶劑亦可能造成急性腎小管傷害　(D)典型病理會出現絲球體壞死　　　（108專高二）

解析 (D)應為腎小管壞死。

24. 有關威爾斯瘤(Wilms tumor)之敘述，下列何者正確？(A)主要發生於五歲以下幼童　(B)主要於腎盂處出現　(C)血尿為最常見之臨床表現　(D)為良性腫瘤　　　　　（109專高二）

解析 威爾斯瘤兒童期最常見的腎臟惡性腫瘤。腫瘤會大量繁殖取代正常的組織，腎盂並非主要好發部位。通常是腹部發現有腫塊、腹痛時發現此病。

25. 有關微量變化疾病(minimal change disease)之敘述，下列何者正確？(A) 90%以上的病人對類固醇治療反應良好　(B) 50%以上的病人，終究會出現慢性腎衰竭　(C)以血尿(hematuria)為主要表現　(D)因免疫沉澱物所引發　　　　　（110專高一）

解析 臨床表現以腎病症候群為主，在腎近曲小管的管壁細胞內有很多的脂肪顆粒。

26. 鏈球菌感染後腎絲球腎炎(post-streptococcal glomerulonephritis)之主要臨床表現，下列何者錯誤？(A)血尿(hematuria)　(B)氮血症(azotemia)　(C)高血壓　(D)大量蛋白尿　　　　（110專高二）

解析 鏈球菌感染後腎絲球腎炎會產生輕至中度蛋白尿。

解答：　22.B　23.D　24.A　25.A　26.D

27. 關於腎臟囊腫疾病(cystic disease of the kidney)，下列何者錯誤？(A)單純性囊腫(simple cyst)一般為臨床上無害的變異 (B)成人多囊性腎病(adult polycystic kidney disease)典型為雙側腎臟囊腫，且伴隨肝臟囊腫 (C)兒童多囊性腎病(childhood polycystic kidney disease)遺傳上多為體染色體顯性(autosomal dominant) (D)成人多囊性腎病有許多病例與 PKD1 基因缺陷有關 （110專高二）

解析 (C)屬於體染色體隱性遺傳疾病。

28. 下列哪一種腎臟腫瘤主要常見於10歲以下的小孩？(A)亮細胞癌(clear cell carcinoma) (B)威爾斯氏瘤(Wilms tumor) (C)嫌色腎細胞癌(chromophobe renal cell carcinoma) (D)乳突狀腎細胞癌(papillary renal cell carcinoma) （111專高一）

解析 威爾姆氏腫瘤(Wilms tumor)，是10歲以下的兒童第四常見的癌症，也是兒童最常見之腎臟腫瘤。

29. 下列何者不是引起快速進行（新月形）腎小球腎炎[Rapidly progressive (crescentic) glomerulonephritis] 的 原 因 ？ (A) Goodpasture's症候群 (B)全身性紅斑性狼瘡 (C)鏈球菌感染後腎小球腎炎(post-streptococcal glomerulonephritis) (D)非類固醇抗消炎藥(non-steroidal anti-inflammatory drug, NSAID)引起之腎病變 （111專高一）

解答： 27.C 28.B 29.D

MEMO

男性生殖系統疾病

CHAPTER

16

出題率：♥ ♡ ♡

Pathology

POINT　　　　　　　　重｜點｜彙｜整

　　男性生殖系統包括陰莖(penis)、陰囊(scrotum)、睪丸(testis)、副睪丸(epididymis)、前列腺(prostate gland)等。以下將分為陰莖疾病、陰囊疾病、睪丸疾病、副睪丸疾病、前列腺疾病及性病(sexually transmitted disease, STD)來加以簡介。

16-1　陰莖疾病

一、陰莖發育性病變

1. 尿道下裂(hypospadias)
   (1) 正常的尿道開口在龜頭的頂端，若尿道開口在陰莖腹側，就稱為尿道下裂。
   (2) 常併發泌尿道感染，有些病患會合併其他病變，如隱睪症、腹股溝疝氣等。
   (3) **需及早開刀矯正治療。**

2. 尿道上裂(epispadias)
   (1) 正常的尿道開口在龜頭的頂端，若尿道開口在陰莖背側，就稱為尿道上裂。
   (2) 常併發泌尿道感染，有些病患會合併膀胱外翻。
   (3) **需及早開刀矯正**，進行尿道重建來加以治療。

3. 包莖(phimosis)
   (1) 包皮過長，覆蓋住龜頭，稱為包莖。
   (2) 小男孩幾乎都有生理性包莖，隨年齡增長，龜頭會逐漸露出，使生理性包莖消失，成年人可能會因為各種原因（以衛生習慣不佳最常見）造成包皮發炎、沾黏龜頭，形成包莖。

(3) 包莖對人體的影響

　　A. 較易感染發炎，藏汙納垢，形成**包皮垢**(smegma)。

　　B. 較易影響排尿功能。

　　C. 性生活不正常的男性，易感染並傳播性病，如 HPV。

二、陰莖發炎性病變

1. 龜頭炎(balanitis)：龜頭局部發炎，主要和包皮藏汙納垢有關。

2. 龜頭包皮炎(balanoposthitis)：龜頭及包皮局部發炎的現象，主要和包皮藏汙納垢有關。在包皮堆積的汙垢，包括有壞死的細胞、發炎物質等，稱為包皮垢。

三、陰莖腫瘤性病變

1. **波文氏症**(Bowen's disease)：為**鱗狀細胞的原位癌**。可發生在陰莖外（口腔黏膜為最常見或是會陰其他器官）。

2. **陰莖癌**：常見鱗狀細胞癌，與包皮垢併反覆**人類乳突瘤病毒**(HPV)感染有關。**易致性伴侶子宮頸癌產生**。

16-2　陰囊疾病

一、陰囊積液性疾病

1. 陰囊積水(hydrocele)：睪丸鞘膜內蓄積漿液狀液體，稱為**陰囊積水**。因全身水腫性疾病、陰囊附近器官感染或腫瘤所致。

2. 陰囊積血(hematocele)：睪丸鞘膜內蓄積血液，稱為陰囊積血。因陰囊附近器官組織受傷所致。

3. 陰囊乳糜腫(chylocele)：睪丸鞘膜內蓄積乳糜，稱為陰囊乳糜腫。因淋巴管受到阻塞所致，例如**絲蟲病**(filariasis)。

二、腹股溝疝氣

1. 疝氣(hernia)：即身體的器官離開正常的位置，經由不正常的開口，移動到其他地方。

2. 腹股溝疝氣(inguinal hernia)：大多見於**孩童**。因腹股溝內的鞘狀突閉合不全，造成腹腔內的臟器經由腹股溝移動到陰囊中所致。需盡早進行手術修補，以免發生卡在陰囊中的腸道器官產生壞死。

三、陰囊的惡性腫瘤

以鱗狀細胞癌最為常見。**掃煙囪工人**較易得到**陰囊的鱗狀細胞癌**。

16-3 睪丸疾病

一、睪丸發育性病變

◆ 隱睪症(Cryptorchidism)

1. 嬰兒在正常的情況下，睪丸會由腹腔逐漸降落至陰囊中。若睪丸未降落至陰囊中，就稱為隱睪症。

2. 發生部位：隱睪症較常發生於右側睪丸。

3. 相關病變
   (1) 因為腹腔中的體溫較高，睪丸內的精子較難存活，**易造成不孕**。
   (2) 未降落至陰囊中的睪丸，較易得到**睪丸癌**。

4. 手術治療：睪丸固定術，即把未下降的睪丸置放至陰囊中。

◆ **克林菲爾特氏症候群(Klinefelter's Syndrome)**

1. 發生原因：正常人的體染色體為 46XY，但克林菲爾特氏症候群病人為 47XXY。

2. 相關病變：陰莖短小、睪丸發育不全、陰毛稀少、不正常的精子增加。

二、睪丸發炎性病變

1. 睪丸炎(orchitits)
   (1) 較常見於泌尿道感染而併發睪丸炎。
   (2) 常見原因：20~30%的**腮腺炎**(mumps)病人會併發**睪丸炎**。結核菌感染，也是睪丸炎的常見原因。

2. **睪丸扭轉**(torsion of testis)：連接睪丸的精索發生扭轉，導致睪丸的唯一的一條靜脈回流受阻，造成**出血性梗塞**(hemorrhagic infarct)，又叫做**紅色梗塞**(red infarct)。病人會有劇烈疼痛感，需盡早加以處置。

三、睪丸腫瘤

1. 常見於**年輕男性**。

2. 95%起源於睪丸中的**生殖細胞**，大部分為**惡性腫瘤**；5%起源於睪丸中的**間質細胞**，包括**賽托利細胞**(Sertoli cells)和**萊氏細胞**(Leydig cells)，大部分為**良性腫瘤**。

3. **隱睪症病人**得到惡性睪丸癌的機會為正常人的數十倍。

4. 常見的睪丸腫瘤
   (1) **精細胞癌**(seminoma)
      A. **最常見的生殖細胞瘤**，也是**最常見的睪丸癌**（約占 35~40%）。
      B. 好發於 30~50 歲的男性，常見症狀為無痛性睪丸腫大。

C. 顯微鏡下，腫瘤細胞之間的細胞膜界限清楚，細胞質透亮、細胞核大且濃染，且核仁明顯。此外間質組織有**明顯的 T 淋巴球浸潤**。

D. 大部分病人為臨床癌症分期的第一期，較少有遠端轉移發生。臨床以手術合併放射線治療，因為**精細胞癌對放射線的反應很好**。

(2) 畸胎瘤(teratoma)：腫瘤細胞含有**內胚層**、**中胚層**和**外胚層**等三個胚層的細胞，常包括有皮脂腺、毛髮、牙齒、腦組織等。

A. **成熟畸胎瘤**：三個胚層的細胞分化完全，較常見於孩童，為一**良性腫瘤**。

B. **不成熟畸胎瘤**：腫瘤細胞分化不好，似原始胚胎組織細胞，為一**惡性腫瘤**，較**常見於成年人**，且**青春期後成年男性的畸胎瘤，不管裡面的成分是否成熟，均應該被視為惡性**。在外觀上常伴有出血、壞死、囊狀變化等。在顯微鏡下可見有不成熟的胚胎組織。臨床治療以手術切除合併放射線治療，但預後仍不佳。

(3) 胚胎癌(embryonal carcinoma)

A. 常見於**年輕男性**，常見症狀為**無痛性睪丸腫大**。

B. 確診時，常已經遠端轉移，較易遠端轉移至肝和肺。

C. 在顯微鏡下可見分化不好的癌細胞，併有出血、壞死等現象，但沒有明顯的淋巴球浸潤。

D. 大部分病人的血中 β 型人類絨毛膜促性腺素(β-human chorionic gonadotropin, β-hCG) 和 α 型胎兒蛋白 (α-fetoprotein, AFP)**濃度會有升高的現象**。

E. 臨床治療以手術切除合併化學療法或是放射線治療，但預後不佳。

(4) 卵黃囊腫瘤(yolk sac tumor, YST)

　　A. **孩童最常見的睪丸癌**，又稱為**內胚層竇狀腫瘤**，或是幼兒型胚胎癌。

　　B. 顯微鏡下可見**席杜二氏小體**(Schiller-Duval body)，其構造似腎絲球，中央有一血管，外圍圍繞著生殖細胞上皮。

　　C. 大部分病人的血中 AFP 濃度會有升高的現象。

　　D. 臨床預後不佳。

(5) 絨毛膜癌(choriocarcinoma)

　　A. 常見於年輕男性。

　　B. 惡性腫瘤細胞常有廣泛性遠端轉移，是**睪丸癌中最為惡性者**。

　　C. 絨毛膜癌由**滋養性芽細胞**和**合體滋養性芽細胞**所組成。而後者會使病人血中的β-hCG 濃度升高。

16-4 副睪丸疾病

◆ 副睪丸炎(Epididymitis)

1. 較常見的副睪丸疾病為副睪丸炎，較好發於年輕人，多因性接觸感染細菌引起尿道炎，經尿道、輸精管上行感染至副睪丸、睪丸所引起。

2. 副睪丸炎經常合併有睪丸炎，因為兩者的解剖位置相近。

3. 引起年輕人副睪丸炎常見的細菌包括：**淋病雙球菌**、**披衣菌**；引起孩童和老人副睪丸炎較常見的細菌為大腸桿菌。

4. 引起孩童副睪丸炎常見原因為尿道發育問題，導致泌尿道反覆感染；引起老人副睪丸炎常見原因為前列腺結節狀增生，導致尿液瀦留，泌尿道反覆感染。

16-5 前列腺疾病

一、前列腺炎(Prostatitis)

1. **急性細菌性前列腺炎**：以**大腸桿菌**的感染最常見，前列腺組織中有大量嗜中性球浸潤。

2. 慢性細菌性前列腺炎：長期細菌感染所致，前列腺組織中有大量淋巴球浸潤，併有腺體組織破壞及纖維化。

3. 非細菌性前列腺炎：以**披衣菌**及**尿漿菌**較為常見。

二、良性前列腺增生 (Benign Prostatic Hyperplasia, BPH)

1. 年齡越大的男性，發生率越高。主要和**激素分泌有關**。

2. **前列腺結節狀增生處**，主要發生在**尿道周圍的中央前列腺體組織和內移形區**，所以常引起尿液滯留、排尿困難的症狀。

3. **前列腺癌主要發生在周邊的前列腺體組織**，所以在癌症早期，較少引起尿液滯留、排尿困難的症狀。

三、前列腺癌(Prostatic Cancer)

1. 年齡越大的男性，發生率越高。致病原因，目前不明。

2. 前列腺癌主要發生在周邊的前列腺體組織，所以在癌症早期，較少引起尿液滯留，排尿困難的症狀。

3. 顯微鏡下，絕大部分的前列腺癌為**腺癌**。

4. 前列腺癌**常轉移至骨骼**，易產生**生骨性病灶** (osteoblastic lesion)，而一般其他癌症若轉移至骨頭，易產生**骨破壞性病灶** (osteoclastic lesion)。

5. **前列腺特異性抗原**(prostate specific antigen, PSA)為偵測前列腺癌的**腫瘤標記**。

QUESTI②N　　　　　　　題｜庫｜練｜習

1. 下列有關隱睪症(cryptorchidism)之敘述，何者錯誤？(A)發生率偏低，約為1%　(B)可發生雙側或單側　(C)隱睪症易造成睪丸萎縮及不孕　(D)不會增高睪丸癌之發生率　　　　　　（103專高二）

解析 嬰兒在正常的情況下，睪丸會由腹腔逐漸降落至陰囊中。若睪丸未降落至陰囊中，就稱為隱睪症。未降落至陰囊中的睪丸，較易得到睪丸癌。

2. 有關陰莖的波恩氏病(Bowen disease)之敘述，下列何者正確？(A)為原位癌　(B)為過敏反應　(C)由結核分枝桿菌引起　(D)真菌感染所造成　　　　　　（105專高一）

解析 波恩氏症為鱗狀細胞的原位癌。可發生在陰莖及陰莖外的器官組織（口腔黏膜為最常見或是會陰其他器官）。

3. 下列何者為前列腺癌最常發生之部位？(A)前列腺之周邊區域　(B)前列腺之中央及內移形區　(C)前列腺之外移形區　(D)任何區域皆為好犯區域　　　　　　（102、106專高一）

解析 前列腺增生肥大好發於前列腺的中央區及內移形區。前列腺癌好發於前列腺的周邊區。

4. 下列何種睪丸腫瘤中，最可能造成人類絨毛膜性腺激素(human chorionic gonadotropin, hCG)之升高？(A)卵黃囊腫瘤(yolk sac tumor)　(B)畸胎瘤(teratoma)　(C)胚胎上皮癌(embryonal carcinoma)　(D)絨毛上皮癌(choriocarcinoma)　　　　　　（107專高一）

解析 (D)由滋養性芽細胞和合體滋養性芽細胞所組成。而後者會使病人血中的β-hCG濃度升高。

解答：　1.D　2.A　3.A　4.D

5. 下列關於睪丸腫瘤的敘述，何者錯誤？(A)隱睪症會增加腫瘤風險　(B)生殖細胞腫瘤最常見的染色體異常為染色體12短臂的等臂染色體(isochromosome)　(C)青春期後的男性(postpubertal male)大多的睪丸腫瘤源自生殖細胞，且大多為良性　(D)睪丸生殖細胞瘤分為精子細胞瘤(seminoma)與非精子細胞瘤(nonseminomatous germcell tumor)，而以seminoma較常見

（109專高二）

解析 青春期後成年男性的畸胎瘤，不管裡面的成分是否成熟，均應該被視為惡性。

6. 陰莖鱗狀細胞瘤及前驅病變，與下列何種病毒最有關？(A)人類乳突瘤病毒(human papilloma virus; HPV)　(B) EB病毒(Epstein-Barr virus; EBV)　(C)人類疱疹病毒(human herpes virus-8; HHV8)　(D)人類免疫缺失病毒(human immunodeficiency virus; HIV)

（110專高一）

解析 包皮垢併有反覆HPV感染者，較易有陰莖癌的產生。

女性生殖系統及乳房疾病

會陰疾病 ── 感染性疾病
　　　　├ 白　斑
　　　　└ 腫　瘤

陰道疾病 ── 陰道炎
　　　　├ 陰道上皮內贅瘤
　　　　├ 陰道癌
　　　　└ 葡萄狀肉瘤

子宮頸疾病 ── 子宮頸炎
　　　　├ 子宮內頸息肉
　　　　├ 子宮頸上皮內贅瘤
　　　　└ 子宮頸癌

子宮體疾病 ── 子宮內膜炎
　　　　├ 腺肌症
　　　　├ 子宮內膜異位
　　　　├ 月經功能障礙
　　　　├ 子宮內膜增生
　　　　├ 子宮內膜息肉
　　　　├ 平滑肌瘤
　　　　├ 平滑肌肉瘤
　　　　└ 子宮內膜癌

輸卵管疾病 ── 輸卵管炎
　　　　├ 輸卵管受孕
　　　　└ 輸卵管癌

卵巢疾病 ── 單純性囊腫
　　　　├ 多囊性卵巢
　　　　└ 卵巢腫瘤

妊娠疾病 ── 子宮外孕
　　　　└ 滋養性芽細胞疾病

乳房疾病 ── 纖維囊性變化
　　　　├ 良性腫瘤
　　　　└ 惡性腫瘤

男性乳房疾病 ── 男性女乳症
　　　　└ 男性乳癌

Pathology

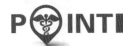

17-1 會陰疾病

一、感染性疾病

(一) 會陰炎(Vulvitis)

微生物感染導致會陰發炎的現象。常見致病微生物：

1. 單純疱疹病毒(HSV)：造成生殖性疱疹。

2. 淋病雙球菌：造成女性生殖道淋病。

3. **梅毒螺旋體**：造成**硬性下疳**、扁平濕疣。

(二) 尖形濕疣(Condyloma acuminatum)

1. 感染 HPV-6、11。

2. 細胞在顯微鏡下呈現**空凹細胞變化**(koilocytotic change)。

(三) 會陰上皮內贅瘤(Vulvar intraepithelial neoplasia, VIN)

1. 感染 HPV-16、18。

2. 依照上皮細胞的異生嚴重程度，分為 VIN I、VIN II、VIN III。 VIN III 有較高的機會演變為會陰鱗狀細胞癌。

二、白 斑(Leukoplakia)

(一) 硬化苔癬(Lichen Sclerosis)

1. 較常見於較年長的婦女。有硬化苔蘚的病人，有較高的機會得 到會陰癌。

2. 臨床上可見白色斑塊，皮膚變薄。顯微鏡下可見表皮變薄、過度角質化、較嚴重的纖維化，少有發炎細胞浸潤等。

(二) 鱗狀增生(Squamous Hyperplasia)

1. 鱗狀增生並非惡性腫瘤，但鱗狀細胞癌組織附近的皮膚，經常有鱗狀增生的現象。

2. 臨床上可見白色斑塊，皮膚變厚。顯微鏡下常可見表皮增厚、過度角質化、伴有輕微發炎細胞浸潤現象。

三、腫　瘤

(一) 乳房外的培傑氏症(Extramammary Paget's Disease)

1. 乳房外的培傑氏症和乳房的培傑氏症具有一樣的組織型態，都是屬於原位上皮癌。可能會合併皮下的內臟性惡性腫瘤。

2. 腫瘤細胞富含肝醣，所以細胞質呈現空亮狀。

3. 病因尚不明，好發於中老年人，可能是癌症蔓延所致，在**表皮層可見大的癌細胞存在**，主要以手術切除病灶治療。

(二) 會陰癌(Vulvar Cancer)

1. 有 HPV-16、18 感染的病人，較易產生。

2. 惡性組織型態以鱗狀細胞癌最為常見。其他惡性組織型態：惡性黑色素瘤(malignant melanoma)、基底細胞癌(basal cell carcinoma, BCC)、腺癌(adenocarcinoma)。

17-2　陰道疾病

一、陰道炎(Vaginitis)

1. 相當常見的婦女疾病。有各種致病原，包括病毒、細菌、黴菌等。常見病原包括**白色念珠球菌**(*Candida albicans*)、**陰道滴蟲**(*Trichomonas vaginalis*)。

2. 臨床症狀通常不嚴重，但免疫功能低下的病患，陰道炎有可能會發展為全身性疾病。

二、陰道上皮內贅瘤(VAIN)

1. 依照上皮細胞的異生嚴重程度，分為 VAIN I、VAIN II、VAIN III。VAIN III 有較高的機會演變為陰道鱗狀細胞癌(vulvar squamous cell carcinoma)。

2. HPV 感染和 VAIN 的關係目前仍未明。

三、陰道癌(Vaginal cancer)

1. 很少見的癌症，患者多為年老的女性。

2. 原發性癌症中，最常見的組織型態為**鱗狀細胞癌**。

3. 女性若是**懷孕時**使用 Diethylstilbestrol (DES)，則其**女兒**較易產生**陰道亮細胞腺癌**。

四、葡萄狀肉瘤(Sarcoma botryoides)

1. 很罕見的原發性陰道癌症，**較好發於嬰兒和孩童**。

2. 屬於**胚胎性橫紋肌肉瘤**。

17-3 子宮頸疾病

一、子宮頸炎(Cervicitis)

1. 很多種類的病原，都會造成非特異性的子宮頸炎。

2. 引起性病的病原，包括單純疱疹病毒、梅毒螺旋體、淋病雙球菌、披衣菌等，也都可能會造成子宮頸炎。

3. 子宮頸腺體發生阻塞，腺體分泌的物質堆積，形成囊腫，稱為**納氏囊腫**(Nabothian cysts)。

二、子宮內頸息肉(Endocervical polyps)

1. 子宮內頸因為發炎所形成的腫塊狀物質，稱為息肉。

2. 息肉外表覆蓋的上皮大多為子宮內頸的柱狀上皮細胞，上皮下的基質主要呈現水腫狀，並有程度不一的發炎細胞散布在基質中。

3. 息肉因為長期的摩擦發炎，較容易使柱狀上皮細胞轉變為鱗狀上皮細胞，這種現象稱為**化生**(metaplasia)。

4. 子宮內頸息肉**極少**會轉變為惡性腫瘤。

三、子宮頸上皮內贅瘤
(Cervical intraepithelial neoplasm, CIN)

1. 有 HPV-16、18 感染的病人，較易產生。

2. 依照子宮頸**鱗狀上皮細胞**的**異生**(dysplasia)**嚴重程度**，分為 CIN I、CIN II、CIN III。CIN I 為**輕微異生**；CIN II 為**中度異生**；CIN III 為**重度異生**。CIN III 有較高的機會演變為**子宮頸鱗狀細胞癌**(cervical squamous cell carcinoma)。

3. 目前因為有子宮頸細胞抹片檢查(pap smear)，所以子宮頸癌的死亡率有下降的趨勢。

四、子宮頸癌(Cervical cancer)

1. 台灣女性生殖道中最常見的癌症，多為**鱗狀細胞癌**。

2. 因為子宮頸細胞抹片檢查的普及，腺癌(adenocarcinoma)的發現有增加的趨勢。

3. 晚期子宮頸癌常侵犯周邊組織，如直腸、膀胱和輸尿管等。侵犯輸尿管時，造成阻塞性尿道病變(obstructive uropathy)，引起**尿毒症**(uremia)，是子宮頸癌病人主要的死亡原因。

17-4　子宮體疾病

一、子宮內膜炎(Endometritis)

1. 急性子宮內膜炎：常發生於生產過後或是流產過後。常為非特異性的發炎反應，發炎細胞多為嗜中性球。

2. 慢性子宮內膜炎：較常發生於結核菌感染、**子宮內避孕器**(intrauterine device, IUD)的使用、淋病。常呈現慢性發炎反應，發炎細胞多為淋巴球、漿細胞等。

二、腺肌症(Adenomyosis)

1. **子宮內膜腺體往下生長至子宮肌層中，稱為腺肌症。**

2. 腺肌症經常引起子宮壁層的增厚。

3. 週期性的月經出血會使子宮肌層中的子宮內膜腺體沉積血鐵素。

三、子宮內膜異位(Endometriosis)

1. 子宮內膜組織出現在子宮外的器官組織中，稱為**子宮內膜異位**；腺肌症是子宮內膜組織出現在子宮內的肌層中。

2. 子宮內膜異位較常出現在**骨盆腔、卵巢、輸卵管**等器官中。

3. 子宮內膜異位的組織常會有週期性隨月經而出血的現象。

4. **子宮內膜異位**若出現在**卵巢**，反覆性出血，易形成充滿陳舊血液的**巧克力囊腫**(chocolate cysts)。

5. 嚴重的子宮內膜異位可能會造成骨盆腔器官組織的沾黏、骨盆腔疼痛、月經時劇烈疼痛，甚至造成不孕等。

四、子宮內膜增生(Endometrial hyperplasia)

1. 因**動情素過度刺激**，造成子宮內膜組織過度生長。

2. 造成動情素過度刺激的原因：未生育、初經較早、停經較晚、長期服用動情素、多囊性卵巢（易產生過量動情素）。

3. 子宮內膜增生在顯微鏡下，由輕微到嚴重，可以分為三種程度：簡單增生(simple hyperplasia)、複雜增生(complex hyperplasia)、不典型增生(atypical hyperplasia)。

4. 當病人被診斷出有不典型子宮內膜增生時，有很高的機會會演變為惡性子宮內膜癌。

五、子宮內膜息肉(Endometrial polyps)

1. 息肉外表覆蓋的上皮大多為子宮內膜的柱狀上皮細胞，上皮下的基質主要呈現水腫狀，並有程度不一的發炎細胞散布在基質中。

2. 息肉因為長期的摩擦發炎，較容易使柱狀上皮細胞轉變為鱗狀上皮細胞，這種現象稱為**化生**(metaplasia)。

3. 子宮內膜息肉極少會轉變為惡性腫瘤。

六、平滑肌瘤(Leiomyoma)

1. 由子宮肌肉層的平滑肌細胞所演變而來的**良性腫瘤**。為女性最常見的良性腫瘤，好發於中年婦女。

2. 依照平滑肌瘤在子宮的位置，可以分為三種：**子宮壁內平滑肌瘤（最為常見）**、子宮黏膜下平滑肌瘤、子宮漿膜下平滑肌瘤。

七、平滑肌肉瘤(Leiomyosarcoma)

1. 由子宮肌肉層的平滑肌細胞所演變而來的惡性腫瘤。

2. 平滑肌肉瘤多為單一腫瘤，而平滑肌瘤常是多發性腫瘤。平滑肌瘤幾乎不會惡性轉變為平滑肌肉瘤。

八、子宮內膜癌(Endometrial Carcinoma)

1. **歐美國家中，女性生殖系統最常見的惡性腫瘤**。台灣子宮內膜癌有逐漸增加的趨勢

2. 較好發於停經後的婦女。常見危險因子為**動情素過度刺激**、不典型子宮內膜增生、肥胖、糖尿病、未生育的婦女。

3. 常見組織型態為**腺癌**，臨床症狀多為不正常陰道出血。

4. 可依惡性程度分為分化良好(well differentiated)、中等程度分化(moderately differentiated)、分化不良(poorly differentiated)。

5. 治療：主要以子宮全切除為主。

17-5 輸卵管疾病

一、輸卵管炎(Salpingitis)

1. 可以由各種病原所引起,包括:
   (1) **淋病雙球菌**:造成**輸卵管炎**的最常見病原。
   (2) 結核菌、披衣菌等其他病菌感染,常合併骨盆腔炎症(pelvic inflammatory disease, PID)。
2. 淋病雙球菌引起的輸卵管炎,常導致輸卵管沾黏而不孕。

二、輸卵管受孕(Tubal Pregnancy)

1. **輸卵管是子宮外孕中最為常見的受孕器官**。
2. 需早期加以診斷並治療,否則易導致輸卵管破裂而大量失血。

三、輸卵管癌(Tubal Carcinoma)

1. 極為少見的一種原發性癌症,常見於老年婦女。最常見的組織型態為**腺癌**。
2. 臨床症狀:最具特徵的是**清澈狀水樣陰道分泌物**,不正常的陰道出血。癌症早期常沒有症狀表現。
3. 發現確診時,經常已是癌症末期,預後不佳。

17-6 卵巢疾病

一、單純性囊腫(Simple Cysts)

1. 最常見的卵巢疾病。

2. 較常見的包括：濾泡囊腫和黃體囊腫。

3. 濾泡囊腫

   (1) 成因：正常的卵巢在每個月經週期都會排卵一次，但若卵巢在某個月經週期發生不排卵時，濾泡就會越來越大，這時候就稱為濾泡囊腫。

   (2) 臨床表現：濾泡囊腫內主要包含清澈液體。小的濾泡囊腫大多無症狀，大的濾泡囊腫則要小心破裂而導致腹腔急症。

4. 黃體囊腫

   (1) 成因：正常的卵巢在排卵後，會有黃體形成。黃體內如果出血並形成囊腫，則稱為黃體囊腫。

   (2) 臨床表現：黃體囊腫內主要包含黃體液和血球細胞。小的黃體囊腫大多無症狀，大的黃體囊腫則要小心破裂導致腹腔急症。

二、多囊性卵巢(Polycystic ovaries)

1. 多囊性卵巢較一般卵巢為大，且含有較多的濾泡，因而產生較多的雄性激素（常見）或是雌性激素。

2. 常見症狀：月經減少、體毛增加、不孕、肥胖。

三、卵巢腫瘤(Ovarian tumors)

卵巢腫瘤細胞主要起源於卵巢中的上皮細胞、生殖細胞及性索—間質細胞等三大類，以下簡介之。

(一) 上皮性腫瘤(Epithelial Tumors)

約占所有卵巢腫瘤 60~70%，有下列幾種：漿液性腫瘤、黏液性腫瘤、類子宮內膜腫瘤、亮細胞癌、Brenner 腫瘤。

1. **漿液性腫瘤**(serous tumors)
   (1) 所有卵巢腫瘤中**最常見**，約占 40%。常成囊狀，故又叫做囊腺瘤或是囊腺癌。
   (2) **較容易有惡性的傾向**。

2. **黏液性腫瘤**(mucinous tumors)
   (1) 所有卵巢腫瘤中第二常見的，約占 25%。
   (2) 和漿液性腫瘤比較而言，**較少機會有惡性的傾向**，存活率比漿液性腫瘤較好。

3. **類子宮內膜腫瘤**(endometrioid tumors)
   (1) 卵巢的惡性腫瘤，其組織學和子宮內膜腺體相似。
   (2) **幾乎都是屬於惡性腫瘤**。
   (3) 和卵巢內的子宮內膜異位病灶有相關，部分有卵巢類子宮內膜腫瘤的病人，同時也有子宮內膜癌。

4. **亮細胞癌**(clear cell carcinomas)
   (1) 腫瘤細胞內富含肝醣，於組織處理後，肝醣消失，故在顯微鏡下，細胞質呈現空亮狀。
   (2) **預後很差**。

5. Brenner **腫瘤**(Brenner tumors)
   (1) 罕見的卵巢良性腫瘤。
   (2) 顯微鏡下的特徵：卵巢間質組織中含有**過渡上皮細胞**(transitional epithelial cells)的聚集。

(二) 生殖細胞腫瘤(Germ Cell Tumors)

約占所有卵巢腫瘤 15~20%，包括：畸胎瘤、惡性胚胎瘤、卵黃囊腫瘤、絨毛膜癌。

1. 畸胎瘤(teratoma)
   (1) 腫瘤細胞含有**內胚層**、**中胚層**和**外胚層**等**三個胚層**的細胞，常包括有皮脂腺、毛髮、牙齒、腦組織等。
   (2) **成熟畸胎瘤**：三個胚層的細胞分化完全，較常見於年輕女性，為一**良性腫瘤**。
   (3) 卵巢甲狀腺腫(struma ovarii)：指甲狀腺細胞出現在卵巢中，故屬於畸胎瘤的一種。
   (4) **不成熟畸胎瘤**：腫瘤細胞分化不好，似原始胚胎組織細胞，為一**惡性腫瘤**，較常見於成年人。在外觀上常伴有出血、壞死、囊狀變化等。在顯微鏡下可見有不成熟的胚胎組織。臨床治療以手術切除合併放射線治療，但預後仍不佳。

2. 惡性胚胎瘤(dysgerminoma)
   (1) 和**男性**的**精細胞癌**(seminoma)在病理組織上的構造**相似**。
   (2) 好發於年輕人和孩童。
   (3) 顯微鏡下，腫瘤細胞之間的細胞膜界限清楚，細胞質透亮、細胞核大且濃染，且核仁明顯。此外，間質組織有**明顯的 T 淋巴球浸潤**。
   (4) 臨床治療以手術切除合併放射線治療，因為惡性胚胎瘤對放射線的反應很好。

3. 惡性卵黃囊腫瘤(yolk sac tumor, YST)
   (1) 較好發於孩童和年輕女性，又稱為內胚層竇狀腫瘤，或是幼兒型胚胎癌。
   (2) 顯微鏡下的特徵：具有 Schiller-Duval 氏小體(Schiller-Duval body)，其構造似腎絲球，中央有一血管，外圍圍繞著生殖細胞上皮。

(3) 大部分病人的血中 α 型胎兒蛋白(AFP)濃度會有升高的現象。

(4) 臨床預後不佳。

4. 絨毛膜癌(choriocarcinoma)

(1) 常見於年輕女性。

(2) 絨毛膜癌由滋養性芽細胞和合體滋養性芽細胞所組成。後者致使病人血中的 β 型人類絨毛膜促性腺素(β-hCG)濃度升高。

(三) 性索－間質腫瘤(Sex Cord-Stromal Tumors)

約占所有卵巢腫瘤 5~10%，包括顆粒膜細胞膜、鞘細胞瘤、男性精母細胞瘤。

1. **顆粒膜細胞瘤**(granulosa cell tumor)：是性索－間質腫瘤中最常見的一型。腫瘤細胞會分泌雌激素，造成病人子宮內膜過度增生，甚至引起子宮內膜癌。顯微鏡下的特徵為 Call-Exner 小體(Call-Exner body)。

2. 鞘細胞瘤(theca-cell tumor; thecoma)：腫瘤細胞來源為鞘細胞，它是由纖維母細胞分化而來。腫瘤細胞會分泌雌激素，造成病人子宮內膜過度增生，甚至引起子宮內膜癌，多見於停經後之女性。

3. 纖維瘤(fibroma)

(1) 纖維瘤的腫瘤細胞來源為纖維母細胞。

(2) 纖維瘤和鞘細胞瘤相似，但是纖維瘤不會分泌雌激素。纖維瘤切面呈現白色，而鞘細胞瘤切面呈現黃色。

(3) **梅格氏症候群**(Meigs' syndrome)：**卵巢纖維瘤**的病人合併出現有**胸水、腹水**的情形，稱之。

4. 男性精母細胞瘤(androblastoma)：腫瘤細胞分化成像賽托利細胞(Sertoli cells)或是萊氏細胞(Leydig cells)，所以會分泌雄性素。分化越好者，預後越好。

(四) 克魯肯氏腫瘤(Krukenberg Tumor)

卵巢的**惡性腫瘤**，是來自胃、胸部的**轉移癌**，胃幽門是常見的原發性位置，會侵犯兩側卵巢。

17-7　妊娠疾病

一、子宮外孕(Ectopic pregnancy)

1. 子宮外孕指受精卵著床在子宮內膜以外的地方，最好發的部位為**輸卵管**，其他部位如腹腔、卵巢等也可能會發生。

2. 顯微鏡觀察主要靠找到**絨毛**而確診。子宮外孕需早期加以診斷並治療，否則一旦破裂，易導致大出血，甚至死亡。

二、 滋養性芽細胞疾病
(Gestational trophoblastic diseases)

依照腫瘤惡性程度，由輕度到重度，可以分為葡萄胎、侵襲性葡萄胎、絨毛膜癌等三類。

◆ 葡萄胎(Hydatidiform Mole)

1. 腫瘤分類
   (1) 完全性葡萄胎：沒有正常的胚胎或絨毛存在。大部分葡萄胎細胞的染色體是 46XX，**大約 2%病人發展成絨毛膜癌**。
   (2) 部分性葡萄胎：除了腫瘤細胞外，還有正常的胚胎、絨毛存在。大部分葡萄胎細胞具有**三套染色體**(triploid)，極少發展成絨毛膜癌。

2. 腫瘤型態：大部分的絨毛腫大，似一串串葡萄狀。腫瘤細胞由滋養性芽細胞和合體滋養性芽細胞所組成。

3. 腫瘤臨床表現

(1) 東方國家的發生率遠較西方國家為多。

(2) 主要見於懷孕婦女，常見無痛性陰道出血。

(3) β 型人類絨毛膜促性腺素：血中 β-hCG 濃度和正常懷孕時相比較，會有大幅升高的現象。

◆ 侵襲性葡萄胎(Invasive Mole)

1. 腫瘤型態：腫瘤細胞（滋養性芽細胞和合體滋養性芽細胞）會有增生的現象，腫瘤細胞會有侵犯子宮壁或是子宮周圍組織。

2. 腫瘤臨床表現

(1) 東方國家的發生率遠較西方國家為多。

(2) 主要見於懷孕婦女，常見無痛性陰道出血。

(3) 血中 β-hCG 濃度和正常懷孕時相比較，會有大幅升高的現象。

(4) 治療方式通常無法只靠子宮刮除術，常需要子宮切除術。

◆ 絨毛膜癌(Choriocarcinoma)

1. 腫瘤型態：腫瘤細胞（滋養性芽細胞和合體滋養性芽細胞）呈現高度惡性分化；腫瘤細胞會有侵犯子宮壁、子宮周圍組織，甚至有遠端轉移的現象。

2. 腫瘤臨床表現

(1) 東方國家的發生率遠較西方國家為多。

(2) 絨毛膜癌較**常以血液轉移，少以淋巴轉移**。最常見遠端轉移的部位為**肺臟**和**腦部**。

(3) 以往死亡率極高，目前以手術切除加上**化療藥物**(Methotrexate)治療，存活率已經提高。

(4) 血中 β-hCG **值大幅升高**。

三、子癇前症(Preeclampsia)及子癇症(Eclampsia)

1. **子癇前症**：指妊娠 20 週以後才出現**高血壓**，同時還和併有**水腫**和**蛋白尿**的症狀。

2. 子癇症：指妊娠 20 週以後一直到產後產褥期間，出現高血壓同時合併有抽搐痙攣的現象。

17-8　乳房疾病

　　乳房疾病中，較為常見者為纖維囊性變化、良性腫瘤、惡性腫瘤等三類，以下將簡介之。

一、纖維囊性變化(Fibrocystic change)

1. 臨床表現：最常見的是摸到乳房腫塊。

2. 病理型態：常見包括纖維化、囊性變化、硬化性腺腫、表皮細胞增生等變化。

   (1) 纖維化：乳房組織外觀呈現灰白色、顯微鏡下有很多纖維組織。

   (2) 囊性變化：乳腺上皮增生造成腺管擴張呈現囊狀變化。

   (3) 硬化性腺腫：乳房纖維組織相當明顯，把乳腺組織包圍，狀似乳癌，所以在病理診斷上需特別注意。

   (4) 表皮細胞增生：乳腺的表皮細胞增生會引起乳腺管擴張，有時表皮細胞增生會合併有分化不成熟的細胞出現，若是這種細胞越多，病人得到乳癌的機會也越高。

二、良性腫瘤

1. 纖維腺瘤(fibroadenoma)
   (1) **最常見的乳房良性腫瘤**，好發於年輕女性。
   (2) 臨床上常呈現一顆乳房硬塊。
   (3) 顯微鏡下可見增生的纖維組織包圍著乳腺上皮細胞。
2. 乳突瘤(papilloma)
   (1) 主要發生在乳腺管的乳突狀腫瘤。
   (2) 常見症狀為乳頭有分泌物。
   (3) 為一良性病灶。但此種病人有較高的機會得到乳癌。

三、惡性腫瘤

(一) 危險因子

1. **遺傳因素**：母親或是姊妹有得到乳癌者，有較高的機會得到乳癌。另帶有 BRCA1 或 BRCA2 **基因的患者，很容易得到乳癌。**
2. **動情素刺激過度**，例如停經婦女使用荷爾蒙補充療法(HRT)，只使用動情素、不使用黃體素(progesterone)。
3. **生育數較少或是未生育的婦女。**
4. 肥胖的婦女。
5. 乳房有明顯增生性變化。
6. 停經年齡較晚。
7. 環境與飲食因素：如西方國家生活型態、攝食較多動物性脂肪和蛋白質、缺少運動等。

(二) 臨床症狀

1. 最常見的臨床表現：(1)乳房硬塊；(2)乳癌細胞若侵犯到皮下組織，易造成皮膚下陷；(3)若侵犯到淋巴管，會引起淋巴水腫，甚至有橘皮狀(peau d'orange)的變化；(4)乳房疼痛；(5)乳房變形；(6)乳頭分泌物(nipple discharge)；(7)腋下淋巴結腫大；(8)**乳癌沿乳腺管上升到乳頭會造成乳頭 Paget disease**。

2. 乳癌最好發的部位：**乳房的外上象限處，因為此部位的乳房腺體組織最多**。

(三) 病理組織分類

◆ 原位癌(carcinoma in Situ)

　　西方國家原位癌病人數多於侵襲癌，台灣則是侵襲癌遠多於原位癌，表示在乳癌的篩檢上，仍須加強。

1. **乳管原位癌**(ductal carcinoma in situ)：最常見。

2. **粉刺型導管原位癌**(Comedo type ductal carcinoma in situ)常有**中央壞死區，合併鈣化**，而可被**乳房攝影偵測到**。

3. **乳頭派吉特氏症**(Paget disease)：佔所有乳房惡性腫瘤的 1~2%，**乳管原位癌沿乳腺管上升到乳頭而造成**，症狀以單側乳頭紅疹、結痂脫屑、發癢為主。

◆ 侵犯性癌(Invasive Carcinoma)

1. 侵犯性乳管癌(invasive ductal carcinoma)：所有乳房的侵犯性癌中，最為常見者。**管狀癌**(Tubular Carcinoma)**約佔 2%**，此類型的乳癌**預後較佳**。

2. 侵犯性小葉癌(invasive lobular carcinoma)：台灣第二常見的侵襲性乳癌。其癌細胞排成單行排列，病理上特稱為印地安士兵縱隊

排列(indian file pattern)。此類病人較常有**兩側性乳癌**。**細胞結合性很差，容易散布，理學檢查不易清楚確認。**

3. 侵犯性黏液性癌(mucinous carcinoma)：癌細胞的細胞質內含有多量黏液，細胞和細胞之間也有很多黏液堆積。預後比侵犯性乳管癌要好。

4. 侵犯性髓狀癌(medullary carcinoma)：癌細胞有相當明顯的細胞核和核仁，並且伴有很多淋巴球的浸潤。預後比侵犯性乳管癌要好。

5. 惡性葉狀腫瘤(malignant phylloides tumor)：腫瘤細胞來源不是乳房管腺上皮細胞，而是**乳房管腺之間間質組織**。腫瘤細胞**很少有淋巴結轉移**，故治療方式主要是**乳房切除術**，很少執行腋下淋巴結廓清術，預後比侵犯性乳管癌要好。

6. **三陰性乳癌**(triple negative)：**雌激素受體、孕激素受體及第二型人類表皮生長因子均呈陰性**。由於癌細胞缺少受體且有高度的基因變異性，目前仍以化療合併手術治療為主。

17-9 男性乳房疾病

一、男性女乳症(Gynecomastia)

1. 主要引起原因：**肝硬化的病人**。

2. 其他原因：包括有**肝癌病人、服用過多雌激素**等。

二、男性乳癌(Male breast cancer)

很罕見，常見於老年人。主要的癌症病理組織型態是侵犯性乳管癌。因為男性乳房很小，加上未加以注意，使得男性乳癌確診時，往往都已經是晚期。

QUESTION

1. 下列哪一部位發生子宮外孕的機會最低？(A)腹腔　(B)卵巢　(C)陰道　(D)輸卵管　（103專高一）

解析 子宮外孕指受精卵著床在子宮內膜以外的地方，最好發的部位為輸卵管，其他部位如腹腔、卵巢等也可能會發生。故陰道發生子宮外孕的機會最低。

2. 化膿性輸卵管炎(suppurative salpingitis)最常見的致病菌為：(A)披衣菌　(B)結核菌　(C)念珠菌　(D)淋病雙球菌　（103專高二）

解析 輸卵管炎可以由各種病原所引起，但化膿性輸卵管炎最常見的致病菌為淋病雙球菌。

3. 子宮內頸(endocervical)腺體的出口阻塞，最有可能導致下列何種囊腫？(A)納氏囊腫(Nabothian cyst)　(B)巴氏囊腫(Bartholin cyst)　(C)賈氏管囊腫(Gartner duct cyst)　(D)貝氏囊腫(Baker cyst)

解析 子宮頸腺體發生阻塞，腺體分泌的物質堆積，形成囊腫，稱為納氏囊腫。　（103專高二）

4. 25歲女性，因為摸到右側乳房有一個腫瘤而就醫。檢查發現這是一個界線明顯、可移動、約1.5公分大的良性腫瘤。下列何者是最可能的診斷？(A)葉狀瘤(phyllodes tumor)　(B)纖維腺瘤(fibroadenoma)　(C)管內乳頭瘤(intraductal papilloma)　(D)纖維囊性變化(fibrocystic change)　（104專高二）

解析 纖維腺瘤是最常見的乳房良性腫瘤，臨床上常呈現一顆界線明顯，可移動的腫塊；顯微鏡下可見增生的纖維組織包圍著乳腺上皮細胞；本題的其他三個選項則較少有上述的變化。

5. 下列何者為卵巢的子宮內膜異位症？(A)巧克力囊腫(chocolate cyst)　(B)上皮囊腫(epidermal cyst)　(C)黏液囊腫(mucocele)　(D)纖維囊腫病變(fibrocystic change)　（105專高一）

解析 子宮內膜異位症若出現在卵巢，反覆性出血，易形成充滿陳舊血液的巧克力囊腫。

解答：　　1.C　　2.D　　3.A　　4.B　　5.A

6. 下列何者不是卵巢原發性腫瘤？(A)黏液性腺瘤(mucinous cystadenoma)　(B)水囊狀胎塊(hydatidiform mole)　(C)畸胎瘤 (teratoma)　(D)漿液性腺瘤(serous cystadenoma)　　（105專高一）

解析 水囊狀胎塊又稱為葡萄胎，是屬於所謂的妊娠疾病，不屬於卵巢的原發性腫瘤。

7. 子宮腺肌症(adenomyosis)是指子宮肌層內出現下列何種組織？ (A)子宮內膜　(B)子宮肌瘤　(C)宮體腺癌　(D)子宮頸腺癌

解析 子宮內膜腺體往下生長至子宮肌層中，稱為子宮腺肌症。

（105專高二）

8. 下列何者較不屬於子宮內膜癌的高危險因子？(A)肥胖　(B)貧血 (C)糖尿病　(D)高血壓　　（106專高一）

解析 子宮內膜癌較好發於停經後的婦女。常見危險因子為動情素過度刺激、不典型子宮內膜增生、肥胖、糖尿病、未生育、高血壓的婦女。

9. 卵巢甲狀腺腫(struma ovarii)是屬於一種：(A)畸胎瘤(teratoma) (B)絨毛膜癌(choriocarcinoma)　(C)卵黃囊腫瘤(yolk sac tumor) (D)胚胎癌(embryonal carcinoma)　　（106專高二）

解析 畸胎瘤的腫瘤細胞常常包括有中胚層和外胚層等三個胚層的細胞，常包括有皮脂腺、毛髮、牙齒、腦組織等。而卵巢甲狀腺腫乃指甲狀腺細胞出現在卵巢中，故屬於畸胎瘤的一種。

10. 最常見到的乳房良性腫瘤為下列何項？(A)脂肪瘤(lipoma)　(B)纖維瘤(fibroma)　(C)纖維腺瘤(fibroadenoma)　(D)管內乳突瘤 (intraductal papilloma)　　（106專高二）

解析 纖維瘤或又叫做纖維腺瘤，為最常見的乳房良性腫瘤，好發於年輕女性。

11. 32歲女性發覺在外陰部皮膚有數個小的凸狀隆起。切片可見鱗狀上皮增生，且在表皮上層有空凹細胞(koilocyte)存在。下列何者與此病變最相關？(A)局部藥物塗抹使用　(B)白色念珠菌感染 (C)人類乳頭瘤病毒(HPV)感染　(D)皮膚長期反覆搔抓

解答：　6.B　7.A　8.B　9.A　10.C　11.C

解析 外陰部皮膚有多個突狀隆起病灶，加上切片中可以見到鱗狀上皮增生，且有空凹細胞存在，表示此病人有可能有尖形濕疣的產生，和人類乳突狀病毒的感染最有相關。　　　　　　（106專高二補）

12. 下列何者不是導致乳癌的危險因子？(A)一側乳房得過乳癌　(B)第一胎生育在三十歲以後　(C)未曾生育者　(D)初經晚

解析 (D)代表女性暴露在女性荷爾蒙的時間可能較短，故不是導致乳癌的危險因子。　　　　　　　　　　　　　　　（106專高二補）

13. 子宮外孕最常見的位置是下列何者？(A)卵巢(ovary)　(B)輸卵管(fallopian tube)　(C)腹腔(abdominal cavity)　(D)圓韌帶(round ligament)　　　　　　　　　　　　　　　　　　　　　（107專高一）

解析 輸卵管是子宮外孕中最為常見的受孕器官，需早期加以診斷並治療，否則易導致輸卵管破裂而大量失血。

14. 14歲女性，無性經驗，因為最近幾個月出現不正常子宮出血而就醫。她初經是在12歲。下列何者是造成其不正常出血最可能的原因？(A)無排卵週期　(B)子宮內膜感染　(C)子宮內膜癌　(D)子宮肌瘤　　　　　　　　　　　　　　　　　　　　　　　（107專高二）

解析 (A)無排卵週期為何會有不正常出血？乃是因血中高濃度的動情素，造成子宮內膜增生後結構不穩定而引起；(B)較不會有不正常出血的現象；(C)(D)較不會發生在14歲女性，也比較不會有不正常出血的現象。

15. 下列有關乳癌的敘述何者錯誤？(A)男性會罹患乳癌　(B)乳房攝影有助於早期診斷　(C)女性乳癌之發生常與雌激素(estrogen)有關　(D)大部分乳癌之發生與BRCA1基因突變有關　　（108專高一）

解析 乳癌之發生與BRCA1與BRCA2基因突變有關。

16. 葡萄狀肉瘤(sarcoma botryoides)為一種少見的原發陰道癌，病理是由下列哪一種腫瘤構成？(A)胚胎型橫紋肌肉瘤(embryonal rhabdomyosarcoma)　(B)滑液膜肉瘤(synovial sarcoma)　(C)纖維肉瘤(fibrosarcoma)　(D)平滑肌肉瘤(leiomyosarcoma)　（108專高一）

解析 葡萄狀肉瘤在顯微鏡下可觀察到許多橫紋，屬於胚胎型橫紋肌肉瘤。

解答：　12.D　13.B　14.A　15.D　16.A

17. 50歲女性，身材略微肥胖，且有糖尿病及高血壓的病史，最近因陰道出血就診。下列何種診斷的可能性最低？(A)子宮肌瘤　(B)子宮內膜癌　(C)子宮內膜異位症　(D)胚胎型橫紋肌肉瘤

解析 (D)常見於孩童及青少年。　　　　　　　　　　　　　　　（108專高二）

18. 下列關於乳癌的敘述何者錯誤？(A)乳癌沿乳腺管上升到乳頭會造成乳頭Paget disease　(B)粉刺型導管原位癌(Comedo type ductal carcinoma in situ)常有中央壞死區，常常合併鈣化，而可被乳房攝影偵測到　(C)管狀癌(Tubular carcinoma)的預後通常比其它組織型乳癌較差　(D)小葉型乳癌(Infiltrating lobular carcinoma)細胞結合性很差，容易散布，理學檢查不易清楚確認　（109專高一）

解析 管狀癌(Tubular Carcinoma)：約佔2%，屬「侵犯性」癌，此類型的乳癌預後較佳。

19. 乳癌的病人，手術切除乳房後常引起同側手臂水腫，下列何者為最主要的致病機轉？(A)血管內靜水壓增高　(B)血漿滲透壓下降　(C)血管通透性增高　(D)淋巴管阻塞　　　　（109專高二）

解析 例如乳癌病人常會接受乳房切除術，合併腋下淋巴結廓清術。淋巴結廓清術常會造成淋巴系統回流困難，使患側手臂水腫。

20. 下列何種乳房疾病是造成乳頭的派吉特氏症(Paget disease)的最主要成因？(A)纖維狀變化(fibrocystic change)　(B)化膿性乳房炎(suppurative mastitis)　(C)乳管原位癌(ductal carcinoma in situ)　(D)葉狀瘤(phyllodes tumor)　　　　　　　（110專高一）

解析 乳房派吉特氏症占所有乳房惡性腫瘤的1~2%，臨床表現以單側乳頭紅疹、結痂脫屑、發癢為主，被認為是從乳管原位癌而來。

21. 25歲女性，因下腹部不適就醫，經醫師檢查後確定為良性卵巢腫瘤下列何者的可能性最高？(A)卵黃囊腫瘤(yolk sac tumor)　(B)成熟畸胎瘤(mature teratoma)　(C)顆粒細胞腫瘤(granulosa cell tumor)　(D)克魯肯氏腫瘤(Krukenberg tumor)　　　　　（110專高二）

解答：　17.D　　18.C　　19.D　　20.C　　21.B

22. 子宮頸癌最可能與何者病毒感染有關？(A)人類乳突病毒(HPV)
(B)疱疹病毒(HSV)　(C) Epstein-Barr 病毒(EBV)　(D)巨細胞病毒(CMV)　　　　　　　　　　　　　　　　　　　　（111專高一）

解析 (B)主要造成疱疹；(C)可引發感染性單核球增多症與伯基特氏淋巴瘤(Burkitt's lymphoma)，且和鼻咽癌有密切關係；(D)懷孕婦女若被感染巨細胞病毒，則可能造成胎兒或新生兒出現先天性畸形、心智遲緩、聽力損失及神經方面的問題。

23. 下列有關妊娠滋養層疾病(Gestational trophoblastic disease)之敘述，何者錯誤？(A)主要常見有葡萄胎、侵襲性葡萄胎和絨毛膜癌　(B)絕大多數會製造人類絨毛膜性腺激素(human Chorionic Gonadotropin, hCG)　(C)完全型葡萄胎是二倍體，而部分型葡萄胎是三倍體　(D)部分型葡萄胎轉變為絨毛膜癌之機會比完全型葡萄胎高　　　　　　　　　　　　　　　　　　　（111專高一）

解析 2.5%的完全型葡萄胎的病人會發展出絨毛膜癌，極少的部分型葡萄胎會變成絨毛膜癌。

24. 關於卵巢腫瘤的敘述，下列何者錯誤？(A)未生產(nulliparity)為卵巢癌的危險因子　(B)表面上皮腫瘤(surface epithelial tumor)為最常見的原發卵巢腫瘤　(C)惡性漿液性腫瘤(serous carcinoma)為最常見的原發惡性卵巢腫瘤　(D) Krukenberg腫瘤為原發雙側性卵巢腫瘤　　　　　　　　　　　　　　　　　　　　（111專高二）

解析 (D) Krukenberg腫瘤為轉移性腫瘤。

25. 關於多囊性卵巢症候群(Polycystic ovarian syndrome)之敘述，下列何者錯誤？(A)病人常會有月經異常，慢性不排卵及不孕　(B)主要病因為雌性激素過多　(C)病理下，病人卵巢中有許多囊泡(D)病人肥胖及糖尿病的風險增高　　　　　　　　　　　（112專高一）

解析 多囊性卵巢較一般卵巢為大，且含有較多的濾泡，因而產生較多的雄性激素（常見）或是雌性激素。

解答：　22.A　23.D　24.D　25.B

26. 三陰性(triple negative)乳癌的定義不包含下列何者？(A)雌激素受體(estrogen receptor)陰性　(B)孕激素受體(progesterone receptor)陰性　(C)第二型人類表皮生長因子接受體(human epidermal growth factor receptor 2)陰性　(D)細胞角蛋白(cytokeratin)陰性

（113專高一）

解析 三陰性乳癌(triple negative)指下列三種荷爾蒙受體都呈現陰性的乳癌，包括雌激素受體(ER)、黃體素受體(PR)、第二型人類上皮細胞生長素接受體(HER2)。

解答： 26.D

MEMO

內分泌系統疾病

出題率：♥ ♥ ♡

CHAPTER
18

Pathology

P○INT　重 | 點 | 彙 | 整

　　內分泌系統包括腦下垂體、甲狀腺、副甲狀腺、腎上腺、胸腺、胰臟、睪丸、卵巢等。以下將分別簡介這些器官所引起的疾病。睪丸及卵巢疾病請見第 16 及 17 章。

18-1　腦下垂體疾病

一、腦下垂體的正常功能

1. 解剖位置：位在腦的蝶鞍部，分為前葉和後葉。

2. 激素分泌
   (1) 前葉：**腎上腺皮質素**(ACTH)、**甲狀腺刺激素**(TSH)、**濾泡刺激素**(FSH)、**黃體刺激素**(LH)、**泌乳素**(PRL)、**生長激素**(GH)。
   (2) 後葉：**催產素**(oxytocin)、**抗利尿激素**(ADH)。

二、腦下垂體前葉症候群

(一) 前葉機能亢進

1. 原因：常為功能性腫瘤或腦下垂體某種細胞過度增生所造成，腦下垂體癌(pituitary carcinoma)則少見。

2. **腦下垂體腺瘤**(pituitary adenoma)：非功能性腫瘤（不分泌激素），為**最常見**的原因。
   (1) **小於 1 公分**者，稱為**微腺瘤**(microadenoma)；**大於 1 公分**者，稱為**大腺瘤**(macroadenoma)。

(2) 症狀：常造成壓迫症狀。

 A. 壓迫視神經交叉：視野缺損，兩側顳半側盲等症狀。

 B. 壓迫動眼神經：引起複視、眼瞼下垂等症狀。

 C. **腦下垂體中風**(pituitary apoplexy)：腺瘤壓迫到腦下垂體，導致其萎縮、壞死，若併有次發性出血時，則稱為腦下垂體中風。

3. **庫欣氏症候群**(Cushing's syndrome)：ACTH 分泌過多。

4. 甲狀腺機能亢進(hyperthyroidism)：TSH 分泌過多。

5. 性腺機能低下(hypogonadism)：FSH 分泌過多。

6. 性腺機能低下(hypogonadism)：LH 分泌過多。

7. **泌促乳素血症：PRL 分泌過多**，造成女性**無月經、泌乳**；男性引起陽痿、不孕。

8. **巨人症**(gigantism)、**肢端肥大症**(acromegaly)：GH 分泌過多。發生於青春期前，易形成巨人症；發生於青春期後，會導致**肢端肥大症**。侏儒症則是因為從小 GH 長期分泌不足所造成。

(二) 前葉機能低下

1. 非功能性腺瘤(non-functional adenoma)：引起**腦下垂體機能過低最常見的原因**。非功能性腺瘤體積過大，壓迫正常腦下垂體，使其缺血壞死而引起腦下垂體機能過低，分泌的激素減少。

2. 許翰氏症候群(Sheehan's syndrome)：出現在**產後的婦女**。因懷孕時，腦下垂體變大，壓迫供應的血管，使血流減少。生產時，因為大量失血，血壓下降，使供應腦下垂體的血流更少而引起腦下垂體缺血而壞死。之後會引起腦下垂體機能過低。

3. 空鞍症候群(empty sella syndrome)：是指蝶鞍部中的腦下垂體消失。其病因不明，少部分已知的原因包括腦下垂體壞死等。

四、腦下垂體後葉症候群

常見的腦下垂體後葉症候群(posterior pituitary syndrome)包括 ADH 分泌過多、ADH 分泌過少。

(一) ADH 分泌過多

1. 引起原因
   (1) **腦下垂體後葉**過度分泌 ADH。
   (2) 非腦下垂體的其他組織過度分泌 ADH，如惡性腫瘤，最常見者為**肺小細胞癌**。
   (3) ADH 分泌不當症候群(syndrome of inappropriate antidiuretic hormone syndrome, SIADH)：體內 ADH 分泌過多所引起的症候，屬於副贅瘤症候群的一類，臨床上常見於**肺小細胞癌**。
2. 臨床表現：尿液、水分排出減少，造成血液濃度下降，血鈉過低。

(二) ADH 分泌過少

1. 引起原因：大多不明，其他原因如腦部外傷、腦部放射線治療、腫瘤壓迫、感染等。
2. 臨床表現：**尿液排出大增**，造成多尿症狀。加上**水分排出大增**，造成血液濃度上升，血鈉過高，引發劇渴感。因而稱為**尿崩症**(diabetes insipidus)。

18-2 甲狀腺疾病

一、甲狀腺常見病變

包括甲狀腺腫瘤(thyroid neoplasm)、甲狀腺發炎(thyroiditis)、甲狀腺腫(goiter)、格瑞夫氏病(Grave's disease)等，上述病變將會

引起甲狀腺分泌的增加或減少，甲狀腺分泌增加，稱為甲狀腺機能亢進(hyperthyroidism)；甲狀腺分泌減少者，稱為甲狀腺機能低下(hypothyroidism)。以下分別介紹。

二、甲狀腺贅瘤(Thyroid Neoplasm)

(一) 甲狀腺腫瘤

1. 臨床上常見的表現大多為**單一結節**，包括良性的甲狀腺瘤(thyroid adenoma)和惡性的甲狀腺癌(thyroid carcinoma)。

2. 甲狀腺腫瘤常以**針吸細胞學**(fine needle aspiration cytology, FNAC)檢查來協助診斷。

(二) 甲狀腺瘤

多為單一結節，為良性腫瘤，不會惡性轉變為甲狀腺癌。

(三) 甲狀腺癌

主要包括有乳突狀癌、濾泡狀癌、髓狀癌、退行分化性癌。

◆ 乳突狀癌(Papillary Carcinoma)

1. 台灣最常見的甲狀腺癌，好發於中年女性。

2. 特徵：癌細胞排列成乳突狀，**細胞核呈磨砂玻璃狀**(ground glass)**或清澈樣**(clear)，有明顯的**核溝**(nuclear grooving)**或假包涵體**(pseudo-inclusions)，**腫瘤組織會伴有鈣化小體**(psammoma body)**出現**。

3. **乳突狀癌**常以**淋巴路徑轉移**至淋巴結。

4. **臨床預後相當好**，就算已有淋巴轉移，**五年存活率仍相當高**。

5. 臨床預後較好的因素：年紀小於 45 歲、女性、無淋巴轉移，腫瘤細胞分化良好等。

◆ **濾泡狀癌**(Follicular Carcinoma)

1. 台灣**第二常見**的甲狀腺癌，好發於**中年女性**。

2. 特徵：**癌細胞排列成濾泡狀**，並不具有磨砂玻璃狀細胞核，細胞核也沒有細胞核溝出現。外觀上有時有被膜包覆。

3. 臨床預後還不錯，但比乳突狀癌要差。

4. **濾泡狀癌**常以**血行路徑轉移**至肝臟、肺臟。

5. 濾泡狀癌和濾泡狀瘤(follicular adenoma)在病理組織上主要是以**被膜侵犯**(capsular invasion)和**遠端轉移與否**來區別。濾泡狀瘤不會有被膜侵犯和遠端轉移的情形。

◆ **髓狀癌**(Medullary Carcinoma)

1. 甲狀腺**濾泡旁 C 細胞**(parafollicular C cell)所形成的腫瘤。**屬於內分泌性類澱粉變性**。容易產生類澱粉沉積症(amyloidosis)。濾泡旁 C 細胞在正常時，會分泌**降鈣素**(calcitonin)，髓狀癌病人常有血中降鈣素過高的現象。

2. 臨床預後比乳突狀癌和濾泡狀癌要差。具**家族遺傳特性**，所以建議有甲狀腺髓狀癌的病人，其家屬應該要接受基因檢查。

◆ **退行分化性癌**(Anaplastic Carcinoma)

甲狀腺腫瘤中，**最為惡性者**，好發於老年人，病人多於一年內死亡，乃因腫瘤生長迅速、常廣泛轉移所致。

三、甲狀腺炎(Thyroiditis)

包括橋本氏甲狀腺炎、亞急性甲狀腺炎、Riedel's 甲狀腺炎。

(一) 橋本氏甲狀腺炎(Hashimoto's Thyroiditis)

1. 目前被認為是自體免疫疾病，會製造**自體免疫抗體**，又叫做自體免疫甲狀腺炎，以中年女性病人居多。

2. 組織學特徵：淋巴球、漿細胞、組織球等嚴重浸潤在甲狀腺實質中，有時還有生發中心形成。

3. 病程：早期常以甲狀腺機能亢進表現，**在疾病晚期常會變成甲狀腺機能低下**。

(二) 亞急性甲狀腺炎(Subacute Thyroiditis)

1. 又叫做**肉芽腫甲狀腺炎**(granulomatous thyroiditis) 或 de Quervain 氏甲狀腺炎(de Quervain's thyroiditis)。

2. 以中年女性居多，病人在發生亞急性甲狀腺炎之前，常先有上呼吸道感染的症狀，如喉嚨痛、發燒、身體疲倦等。

3. 組織學特徵：發炎反應後濾泡內的膠質溢出，形成異物性巨噬細胞肉芽腫反應。

4. 病程常是自限性的，大多數病人會自行好轉。

(三) Riedel 氏甲狀腺炎(Riedel's Thyroiditis)

1. 又稱**纖維性甲狀腺炎**(fibrous thyroiditis)，相當少見，**老年女性較多**。

2. 組織學特徵：嚴重纖維化伴隨少許慢性發炎細胞的浸潤。

四、甲狀腺腫(Goiter)

依照發生率多寡，可分為區域流行性甲狀腺腫和偶發性甲狀腺腫；依照甲狀腺腫的外觀，可以分為瀰漫性甲狀腺腫和多結節甲狀腺腫，以下分別簡介。

(一) 依照甲狀腺腫的發生率多寡來分

1. **區域流行性甲狀腺腫**(endemic goiter)
   (1) 指某一區域有許多人有甲狀腺腫產生。
   (2) 多發生於缺碘區域，台灣自從在食鹽中加入碘之後，以後少有區域流行性甲狀腺腫產生。
   (3) 致病機轉：**飲食中缺碘**，造成 TSH 大量分泌，刺激甲狀腺，造成甲狀腺腫。
2. 偶發性甲狀腺腫(sporadic goiter)：台灣地區多是偶發性甲狀腺腫，女性發生率遠多於男性。

(二) 依照甲狀腺腫的外觀來分

1. 瀰漫性甲狀腺腫(diffuse goiter)：整個甲狀腺腫大，重量甚至可以達到 200 公克。通常都是對稱性腫大。
2. 多結節甲狀腺腫(multinodular goiter)：瀰漫性甲狀腺腫長期的反覆腫大、壞死而形成纖維組織，纖維組織圍繞著存活的濾泡，就形成多結節甲狀腺腫。

五、格瑞夫氏病(Grave's Disease)

1. 為**自體免疫疾病**，乃因**體內產生抗甲狀腺受體的抗體**(Anti-TSH receptor)**所致**。好發於**中年女性**。
2. 臨床常見表現：甲狀腺機能亢進、**眼球外突、脛前黏液水腫、甲狀腺毒性心臟病**。
3. 病理觀察
   (1) 瀰漫且對稱性的甲狀腺腫大。
   (2) 切面呈現均質的紅棕色，少見結節的外觀。
   (3) 顯微鏡下可見濾泡細胞增生、膠質減少。
   (4) 甲狀腺濾泡的間質中常可漸有淋巴球的浸潤。

六、甲狀腺機能亢進(Hyperthyroidism)

1. 常見原因：格瑞夫氏病、甲狀腺腫、甲狀腺發炎、腦下垂體腫瘤。

2. **臨床表現：身體怕熱、手部顫抖、心悸、情緒不穩、神經緊張、身體變瘦。**

3. 病理觀察：隨著引發原因不同，會有不同的病理表現。

七、甲狀腺機能低下(Hypothyroidism)

1. 常見原因：原發原因不明、手術切除甲狀腺、放射線照射、腦下垂體問題導致 TSH 分泌過少。

2. 臨床表現

   (1) **呆小症**(cretinism)：又可以稱為克利汀症，**先天性無甲狀腺**或是**甲狀腺素分泌嚴重不足**，易導致病人**心智發育嚴重不足**。

   (2) **黏液水腫**(myxedema)：怕冷、疲倦、組織間質有過多黏多醣堆積而引起水腫，使得皮膚粗糙水腫。

3. 病理觀察：隨著引發原因不同，會有不同的病理表現。

18-3　副甲狀腺疾病

一、副甲狀腺機能亢進(Hyperparathyroidism)

(一) 原發性(Primary)副甲狀腺機能亢進

1. 定義：因副甲狀腺本身的問題所引起的機能亢進。由於副甲狀腺的功能是使血鈣上升，因而此症的特徵為高血鈣症(hypercalcemia)。

2. 常見原因

(1) **副甲狀腺腺腫**(adenoma)：女性較多，常呈現單一結節狀腫瘤。顯微鏡下呈現單一種細胞增生。

(2) **原發性增生**(primary hyperplasia)：常呈現瀰漫性增大。顯微鏡下呈現多種細胞增生。

(3) 副甲狀腺癌(carcinoma)：極為少見，要判斷為副甲狀腺癌，需要具有侵犯局部器官組織或是有遠端轉移的情形。

3. 臨床特徵：(1)骨骼鈣質流失，導致骨骼疏鬆症；(2)腎臟鈣質沉積，泌尿系統結石生成。

(二) 繼發性(Secondary)副甲狀腺機能亢進

1. 定義：因血中鈣濃度過低或是組織對於副甲狀腺素沒有反應所致的副甲狀腺機能亢進，並非副甲狀腺本身的問題所引起，稱為繼發性副甲狀腺機能亢進。其特徵為低血鈣症(hypocalcemia)。

2. 常見原因：**慢性腎臟疾病（最為常見）、鈣吸收不良、維生素 D 缺乏。**

二、副甲狀腺機能低下(Hypothyroidism)

1. 定義：副甲狀腺機能低下，導致**血中鈣離子濃度過低**，所引起的種種病變。

2. 常見原因

(1) **甲狀腺手術時，不慎切除副甲狀腺。**

(2) 接受頸部放射線照射時，造成副甲狀腺的傷害。

(3) 發育上的缺陷：如狄喬治氏症候群(Digeorge's syndrome)。

3. 臨床特徵：(1)**血鈣降低**，導致**神經肌肉傳導功能受損**；(2)顱內鈣化，導致心智障礙；(3)白內障；(4)牙齒發育不良。

18-4　腎上腺疾病

一、腎上腺皮質疾病

(一) 腎上腺皮質的功能

1. **分泌糖皮質酮**(glucocorticoid)：主要為**可體松**(cortisol)，**分泌過多會造成庫欣氏症候群**(Cushing's syndrome)。

2. 分泌**礦物皮質酮** (mineralocorticoid)：主要為**醛固酮** (aldosterone)，分泌過多會造成**醛固酮過多症**(hyperaldosteronism)。

3. 分泌**雄性素**(androgen)：分泌過多會造成**女性雄性化**。

(二) 庫欣氏症候群(Cushing's syndrome)

1. 定義：**糖皮質酮過多**所造成的臨床疾病，以中年女性病人較多。

2. 常見成因
   (1) **腦下垂體庫欣氏症候群**：腦下垂體製造過多的 ACTH，導致腎上腺皮質素分泌過多，常見為**腦下垂體腺瘤**(adenoma)。
   (2) **腎上腺庫欣氏症候群**：**腎上腺本身病變**，如腺瘤、增生、或是癌，導致腎上腺皮質素分泌過多。此時病人體內的 ACTH 量會減少。
   (3) **副贅瘤庫欣氏症候群**(pareneoplastic Cushing's syndrome)：此為**腫瘤分泌類似 ACTH 的物質**，導致 ACTH 過度刺激腎上腺皮質素分泌過多。比較容易會產生此症候群的腫瘤為肺小細胞癌。
   (4) **醫源性庫欣氏症候群**(iatrogenic Cushing's syndrome)：此為過度服用類固醇類藥物所造成。

3. 常見症狀：**月亮臉**(moon face)、**軀幹性肥胖**(central obesity)、**無月經**(amenorrhea)、**痤瘡**(acne)（**即青春痘**）、**多毛症**(hirsutism)。

(三) 醛固酮過多症

1. 醛固酮的功用：保留身體內的鈉離子，把鉀離子排出體外。
   (1) 醛固酮分泌過多：導致血鈉濃度上升、血鉀濃度下降、高血壓（因為血鈉上升所導致）。
   (2) 醛固酮分泌過少：導致血鈉濃度下降、血鉀濃度上升、肌肉無力、心肌麻痺（因為血鉀濃度上升所導致）。

2. 定義：醛固酮過多所造成的臨床疾病。

3. 病因：大多是**腎上腺皮質部的腺瘤**所造成，此時稱為**康氏症候群**(Conn's syndrome)。

(四) 雄性素過多症

1. 雄性素的功用：促進男性性徵的表現。

2. 雄性素過多症的成因：(1)腎上腺增生(adrenal hyperplasia)：多見於孩童，主要是因為缺乏 21-hydroxylase 所致；(2)腎上腺皮質腺瘤。

(五) 腎上腺皮質分泌過少

1. **原發性腎上腺皮質分泌過少**：所產生的相關症狀稱為**愛迪生氏病**(Addison's disease)。
   (1) **腎上腺皮質遭到破壞所引起**。較常見引起腎上腺皮質遭到破壞的原因，包括：轉移性癌破壞腎上腺皮質、腎上腺皮質結核病、自體免疫腎上腺炎、澱粉樣變性病。
   (2) 常見的臨床表現：色素沉積、血鉀過高、血鈉過高，因為腎上腺皮質素分泌不足，當遭受到壓力時，會有急性危象產生。

2. 繼發性腎上腺皮質分泌過少：主要起因於腦下垂體所產生的
　ACTH 的量不足。

(六) 腎上腺皮質腺瘤

1. 引起腎上腺皮質分泌過多的常見原因。

2. 腺瘤和增生的區分：腺瘤有結節狀，具有被膜，且常是單側
　性；增生則較少見結節狀，不具有被膜，且常是雙側性。

(七) 腎上腺皮質腺癌

1. 也會引起腎上腺皮質分泌過多。

2. 很少見，組織學常見侵犯到周邊組織、甚至有遠端轉移的情形。

3. 預後不佳。

二、腎上腺髓質疾病

　　腎上腺髓質較常見的疾病為**嗜鉻細胞瘤**和**神經母細胞瘤**。以
下分別簡介之。

(一) 嗜鉻細胞瘤(Pheochromocytoma)

1. 絕大部分源自**腎上腺髓質**，少部分源自身體其他地方的神經節。

2. 較常發生於中年人，女性稍多。

3. 腎上腺髓質會製造腎上腺素(epinephrine)和正腎上腺素
　(norepinephrine)，所以嗜鉻細胞瘤會造成腎上腺素和正腎上腺
　素的分泌增加而導致高血壓。

4. 又稱 **10%腫瘤**
　(1) **兩側性嗜鉻細胞瘤**占 10%。
　(2) 嗜鉻細胞瘤**發生在腎上腺外**的機會占 10%。

(3) 嗜鉻細胞瘤為**惡性**者占 10%。

(4) 嗜鉻細胞瘤為**家族性者**占 10%。

(二) 神經母細胞瘤(Neuroblastoma)

1. **好發於孩童**的高度惡性腫瘤。

2. 絕大部分源自**腎上腺髓質**，少部分源自身體其他地方的神經節。

3. 發現確診時，大多已有遠端轉移的現象。

三、腎上腺轉移性癌

1. 腎上腺腫瘤中，最常見的是轉移性癌。原發性癌遠比轉移性癌少見。

2. 腎上腺轉移性癌較常見的原發部位癌症：肺癌、乳癌、皮膚的惡性黑色素瘤、腎癌、胃癌等。其中以**肺癌**最為常見。

3. 腎上腺轉移性癌常引起腎上腺的皮質遭受破壞，導致皮質功能低下，造成愛迪生氏病(Addison's disease)。

18-5　胸腺疾病

胸腺較常見的疾病為胸腺增生和胸腺瘤，以下分別簡介之。

一、胸腺增生(Thymic Hyperplasia)

1. **重症肌無力**(myasthenia gravis)：常併發有**胸腺增生**的現象。部分病人若接受胸腺切除術，病程可以獲得改善。

2. 顯微鏡下的特徵：胸腺髓質中出現較正常為多的淋巴濾泡。

二、胸腺瘤(Thymoma)

1. 胸腺腫瘤主要是由胸腺的上皮細胞、淋巴球組成。胸腺上皮細胞所產生的腫瘤就稱為胸腺瘤,是前上縱隔腔最常見的腫瘤,大部分的胸腺瘤是良性的。

2. 若胸腺瘤有侵犯的現象,就叫做惡性胸腺瘤(malignant thymoma)或侵犯性胸腺瘤(invasive thymoma)。

3. 目前胸腺瘤的分類是以世界衛生組織(WHO)分類法為主,分為 Type A, Type AB, Type B1, Type B2, Type B3, Type C 等。

4. 胸腺瘤的病人,常併發有**重症肌無力**的症狀。

18-6 多發性內分泌腫瘤症候群

多發性內分泌腫瘤症候群(multiple endocrine neoplasia syndromes, MEN)為**體染色體顯性遺傳**,並且具有兩種以上內分泌腺體增生或是有腫瘤產生。關於 MEN 的整理如表 18-1 所示。

表 18-1 MEN 常見類型

MEN type I	MEN type IIa	MEN type IIb
(1) 腦下垂體腺瘤	(1) 甲狀腺髓質癌	(1) 甲狀腺髓質癌
(2) 副甲狀腺腺瘤或增生	(2) 嗜鉻細胞瘤	(2) 嗜鉻細胞瘤
(3) 胰島腺瘤、增生或是癌症	(3) 副甲狀腺增生或是腫瘤	(3) 多發性黏膜皮膚神經瘤
(4) 腎上腺皮質增生		
(5) 甲狀腺 C 細胞增生		

18-7　胰臟疾病

1. 胰臟可以依照分為外分泌腺胰臟和內分泌腺胰臟。

2. 外分泌腺胰臟：主要是分泌和消化功能相關的酵素，其相關疾病詳見第 14 章。

3. 內分泌腺胰臟：主要的組成為蘭氏小島(Langerhans' islet)，主要是分泌一些身體上具有重要功能的激素。

4. 蘭氏小島的組成細胞

   (1) **β 細胞**(beta cells)：和**胰島素**(insulin)的分泌有關。

   (2) **α 細胞**(alpha cells)：和**升糖素**(glucagon)的分泌有關。

   (3) **δ 細胞**(delta cells)：和**體制素**(somatostatin)的分泌有關，體制素可以抑制胰島素和升糖激素的分泌。

5. 胰島細胞瘤(islet cell tumors)

   (1) 由蘭氏小島的組成細胞所形成的腫瘤。

   (2) 常和 MEN I 有關係。

   (3) 胰島細胞瘤包括：**胰島素瘤**(insulinoma)（**最常見**）、升糖素瘤(glucagonoma)、胃泌素瘤(gastrinoma)、血管活性腸胜肽瘤(VIPoma)、體制素瘤(somatostatinoma)。

   (4) 常見的臨床表現如表 18-2 所示。

6. 糖尿病(diabetes mellitus)：主要分成兩類。

   (1) 第一型糖尿病：又稱「胰島素依賴型糖尿病」，主要被歸類為自體免疫疾病的一種，自體免疫細胞攻擊 β 細胞，故病患無法製造胰島素，病患需要靠體外注射胰島素。

   (2) 第二型糖尿病：又稱為「非胰島素依賴型糖尿病」，大部分的糖尿病患屬於此型，原因為體內胰島素分泌不足或身體組織細胞對於胰島素利用能力降低（稱為胰島素阻抗）。

表 18-2 胰島細胞瘤常見的臨床表現	
胰島細胞瘤	臨床表現
胰島素瘤	低血糖
升糖素瘤	糖尿病
胃泌素瘤	消化性潰瘍、胃酸過多,和左愛氏症候群(Zollinger-Ellison syndrome)有關
血管活性腸胜肽瘤	電解質平衡失調,如低血鉀(hypokalemia)、低血氯(hypochlorhydria)、腹瀉
體制素瘤	糖尿病、腹瀉

QUESTI?N

1. 腦下腺機能亢進(hyperpituitarism)最常見的原因為：(A)腦下腺腺瘤(pituitary adenoma)　(B)腦下腺增生(pituitary hyperplasia)　(C)腦下腺腺癌(pituitary carcinoma)　(D)下視丘疾病(hypothalamic disease)　　　　　　　　　　　　　　　　　　（98專高二）

2. 下列哪一個腫瘤在Type 2A及Type 2B的多發性內分泌腫瘤症候群(multiple endocrine neoplasm, MEN)均會出現？(A)腦下腺腺瘤(pituitary adenoma)　(B)副甲狀腺腺瘤(parathyroid adenoma)　(C)胰島細胞瘤(pancreas islet cell tumor)　(D)親鉻細胞瘤(pheochromocytoma)　　　　　　　　　　　　　　　　（98專高二）

3. 有關腦下腺(pituitary gland)疾病的敘述，何者正確？(A)末端肥大症(acromegaly)是腦下腺機能亢進的一種表現　(B)最常見的腦下腺腺瘤是生長激素腺瘤　(C)巨人症發生於泌乳激素腺瘤(prolactinoma)　(D)尿崩症(Diabetes insipidus)是因腦下腺後葉產生過量的抗利尿激素(antidiuretic hormone)所致　（99專高二）

   解析 (B)最常見的腦下垂體腫瘤是難染色性腫瘤(chromophobe tumor)；(C)巨人症是孩童之腦下垂體發生嗜伊紅性腫瘤，致分泌過多生長激素所致；(D)尿崩症是因腦下腺後葉產生過少的抗利尿激素所致。

4. 下列哪一個腫瘤在Type 1的多發性內分泌腫瘤症候群(multiple endocrine neoplasia type 1)不會出現？(A)腦下腺腺瘤(pituitary adenoma)　(B)甲狀腺髓狀癌(medullary carcinoma)　(C)胰島細胞瘤(pancreas islet cell tumor)　(D)副甲狀腺腺瘤(parathyroid adenoma)　　　　　　　　　　　　　　　　　　（100專高一）

   解析 Type 1包括副甲狀腺腺瘤或增生、腦下腺腺瘤及內分泌性胰臟腫瘤或癌症。

解答： 　1.A　　2.D　　3.A　　4.B

5. 有關橋本氏甲狀腺炎(Hashimoto's thyroiditis)之敘述，下列何者正確？(A)主要是因病毒感染所引起　(B)其特徵為顯微鏡下出現肉芽腫性發炎現象　(C)造成長期甲狀腺機能亢進　(D)是一種自體免疫性疾病　　　　　　　　　　　　　　（101專高一）

　解析　(A)是自體免疫疾病；(B)淋巴球會出現廣泛性浸潤，甲狀腺出現代償性腫大；(C)為原發性甲狀腺功能低下症。

6. 下列何者最可能造成甲狀腺功能低下？(A)格雷夫氏病(Graves' disease)　(B)橋本氏甲狀腺炎(Hashimoto's thyroiditis)　(C)毒性甲狀腺腫(toxic nodular goiter)　(D)甲狀腺風暴(thyroid storm)

　解析　橋本氏甲狀腺炎目前被認為是自體免疫疾病，早期常以甲狀腺機能亢進表現，在疾病晚期常會變成甲狀腺機能低下。(A)(C)(D)多以甲狀腺機能亢進表現。　　　　　　　　　　　　（102專高二）

7. 下列何者是腦下垂體後葉異常產生的疾病？(A)巨人症(gigantism)　(B)先天性甲狀腺功能不全(congenital hypothyroidism)　(C)庫欣氏症(Cushing syndrome)　(D)尿崩症(diabetes insipidus)　（103專高一）

　解析　腦下垂體後葉分泌的激素包括有催產素(oxytocin)和抗利尿激素(ADH)。故抗利尿激素分泌異常時，就會產生尿崩症。

8. 拉隆氏侏儒症(Laron dwarfism)主要原因為何？(A)缺乏生長激素(growth hormone)　(B)缺乏生長激素受體(receptor)　(C)缺乏動情素(estrogen)　(D)缺乏類胰島素生長因子-I (insulin-like growth factor-I)　　　　　　　　　　　　　　（103專高二）

　解析　拉隆氏侏儒症是一種生長嚴重遲緩的罕見疾病，臨床上分為兩型，第一型是生長激素受體缺損，第二型是生長激素受體後缺陷，導致無法產生足量胰島素生長因子-I。

9. 下列四種甲狀腺癌，何者預後最佳？(A)乳突狀癌(papillary carcinoma)　(B)濾泡性癌(follicular carcinoma)　(C)退行性癌(anaplastic carcinoma)　(D)髓狀癌(medullary carcinoma)（103專高二）

　解析　甲狀腺乳突狀癌是台灣地區最為常見且預後最佳者。

解答：　　5.D　　6.B　　7.D　　8.BD　　9.A

10. 下列何種腫瘤較常伴隨有重症肌無力(myasthenia gravis)？(A)淋巴瘤　(B)胸腺瘤　(C)卵巢瘤　(D)腦瘤　　　　（103專高二）

解析 胸腺上皮細胞所產生的腫瘤就稱為胸腺瘤，是前上縱隔腔最常見的腫瘤，病人常併發有重症肌無力的症狀。

11. 下列何種甲狀腺癌最常見於曾經照射過放射線的甲狀腺？(A)乳突性癌(papillary carcinoma)　(B)濾泡性癌(follicular carcinoma)　(C)髓質癌(medullary carcinoma)　(D)未分化癌(anaplastic carcinoma)　　　　（104專高一）

解析 台灣地區最常見的甲狀腺癌是乳突性癌，較好發於中年女性，亦較好發於曾經照射過放射線的甲狀腺。

12. 下列何者屬於腦下腺後葉症候群(posterior pituitary syndrome)？(A)尿崩症(diabetes insipidus)　(B)克列汀氏症(cretinism)　(C)侏儒症(dwarfism)　(D)巨人症(gigantism)　　　　（105專高一）

解析 常見的腦下垂體後葉症候群包括ADH分泌過多、ADH分泌過少。(A) ADH分泌過少會引起尿崩症；(B)克列汀氏症主要是因先天性無甲狀腺或是甲狀腺素分泌嚴重不足；(C)侏儒症是生長激素分泌不足所致；(D)巨人症是生長激素分泌過多所致。

13. 下列四項檢驗，何者是早期檢驗甲狀腺功能過高(hyperthyroidism)或過低(hypothyroidism)，最敏感的檢驗？(A)血清碘(iodine)濃度　(B)血清甲狀腺刺激素(TSH)濃度　(C)血清三碘甲狀腺素(T3)濃度　(D)血清四碘甲狀腺素(T4)濃度（105專高二）

解析 甲狀腺功能過高或過低主要是由於血清中TSH濃度過高或是過低有關，故其是早期最敏感的檢驗。

14. 有關第二型糖尿病的敘述，下列何者錯誤？(A)發病年紀多在青少年　(B)與人類白血球抗原(human leukocyte antigen)的表現型沒有關聯　(C)血液中胰島素正常或過多　(D)蘭氏小島(islets of Langerhans)中的貝他(β)細胞沒有明顯減少　　　　（105專高二）

解析 第二型糖尿病的發病年紀多在中老年，而第一型糖尿病的發病年紀多在青少年。

解答：　　10.B　　11.A　　12.A　　13.B　　14.A

15. 下列何者的臨床症狀因醛固酮過多而造成低血鉀症？(A)庫欣氏症(Cushing syndrome)　(B)康氏症(Conn syndrome)　(C)愛迪生氏症(Addison disease)　(D)嗜鉻細胞瘤(pheochromocytoma)

解析 醛固酮分泌過多時，會導致血鈉濃度上升、血鉀濃度下降、高血壓，其原因大多是腎上腺皮質腺瘤造成，稱為 Conn's syndrome。　　　　　　　　　　　　　　（106專高一）

16. 下列何者不是甲狀腺乳突癌(papillary carcinoma)的典型特徵？(A)預後良好　(B)細胞核有偽包涵體(pseudoinclusion)　(C)同心圓狀鈣化的沙狀瘤小體(psammoma body)　(D)侵犯血管常見肺臟肝臟遠端轉移　　　　　　　　　　　　　　　　（106專高二補）

17. 下列甲狀腺病變中，何者的細胞核呈現出毛玻璃樣(ground-glass)的變化，且有明顯的核溝(nuclear groove)？(A)濾泡狀癌(follicular carcinoma)　(B)髓狀癌(medullary carcinoma)　(C)橋本氏甲狀腺炎(Hashimoto thyroiditis)　(D)乳頭狀癌(papillary carcinoma)

解析 甲狀腺乳突癌細胞排列成乳突狀，細胞核呈磨砂玻璃狀、有核溝或假包涵體，有時腫瘤組織會伴有鈣化小體的出現。預後好，就算已有淋巴轉移，五年存活率仍相當高。　　　　（107專高一）

18. 關於糖尿病之敘述，下列何者錯誤？(A)第一型糖尿病與自體免疫性破壞較有關　(B)肥胖與第二型糖尿病的病因較有關　(C)長期糖尿病有些病人出現結節狀腎小球硬化　(D)第二型糖尿病常見嚴重的胰島β細胞耗竭　　　　　　　　　　　　（107專高二）

解析 (D)只有當第二型糖尿病末期時，才有可能出現嚴重胰島β細胞耗竭。

19. 下列哪種甲狀腺癌的腫瘤細胞的細胞核常呈清澈樣(clear)或有假包涵體(pseudo-inclusions)？(A)乳突性癌(papillary carcinoma)　(B)濾泡性癌(follicular carcinoma)　(C)髓質癌(medullary carcinoma)　(D)未分化癌(anaplastic carcinoma)　　　　　　（107專高二）

解析 甲狀腺乳突癌細胞排列成乳突狀，細胞核呈磨砂玻璃狀、有核溝或假包涵體，有時腫瘤組織會伴有鈣化小體的出現。

解答：　　15.B　　16.D　　17.D　　18.D　　19.A

20. 庫辛氏病(Cushing's disease)的原因為何？(A)長期服用類固醇
　　(B)腦下腺(pituitary gland)分泌過多腎上腺皮質刺激素
　　(adrenocorticotropic hormone; ACTH)　(C)腎上腺皮質增生
　　(adrenal cortical hyperplasia)　(D)肺癌細胞分泌過多的腎上腺皮
　　質刺激素　　　　　　　　　　　　　　　　　　　（109專高一）

21. 下列甲狀腺癌哪一種最容易產生類澱粉沉積症(amyloidosis)？
　　(A)乳突癌(papillary carcinoma)　(B)濾泡癌(follicular carcinoma)
　　(C)髓質癌(medullary carcinoma)　(D)退行性分化癌(anaplastic
　　carcinoma)　　　　　　　　　　　　　　　　　　（109專高二）
　　解析 甲狀腺髓質癌屬於內分泌性類澱粉變性。

22. 下列何種內分泌疾病主因不是腦下垂體前葉的問題造成？(A)巨
　　人症(Gigantism)　(B)肢端肥大症(Acromegaly)　(C)高泌乳素血症
　　(Hyperprolactinemia)　(D)不當ADH分泌症候群(Syndrome of
　　Inappropriate ADH Secretion, SIADH)　　　　　　（112專高一）
　　解析 不當ADH分泌症候群是腦下垂體後葉過度分泌ADH所致。

解答：　　20.C　　21.C　　22.D

中樞神經系統及肌肉疾病

出題率：♥ ♥ ♡

Pathology

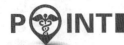

19-1　中樞神經系統的構造與功能

一、中樞神經系統的組織構造

(一) 神經元

1. 構成神經系統的最基本單位，包括三個部分，分別是細胞本體、軸突、樹突。

2. 訊息經由軸突傳入神經元，由樹突傳出神經元。

3. 神經元依照功能可分成：

   (1) 感覺神經元：又稱為傳入神經元，主要功能是接受外界的刺激，產生神經訊息。

   (2) 運動神經元：又稱為傳出神經元，主要功能是將神經訊息傳遞給肌肉以產生動作。

   (3) 中間神經元：佔人體內神經元的大部分，主要是聯絡感覺神經元和運動神經元。

(二) 神經膠質細胞

1. 星狀細胞

   (1) 負責神經元的營養和支持。

   (2) 星狀細胞、血管的內皮細胞和基底膜組成血液腦障壁 (BBB)，以阻隔血液和腦脊髓液的交通。

   (3) 腦部受傷修復時，星狀細胞也負責形成神經膠質性疤痕(glial scar)。

2. 寡樹突膠細胞：形成髓鞘。在周邊神經系統中，則有許旺氏細胞(Schwann cells)包圍神經纖維以形成髓鞘。

3. **室管膜細胞**：位在**腦室的表面**，形成腦室的內襯。

4. **小神經膠質細胞**：功能類似血液組織中的吞噬細胞，當中樞神經系統發生病變壞死時，它可以負責吞噬這些壞死物質。

二、腦及脊髓

1. 分成大腦、小腦、中腦、橋腦和延腦等。

2. 中腦、橋腦和延腦合稱為腦幹。

3. 腦部可粗分為灰質和白質兩部分。

   (1) 灰質：主要由神經元所組成。

   (2) 白質：主要由灰質內的神經元所發出的神經纖維－即軸突－所組成。

4. 大腦也可依照部位分為額葉、頂葉、顳葉和枕葉等四部分。

   (1) 額葉：和運動功能，語言表現、思考活動、記憶、人格、行為有關。

   (2) 頂葉：和感覺包括觸覺、聽覺等有關。

   (3) 顳葉：和嗅覺、記憶能力有關。

   (4) 枕葉：和視覺的處理有關。

5. 腦幹：控制人體的心跳、呼吸和睡眠等維持生命的重要功能，又稱為生命中樞。腦幹如果功能喪失，病人即死亡。

6. 小腦：和身體平衡、運動協調、方向感有關。

7. 脊髓：發出脊神經連結周邊組織，可以分成四部分。

   (1) 頸髓：8 對頸神經連接到脊髓的部分，主要負責呼吸控制、頸部及上肢的功能。

   (2) 胸髓：12 對胸神經連接到脊髓的部分，主要負責胸部和腹部的功能。

   (3) 腰髓：5 對腰神經連接到脊髓的部分，主要負責下肢的功能。

(4) **薦髓**：5 對薦神經和 1 對尾神經連接到脊髓的部分，主要負責**排便**、**排尿**和**性功能**。

三、腦脊髓膜

1. 腦部外面包覆著腦膜，脊髓外面包覆著脊髓膜。

2. 腦膜和脊髓膜都是由**軟膜**、**蜘蛛膜**和**硬膜**三層構造組成。

3. 腦膜和脊髓膜的構造相似，所以又常合稱為腦脊髓膜。

四、腦脊髓液

1. 指循環及圍繞在腦部和脊髓的透明澄清液體。

2. 由**腦室側壁**的**脈絡叢**所製造、分泌。

3. 由蜘蛛膜上的絨毛吸收進入靜脈系統。

19-2 中樞神經系統疾病

　　大致可分成先天性病變及周產期腦部損傷、感染性病變、創傷性病變、腫瘤、血管性病變及椎體束外系疾病及其他病變等。以下將分別介紹之。

一、先天性病變

(一) 神經管缺陷

1. 包括有腦部神經管缺陷和脊柱神經管缺陷。

2. 是最常見的中樞神經系統先天性病變。

3. 可以利用檢查**上升**的**甲型胎兒蛋白**(AFP)、**乙醯膽鹼酯化酵素**(acetylcholinesterase)和超音波來早期發現。

4. 腦部神經管缺陷的病變：無腦畸形、腦膨出、頭部腦膜膨出等。

(1) **無腦畸形**：先天性腦部畸形中**最常見的**，胎兒在出生後即死亡。

(2) 腦膨出：大腦部分因為顱骨缺陷而導致膨出的現象。

(3) 頭部腦膜膨出：只有腦膜膨出，沒有腦部膨出。

5. 脊柱神經管缺陷的病變：脊髓膨出、脊髓膜膨出、脊髓膜脊髓膨出、隱性脊柱裂等。

(1) 脊髓膨出：是脊柱神經管缺陷最嚴重的一種。

(2) 脊髓膜膨出：指脊髓膜部分膨出，但內容物不包括脊髓部分。

(3) 脊髓膜脊髓膨出：指脊髓膜併有脊髓膨出。

(4) **隱性脊柱裂**：脊柱神經管末端閉合處有缺陷，是**脊柱神經管缺陷**中**最常見的**，但也是**症狀最輕微**的。

(二) 水腦症

1. 造成原因

(1) 先天性，如：先天畸形等。

(2) 後天性，如：脈絡叢乳突狀瘤、腦瘤、外傷等。

2. 水腦症的種類：依照腦脊髓液引流的通暢與否分為

(1) **阻塞性水腦症**(obstructive hydrocephalus)：又稱為**非交通性水腦症**(non-communicating hydrocephalus)，是**水腦症中最常見的**，可以在腦脊髓液的引流通道中找到阻塞的位置，引起原因有腦部創傷、先天性的畸形、顱內出血、腦部感染和腫瘤形成等。

(2) **交通性水腦症**(communicating hydrocephalus)：指在腦脊髓液的引流通道中找不到阻塞的位置。引起原因包括孩童中較為常見的脈絡叢乳突狀瘤(choroid plexus papilloma)，此瘤會影

響製造腦脊髓液的絨毛的吸收和製造，因此導致腦脊髓液的過度製造而引起交通性水腦症。

(三) 神經皮膚症候群

1. 一群以神經系統、皮膚和其他器官病變的疾病，比較常見的包括第一型神經纖維瘤、第二型神經纖維瘤、結節性硬化症等。

2. **神經纖維瘤**就是**象皮病**，皮膚上有大大小小的神經纖維瘤。詳見第 6 章。

二、周產期腦部損傷

1. 腦性麻痺(cerebral palsy)是**周產期腦部損傷最常見的後遺症**。

2. 腦性麻痺是一種「非進行性」的腦部損傷，導致神經方面的障礙。

3. 腦性麻痺以運動及語言功能障礙為其特徵，可能伴有智能障礙、癲癇、感覺功能異常等，造成發展上的多重障礙。

三、感染性病變

(一) 感染原的入侵途徑

1. 經由血液感染，因為外傷或是手術而使病原直接感染。

2. 鄰近組織直接擴散，經由**周邊神經上行感染**，如：**狂犬病毒**(rabies virus)。

(二) 感染性病變的種類

感染性病變依照位置可以分為硬腦膜上感染(epidural infection)、硬腦膜下感染(subdural infection)、軟腦膜炎(leptomeningitis)、腦實質感染(parenchymal infection)。

1. 硬腦膜上感染和硬腦膜下感染：臨床上較為少見，致命性相當的高，大都屬於細菌性感染。

2. 軟腦膜炎

(1) **急性化膿性腦膜炎**：不同的年齡層有好發的感染原，整理如表 19-1 所示。

表 19-1　各年齡層常見的感染原	
年齡層	**常見的感染原**
新生兒	B 群鏈球菌(Group B *Streptococci*)、大腸桿菌(*E. coli*)和李斯特菌(*Listeria monocytegenes*)等
年齡較小的兒童	嗜血性流行性感冒桿菌(*Hemophilus influenzae*)、肺炎雙球菌(*Streptococcus pneumonia*)等
年齡較大的兒童及青少年	肺炎鏈球菌
成人	奈瑟氏腦膜炎球菌(*Neisseria meningitidis*)、肺炎雙球菌
老年人	李斯特菌

(2) **急性病毒性腦膜炎**

A. 又叫做無細菌性腦炎(aseptic meniningitis)。

B. 常見的病毒為腮腺炎病毒(mumps virus)、第一型單純疱疹病毒(HSV-I)、克沙奇病毒(coxsackie virus)和腸病毒(enterovirus)等。

C. 腦脊髓液常可以見到**淋巴球的數目增加**。

(3) 慢性腦膜炎

　　A. 常由細菌和黴菌引起。常見的致病原包括結核桿菌 (*Mycobacterium tuberculosis*)、**新形隱球菌** (*Cryptococcus neoformans*)和梅毒螺旋體(*Treponema pallidum*)等。

　　B. 常見於愛滋病、器官移植等免疫功能低下的病人。

　　C. **結核性腦膜炎**：具有典型的**肉芽腫性發炎**和**乾酪性壞死**。

3. 腦實質感染

(1) 又稱為腦炎，有時候腦炎和腦膜炎一起發生。

(2) 引起腦炎的原因：外傷造成頭部傷口而引起感染、血液傳播或是經由鄰近器官的感染如鼻竇炎(sinusitis)或是中耳炎(ostitis media)而直接侵入。而引起腦炎的病原則包括多種的細菌、病毒及黴菌等。

四、創傷性病變

(一) 腦實質損傷(Brain Parenchymal Injuries)

　　腦實質損傷包括腦震盪、腦挫傷、創傷性腦出血、腦水腫等。

1. 腦震盪

(1) 指腦部受到創傷之後所引起的腦部功能的短暫性改變。

(2) 是腦實質損傷中，最輕微者，較少有後遺症。

(3) 腦震盪之後，若是病人越快恢復意識的話，後遺症也就越少。

2. 腦挫傷：腦挫傷和腦震盪不一樣，腦挫傷的腦部組織會有結構性的損傷，包括了出血、腦部水腫、甚至發炎等現象。

3. 創傷性腦出血：因受外力創傷後，撕裂腦部血管，引起的出血而流入腦組織中稱之。

4. 腦水腫
   (1) 指腦部血管出血或是神經細胞腫脹而造成腦部腫大的變化。
   (2) 血管性水腫：局部腦內血管破裂或是因為局部腦發炎導致血管通透性增加引起血管內液外滲所引起。
   (3) 細胞毒性水腫：細胞受傷後，細胞膜的通透性增加而導致細胞腫脹所引起。
   (4) 血管性水腫和細胞毒性水腫兩者常一起伴隨出現。

(二) 硬腦膜上血腫(Epidural Hematoma)

1. **中腦膜動脈**(middle meningeal artery)及其分枝，若血管斷裂出血，積在顱骨和硬腦膜之間的血腫塊，就稱為硬腦膜上血腫。

2. 如果無法短時間內盡快開刀手術引流的話，將會引起腦部壓迫，嚴重者會造成腦部疝脫(herniation)，甚至死亡。

(三) 硬腦膜下血腫(Subdural Hematoma)

1. 硬腦膜和蜘蛛膜之間的橋聯靜脈，若血管斷裂出血，在硬腦膜下形成血腫塊，就稱為硬腦膜下血腫。

2. 臨床上常以症狀出現的時間來區分。
   (1) 三天以內，稱為急性硬腦膜下血腫。
   (2) 三天至三星期內，稱為亞急性硬腦膜下血腫。
   (3) 三星期以上，稱為慢性硬腦膜下血腫。

(四) 創傷性蜘蛛膜下出血(Subarachnoid Hematoma)

1. 在**蜘蛛膜和軟膜之間**的空間，若有血液堆積，就稱為**蜘蛛膜下血腫**。

2. 成因：腦部外傷出血、囊狀動脈瘤(saccular aneurysm)破裂、高血壓造成血管破裂出血等。

(五) 脊髓損傷(Spinal Cord Injury)

1. 最常見的原因是**外傷**。

2. 對人體造成的影響常和受傷的部位有關。

 (1) **薦髓損傷**：造成無法控制**排便、排尿**和**性功能**。

 (2) 腰髓受傷：下肢兩腳癱瘓(paraplegia)。

 (3) 頸髓受傷：四肢手腳癱瘓(quadriplegia)。

 (4) 頸椎第四節以上受傷：呼吸困難。

五、腫　瘤

1. 包括顱內腫瘤(intracranial neoplasm)和脊髓腫瘤(spinal neoplasm)。

2. 顱內腫瘤在臨床上比脊髓腫瘤更常見。雖然有良性和惡性之分，但影響病人預後的重要因素是腫瘤的生長位置。

3. 台灣孩童惡性腫瘤首位是：**白血病，原發性顱內腫瘤次之**。孩童的原發性顱內腫瘤，較好發在小腦天幕之下（成人則好發在小腦天幕之上）。

4. 常見的中樞神經系統腫瘤

 (1) **星狀細胞瘤**(astrocytomas)：是中樞神經系統腫瘤中**最常見的腫瘤**。其中有一類叫做多形性神經膠母細胞瘤(glioblastoma multiforme)，其預後相當不好。

 (2) **寡樹突膠細胞瘤**(oligodendroglioma)：好發的部位在**大腦**。生長速度較慢，所以**鈣化**是常見的現象。顯微鏡下腫瘤細胞的特徵為一圓形的細胞核，核周圍常見**一圈清晰的暈輪**。

 (3) **室管膜細胞瘤**(ependymomas)：腫瘤細胞起源自**大腦腦室**或是脊髓腔室的**內襯細胞（室管膜細胞）**。因好發於腦室，容易隨著腦脊髓液散佈，所以平均存活年齡較短。

(4) **髓芽細胞瘤**(medulloblastoma)：**好發在孩童**，是高度惡性和具侵犯性的癌症。**幾乎發生在小腦**，大多在小腦的蚓部。常會生長進入第四腦室而造成腦脊髓液循環的阻塞。

(5) 腦膜瘤(meningiomas)：由位在蜘蛛膜的腦膜細胞起源而來，大部分為良性。**較好發於中年女性**。第二型神經纖維瘤的病人常見多發性的腦膜瘤。

(6) 轉移性腫瘤(metastatic neoplasm)：中樞神經系統也常見轉移性腫瘤，常見的原發部位是肺癌、乳癌、腸胃癌、血液性腫瘤等。

六、血管性病變

(一) 缺氧缺血性腦病變(Hypoxic-ischemic encephalopathy)

1. 組織的缺氧和缺血經常是並存的。

2. 腦部組織的缺氧和缺血稱為缺氧缺血性腦病變。引起缺氧缺血性腦病變的常見原因包括：心臟衰竭、呼吸衰竭、心律不整、多重器官衰竭。

(二) 血栓性中風(Thrombotic strokes)

1. 就是俗稱的**梗塞**，是**中樞神經系統**中**最常見的血管性病變**。

2. 因為動脈粥狀硬化，造成動脈管徑嚴重變小，進而影響腦部正常血流和氧氣的供應所引起。

3. 最常出現在由中大腦動脈分支的血管中。

4. 暫時性缺血性腦中風(transient ischemic attacks, TIA)：指病人出現腦中風的症狀，但是在 24 小時內可以逐漸恢復正常的現象。

5. 栓子性中風(embolic strokes)：和血栓性中風的含意不太一樣。是指腦部以外的栓子阻塞腦血管，造成腦部缺血中風的現象。

(三) 出血性中風(Hemorrhagic stroke)

1. 即腦實質出血，因腦部血管破裂所致。
2. 常見原因
   (1) **高血壓：最常見的原因。**
   (2) 血管瘤(aneurysm)破裂：血管瘤是局部血管發生不正常膨大的現象。發生**顱內先天性動脈瘤**(arterial aneurysm)的機率，以**威利氏環**(circle of Willis)**前交通動脈**(anterior communicating artery)處最高。
   (3) 動靜脈畸形(arteriovenous malformation, AVM)破裂：**血液直接由小動脈流到小靜脈時，就稱為動靜脈畸形。**

(四) 動脈瘤(Aneurystm)

1. 局部血管發生不正常膨大的現象。
2. 型態
   (1) 囊狀動脈瘤(saccular aneurysm)：最常見。**漿果型動脈瘤**(berry aneurysm)**常發生於分岔處。**
   (2) 分割性動脈瘤(dissecting aneurysm)。

七、椎體束外系疾病(Extrapyramidal Disorder)

1. 定義：中樞神經系統內的一些構造，和人體的運動協調有關，包括：基底核、部分腦幹、視丘核。椎體束外系疾病即指前述構造發生病變，而引起運動協調功能的異常。
2. 椎體束外系疾病中最常見的就是巴金森氏病(Parkinson's disease)、亨丁頓氏病(Huntington's disease)。

(一) 巴金森氏病

1. 病人大腦內**黑質和藍核**可以分泌多巴胺(dopamine)的神經元逐漸減少，且殘存的神經元可能發現 Lewy bodies。

2. 常見症狀：**會造成減慢性動作失調**，常見症狀包括**震顫、肌肉僵直、動作遲緩、步伐異常、運動不能。**

(二) 亨丁頓氏病

1. 又稱為亨丁頓氏舞蹈症(Huntington's chorea)。

2. 一種家族性自體顯性遺傳疾病。

3. 臨床病程和第 4 對染色體上複製排列的基因數目有關係，複製排列的基因數目越多，病人越早發病，越早死亡。

4. 到目前為止，並無有效的治療方法。

八、其他病變

1. 癲癇(epilepsy)：俗稱羊癲瘋，是腦神經細胞不正常放電所產生的現象。

   (1) 大發作(grand mal)：患者整個腦部同時不正常放電，常會引起患者意識昏迷、全身痙攣、口吐白沫、大小便失禁等。

   (2) 小發作(petit mal)：患者只有短暫失去意識、局部身體變化等。

   (3) 部分發作(partial seizure)：患者部分腦部不正常放電，引起部分感覺異常和局部身體變化。

2. 白質障礙(leukodystrophies)

   (1) **因先天遺傳變異而導致髓鞘產生減少的疾病。髓鞘減少會造成腦部的白質變少，因此稱為白質障礙。**

   (2) **進行性多灶性白質腦病(progressive multifocal leukoencephalopathy, PML)：**是一種髓鞘脫失(demyelination)的致命性疾病，病變位置在大腦白質，**主要是因 JC 病毒(JC virus)感染所致。**免疫力正常的人感染 JC 病毒時能被免疫系統控制；而免疫缺陷病人則無法抵抗 JC 病毒的侵襲。

3. **多發性硬化症**(multiple sclerosis)

(1) **中樞神經系統內最常見的髓鞘減少疾病，但神經軸索**(axon)**不受影響。**

(2) 北歐地區最多，亞洲地區則較少。

(3) 較好發於年輕及中年女性。

(4) 臨床症狀：主要和發生髓鞘減少的區域有關。

(5) 臨床病程：常時好時壞，有人可能在病發後不久死亡，但有人卻可能存活很久。

4. 運動神經元疾病(motor neuron diseases)

(1) 一群因為運動神經元漸進性退化而引起全身肌肉萎縮的疾病。

(2) **肌萎縮性側索硬化症**(amyotrophic lateral sclerosis, ALS)：成人最常見的運動神經元疾病，俗稱「漸凍人」，病人少部分具有家族史，大部分的發生原因不明，主要的病變處在**脊髓**。

19-3 肌肉疾病

一、肌肉萎縮症(Muscle Atrophy)

1. 廣泛性的肌肉萎縮的引起原因：長期營養不良、年齡增加、長期未使用肌肉，如植物人。

2. 局部性的肌肉萎縮的引起原因：(1)神經被切斷，其支配的肌纖維會因為長期沒有接受神經的刺激而逐漸萎縮，造成體積減少；(2)神經肌肉疾病，如小兒麻痺症等。

二、肌肉營養不良症(Muscular Dystrophy)

1. 裘馨氏肌肉營養不良症(Duchenne muscular dystrophy, DMD)
   (1) 因**肌肉收縮蛋白**(dystrophin)**變異**導致的肌肉漸進性萎縮的遺傳疾病。
   (2) 製造肌肉收縮蛋白的基因位在 Xp21 的位置上，因為是位在性聯染色體 X 上，所以病人大多為男性。
   (3) 病人常於年幼時，即出現肌肉萎縮現象，造成動作異常，隨年紀增加，最後常在 20 歲左右，即會因呼吸肌肉衰竭而導致死亡。

2. 貝克氏肌肉營養不良症(Becker muscular dystrophy, BMD)
   (1) 因肌肉收縮蛋白變異導致的肌肉漸進性萎縮的遺傳疾病，但肌肉收縮蛋白的變異程度比 DMD 小很多，且症狀出現時間比 DMD 病人較為緩慢，因此**引起的症狀較為輕微**。
   (2) **病人大多為男性**。

三、重症肌無力(Myasthenia Gravis)

1. 屬於自體免疫疾病。

2. 大多數重症肌無力病人，體內都有肌纖維上的**乙醯膽鹼受體的抗體**(acetylcholine receptor antibody)，所以**在神經肌肉接合處**造成神經肌肉的傳遞受到影響。主要是影響日常活動度高的肌肉，如：眼瞼、臉部表情肌、四肢肌肉、甚至呼吸肌肉等。

3. 臨床表現：眼瞼下垂、攝食時咀嚼困難、四肢漸進性無力、甚至呼吸肌肉衰竭等。常併發有胸腺增生(thymic hyperplasia)或是胸腺瘤(thymoma)。

4. 很多重症肌無力病人接受胸腺切除術後，病情都可以獲得良好的控制。

四、肌肉炎(Myositis)

1. 因感染所引起
   (1) 病毒性肌炎：產生輕微的肌肉疼痛到嚴重的肌肉壞死等症狀。
   (2) 細菌性肌炎：是落後國家感染性肌肉發炎的最主要原因。
   (3) 寄生蟲性肌炎：最著名的是旋毛蟲(*Trichinella spiralis*)所造成的旋毛蟲病(trichinosis)，因為旋毛蟲主要感染肌肉。
2. 自體免疫疾病相關
   (1) 發炎性肌肉病變：包括皮肌炎、多發性肌肉炎、包涵體肌炎，其中以皮肌炎最為常見，較好發於中年婦女。
   (2) 和其他自體免疫疾病相關：如 SLE。

五、肌肉腫瘤

1. 平滑肌瘤(leiomyoma)：為良性的平滑肌細胞腫瘤，最常見的原發部位為子宮。
2. 平滑肌肉瘤(leiomyosarcoma)：為惡性的平滑肌細胞腫瘤，最常見的原發部位為子宮和腸胃道。平滑肌肉瘤和平滑肌瘤的主要區分是靠細胞分裂數。
3. 橫紋肌肉瘤(rhabdomyosarcoma)
   (1) 惡性的骨骼肌細胞腫瘤，孩童及青少年最常見的軟組織肉瘤(soft tissue sarcoma)。
   (2) 有些橫紋肌肉瘤在外觀上呈現似葡萄狀的團塊，特稱為葡萄狀肉瘤(sarcoma botryoides)。
   (3) 橫紋肌肉瘤依組織型態可分為胚胎型橫紋肌肉瘤、肺泡型橫紋肌肉瘤、多形性橫紋肌肉瘤等。其中以胚胎型橫紋肌肉瘤最為常見。

QUESTI?N

題｜庫｜練｜習

1. 帕金森氏症(parkinsonism)主要是中樞神經系統何種神經傳導物質缺乏所致？(A)多巴胺(dopamine)　(B)腎上腺素(epinephrine)　(C)乙醯膽鹼(acetylcholine)　(D) γ氨基丁酸(γ-amminobutyric acid)

（101專高二）

解析 巴金森氏病病人主要是因為大腦內黑質(subtantia nigra)和藍核(locus ceruleus)可以分泌多巴胺(dopamine)的神經元逐漸減少。

2. 杜仙氏肌肉萎縮症(Duchenne's muscular dystrophy)是何種蛋白的基因出現異常所導致的疾病？(A)肌肉收縮蛋白(dystrophin)　(B)肌動蛋白(actin)　(C)肌凝蛋白(myosin)　(D)結蛋白(desmin)

（102專高二）

解析 因肌肉收縮蛋白變異致肌肉漸進性萎縮。

3. 下列位置何者發生顱內先天性動脈瘤(arterial aneurysm)的機率最高？(A)威利氏環(circle of Willis)前交通動脈(anterior communicating artery)處　(B)內頸動脈(internal carotid artery)進入威利氏環(circle of Willis)處　(C)威利氏環(circle of Willis)後交通動脈(posterior communicating artery)處　(D)基底動脈(basilar artery)進入威利氏環(circle of Willis)處　（102專高二）

4. 下列何種神經傳遞物質之缺乏與巴金森氏症(Parkinson's disease)的關係最密切？(A)腎上腺素　(B)多巴胺　(C)麩胺酸　(D)P物質

（103專高二）

解析 巴金森氏症病人大腦內黑質和藍核可以分泌多巴胺(dopamine)的神經元逐漸減少。

5. 下列何種疾病有腦皮質萎縮且顯微鏡觀察下有神經斑塊(plaques)及神經纖維糾結(neurofibrillary tangles)的病理變化？(A)巴金森氏病(Parkinson's disease)　(B)阿茲海默症(Alzheimer's disease)　(C)亨丁頓舞蹈症(Huntington's disease)　(D)運動神經元疾病(motor neuron disease)

（104專高一）

解答：　　1.A　　2.A　　3.A　　4.B　　5.B

解析 神經系統的類澱粉變性中,阿茲海默氏症病人腦中的類澱粉物質沉積為一種特殊類型的 β_2 類澱粉蛋白。類澱粉斑塊 (amyloid plaques) 及神經纖維糾結 (neurofibrillary tangle) 為阿茲海默氏症的兩大特徵。

6. 有關髓芽母細胞瘤 (medulloblastoma) 的敘述,下列何者錯誤? (A)好發於老年人 (B)好發於小腦 (C)顯微鏡下,侯瑪盧愛氏玫瑰花形 (Homer Wright rosette) 是其特徵 (D)可隨腦脊髓液散播

解析 髓芽母細胞瘤好發於孩童,故選項(A)是錯誤的。 (106專高二)

7. 下列哪一個中樞神經系統部位是肌萎縮性側索硬化症 (amyotrophic lateral sclerosis) 的主要病變區? (A)脊髓 (B)小腦 (C)大腦枕葉區 (D)大腦顳葉區 (107專高一)

解析 肌萎縮性側索硬化症乃因運動神經元漸進性退化而引起全身肌肉萎縮,大部分發生的原因不明,主要的病變區在脊髓。

8. 下列哪條血管與硬腦膜外血腫 (epidural hematoma) 關聯性最大? (A)上矢狀靜脈 (superior sagittal vein) (B)中腦膜動脈 (middle meningeal artery) (C)腦膜橋靜脈 (bridging vein) (D)前大腦動脈 (anterior cerebral artery) (108專高一)

解析 硬腦膜外血腫常見於顱骨骨折導致中腦膜動脈破裂所致。

9. 好發於大腦底部威利氏環 (circle of Willis) 或分枝處的動脈瘤是哪一種形態? (A)囊狀動脈瘤 (saccular aneurysm) (B)漿果型動脈瘤 (berry aneurysm) (C)蜿蜒狀動脈瘤 (cirsoid aneurysm) (D)分割性動脈瘤 (dissecting aneurysm) (108專高一)

10. 一位中年男性於月前發生腦梗塞後,醫師在後續電腦斷層掃描檢查時,在皮質部發現一個囊狀的區域,這個變化最可能造成原因是腦組織發生:(A)凝固樣壞死 (B)脂肪壞死 (C)液化壞死 (D)類纖維蛋白樣壞死 (109專高一)

解析 液化性壞死 (liquefactive necrosis) 是中樞神經系統的神經細胞壞死最常見的型態。

解答: 6.A 7.A 8.B 9.B 10.C

11. 重症肌無力(myasthenia gravis)的主要病變是發生在何處？(A)骨骼肌　(B)運動神經元　(C)大腦基底核　(D)神經肌肉接合處

（109專高一）

解析 重症肌無力病人體內有肌纖維上的乙醯膽鹼受體的抗體(acetylcholine receptor antibody)，所以造成神經肌肉的傳遞受到影響。

12. 5歲小男孩，出現腦壓增加、步履不穩的症狀，腦部電腦斷層掃描發現小腦中間有一生長迅速的腫瘤，下列何者是最可能的診斷？(A)髓芽母細胞瘤(medulloblastoma)　(B)室管膜瘤(ependymoma)　(C)星狀細胞瘤(astrocytoma)　(D)寡突膠細胞瘤(oligodendroglioma)　（110專高二）

解析 髓芽母細胞瘤是最常見發生於兒童小腦的惡性腫瘤。

13. 下列何種腦瘤最常見於小於5歲兒童的小腦？(A)寡突細胞瘤(oligodendroglioma)　(B)室管細胞瘤(ependymoma)　(C)髓母細胞瘤(medulloblastoma)　(D)腦膜瘤(meningioma)　（111專高一）

解析 (A)好發在50~60歲的成年人，男性發生率比女性稍多；(B)主要發生於兒童及年輕人；(D)好發於中年女性。

14. 有關重症肌無力(myasthenia gravis)病人之敘述，下列何者正確？(A)肌肉運動減少，神經傳導減少　(B)肌肉運動減少，神經傳導正常　(C)肌肉運動正常，神經傳導減少　(D)肌肉運動正常，神經傳導正常　（111專高二）

15. 下列關於帕金森氏症的敘述何者錯誤？(A)臨床上會造成減慢性動作失調(Hypokinetic movement disorder)　(B)黑質區(substantia nigra)產生dopamin的神經元(dopaminergic neuron)會減少　(C)殘存的神經元可能發現Lewy bodies　(D)長期下來會出現含有amyloid的neuritic plaques及含有過度磷酸化tau蛋白的neurofibrillary tangles　（112專高二）

解析 (D)為阿茲海默氏病(Alzheimer's disease)的病理變化。

解答：　11.D　12.A　13.C　14.B　15.D

16. 進行性多灶性白質腦病 (progressive multifocal leukoencephalopathy, PML)是一種髓鞘脫失(demyelination)的病變，臨床上常與免疫抑制有關。此病主要由何種病毒引起？(A) HSV-1 (herpes simplex virus-1)　(B) VZV (varicella-zoster virus) (C) EBV (Epstein-Barr virus)　(D) JC virus　　　　（113專高一）

解析 進行性多灶性白質腦病是一種由JC病毒感染造成的進行性髓鞘脫失疾病。免疫力正常的人感染JC病毒時能被免疫系統控制，所以不會出現症狀；而免疫缺陷病人則無法抵抗JC病毒的侵襲。

解答：　16.D

骨骼及關節疾病

骨骼疾病┬─骨質疏鬆症
　　　　├─骨的柏哲德氏病
　　　　├─骨髓炎
　　　　├─骨骼腫瘤
　　　　└─骨折

關節疾病┬─關節炎
　　　　├─結晶性關節病變
　　　　└─腫瘤

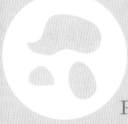

Pathology

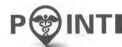

20-1 骨骼疾病

一、骨質疏鬆症(Osteoporosis)

1. 骨質疏鬆為一種骨頭中**鈣質流失**的過程。

2. 最常見於停經後之婦女及老年人，好發於脊椎骨。臨床上常導致**骨折**，尤其好發於**脊椎**（胸椎及腰椎）、手腕及髖部（股骨）。脊椎壓迫性骨折會引起身高變矮、**背痛**、駝背、**脊椎側彎**、腰椎後彎，嚴重者影響肺部及消化功能。

3. **骨質疏鬆通常要流失 30~40%的骨質，才能從 X 光上看出**。

4. 年輕時多運動以加強骨質是預防老年發生骨質疏鬆症的好方法。

二、骨的柏哲德氏病(Paget's Disease)

1. 成因：不明，但可能和慢性病毒感染有關。

2. 以**西方人較常見**，特別是**老年人**，東方人很少見。

3. 此病又叫做**變形性骨炎**，主要是骨的持續破壞，合併不正常間質增生，**骨骼皮質變粗**，造成骨頭的變形，骨成分較為稀疏而易破碎骨折。

4. 此病有不正常間質增生，時常合併有許多不正常血管增生，造成心臟負荷增加而導致**鬱血性心臟衰竭**。

5. 根據統計，此類病人中，有**部分會演變為骨肉瘤或是巨細胞腫瘤**。

三、骨髓炎

1. 病原體最常經由血液或是淋巴進入骨髓中而引發骨髓發炎。

2. 骨髓炎的種類

   (1) 化膿性骨髓炎：以孩童和年輕人居多，最常見的致病原為**金黃色葡萄球菌**，好發部位在長骨（孩童）、脊柱（成人）。

   (2) 慢性骨髓炎：急性骨髓炎未治癒後，長久下來，就會演變為慢性骨髓炎。

   (3) **結核性骨髓炎**：肺結核菌若是經由血液傳播到骨頭，最常見的部位為**脊椎骨**，這時候稱為**波特氏病**(Pott's disease)。

四、骨骼腫瘤

1. 多發性骨髓瘤(multiple myeloma)

   (1) 最常見的原發性骨惡性腫瘤，好發於老年人，以男性較多。

   (2) 腫瘤細胞屬於**漿細胞**來源，所以是一種 B **細胞淋巴瘤**。

   (3) 臨床檢驗：**尿液中含有本瓊氏**(Bence-Jones)**蛋白**。

   (4) 放射線學特徵：鑿空樣(punched out)病灶。

2. 骨瘤(osteoma)：為一少見的良性腫瘤，最常好發的部位是**顱骨內面**。

3. 類骨性骨瘤(osteoid sarcoma)

   (1) 為一良性腫瘤，最常好發的部位是長骨。

   (2) 好發於青少年，以男性較多。

   (3) 夜間劇痛為其特徵，可服用阿斯匹靈來緩解，但唯有外科手術切除才能治癒。

4. 骨源性肉瘤(osteogenic sarcoma)

   (1) 又叫做**骨肉瘤**(osteosarcoma)，好發於**青少年，以男性較多**。

   (2) 原發部位以長管骨的骨骺端較多，**常血行轉移到肺臟**。

(3) 顯微鏡下的特點：惡性骨源性細胞，基質中並有類骨質的形成。

5. 骨軟骨瘤(osteochondroma)

(1) 原發部位以長管骨的骨骺端較多。

(2) 單發性病灶較好發於年輕人；多發性病灶較好發於孩童，多屬於遺傳性，有可能會演變為軟骨肉瘤。

6. 內生軟骨瘤(enchondroma)：原發部位以手和腳的骨頭較多。單發性病灶較好發於年輕人；多發性病灶較好發於孩童，多屬於遺傳性，有可能會演變為軟骨肉瘤。

7. 軟骨肉瘤(chondrosarcoma)

(1) 由軟骨細胞所產生的惡性腫瘤，原發部位以骨盆骨、長骨、肋骨等較為常見。

(2) 較好發於中老年人，男女比率相似。

(3) 一般而言，腫瘤生長速度緩慢，經治療後，預後還不錯。

8. 巨細胞瘤(giant cell tumor)

(1) 為一良性腫瘤，又叫做**蝕骨細胞瘤**(osteoclastoma)。原發部位以長管骨的骨骺端較多。

(2) 較好發於中年人，女性比男性較常見。

(3) 組織學特徵：為巨大的多核細胞散佈在單核細胞中。

(4) 治療方式若為刮除術的話，腫瘤復發率高。

9. 尤英氏肉瘤(Ewing's sarcoma)：為一惡性腫瘤，常血行轉移到肺臟。原發部位以長管骨的骨骺端較多。好發於**青少年**。

五、骨 折

　　一般骨折是指骨頭因外力而造成碎裂或變形，**病理性骨折**則是因腫瘤、骨髓炎等潛在疾病造成骨頭結構破壞。骨折後的癒合過程如下：

1. **血塊**(hematoma)**形成**：破裂的血管形成血塊，填補骨折產生的間隙，血塊凝結成纖維蛋白網(fibrin mesh)封住骨折處。

2. 細胞增生：發炎細胞、纖維母細胞聚集，微血管新生，造骨細胞、蝕骨細胞活化，為骨折癒合初期。

3. 骨痂形成：約一週後形成**軟性骨痂**(soft callus)，提供骨斷端的連結。

4. 骨化期：網狀骨的骨小樑形成，軟骨母細胞製造透明軟骨，軟骨內骨化形成**骨性骨痂**(bony callus)，連結骨髓腔與骨小樑。

5. 重塑期：骨痂成熟、逐漸縮小，骨骼重塑，回復正常**板狀骨**(lamellar bone)的外型與輪廓。

20-2 關節疾病

一、關節炎(Arthritis)

1. **退化性關節疾病**(degenerative joint disease)：又稱為**骨關節炎**(osteoarthritis)，是最常見的關節性疾病，年齡越大，越容易發生。
   (1) 致病原因：年紀大引起的退化、關節曾經受過傷。
   (2) 特徵為**關節軟骨**因長期磨損而糜爛；常見於膝關節、脊椎關節等。
   (3) 臨床症狀：包括關節疼痛、關節腫脹、骨質反應性增生形成所謂的骨刺。

2. 感染性關節炎(infective arthritis)
   (1) 致病原：包括金黃色葡萄球菌、淋病雙球菌、結核桿菌等。
   (2) 致病原因
      A. 骨折或外傷導致外來病菌經由血液或是淋巴進入關節中而引發關節發炎。

B. 人體內原有的細菌經由血液或是淋巴進入關節中而引發關節發炎。

(3) 發生部位：主要發生在單一的大關節，常見於膝關節、股關節、踝關節、肘關節。

(4) 臨床表現：關節滑膜發炎、關節腫脹、局部發紅、發熱、關節活動受限。

3. **椎間盤脫出**(herniated intervertebral disc)：病人椎間盤脫出並壓迫脊神經而產生症狀，最常發生在腰椎(L4~S1)這段脊椎骨之中。

4. 自體免疫疾病相關的關節炎：詳見第 9 章。

二、結晶性關節病變(Crystal Arthropathy)

1. **痛風**(gout)
   (1) 主要為**尿酸鹽**(urate)堆積在關節所引起，好發於**成年男性**。
   (2) 臨床症狀：以急性關節炎症狀為主，好發在**趾關節**（特別是第一蹠趾關節(first metatarso-phalangeal joint, MPJ)）、膝關節等。
   (3) **痛風的結晶**為針狀；**假性痛風的結晶**為**短棒狀長方形**。
   (4) 反覆性痛風會引起尿酸結晶堆積，進而形成**痛風石**(tophi)，**切面呈現白色**。

2. **假性痛風**(pseudogout)
   (1) 主要為**焦磷酸鈣鹽**(calcium pyrophosphate dehydrate, CPPD)晶體堆積在關節所引起。好發於年長者，女性較多。
   (2) 臨床症狀：以急性關節炎症狀為主，好發在膝關節。

三、腫瘤(Tumors)

1. 腱鞘囊腫(ganglion)

    (1) 形成原因不明，可能和關節或肌腱退化或過度使用所致。

    (2) 主要是由**關節囊**或是**腱鞘**長出來的**囊腫**。囊腫壁為纖維組織
       所形成，囊腫壁內含有黏液狀液體。

    (3) 外科切除後即可改善。

2. 滑液肉瘤(synovial sarcoma)：罕見的惡性腫瘤，好發於年輕成
   人，男性較多。主要是由關節囊或是腱鞘滑液膜所長出來的惡
   性腫瘤。大多數發在下肢關節。

QUESTI?N

1. 一名75歲的女子長期背痛，有嚴重的駝背和脊椎前凸，X光發現右股骨頸有骨折，數節脊椎的椎體有壓迫性骨折，骨骼皮質變薄等變化。病人最可能的診斷為何？(A)骨髓炎(osteomyelitis)　(B)帕哲氏病(Paget disease)　(C)佝僂病(rickets)　(D)骨質疏鬆症(osteoporosis) (100專高二)

   解析 因骨量減少、骨密度下降、皮質骨變薄、骨骼支撐力變弱，易發生自發性之骨折但可能仍沒有徵狀，嚴重者脊椎多處骨折、駝背等症狀。

2. 停經的婦女容易發生骨質疏鬆症的最主要原因為何？(A)黃體素(progesterone)分泌減少　(B)動情激素(estrogen)分泌減少　(C)醛類脂醇(aldosterone)分泌減少　(D)皮質脂酮(corticosterone)分泌減少 (101專高二)

   解析 骨質疏鬆為一種骨頭中鈣質流失的過程，最常見於停經後之婦女，好發於脊椎骨。而停經婦女主要是動情激素的分泌大量減少而導致骨質疏鬆症。

3. 較易好發於20歲以下年輕人的骨腫瘤是：(A)軟骨肉瘤(chondrosarcoma)　(B)骨肉瘤(osteosarcoma)　(C)骨髓瘤(myeloma)　(D)骨軟骨瘤(osteochondroma) (101專高二)

   解析 骨源性肉瘤(osteogenic sarcinoma)，又叫做骨肉瘤(osteosarcoma)，好發的年齡層為青少年，以男性較多，原發部位以長管骨的骨骺端(metaphysis)較多，常血行轉移到肺臟。

4. 55歲男子，在右大腳趾曾發生數次的急性關節炎，並在附近有一個腫塊。切面下此一腫塊呈現白色，顯微鏡觀察可以發現一些針狀結晶的聚集，並伴隨有一些巨噬細胞的發炎反應。下列何種診斷最有可能？(A)痛風(gout)　(B)類風濕性關節炎(rheumatoid arthritis)　(C)骨關節炎(osteoarthritis)　(D)僵直性脊椎炎(ankylosing spondyloarthritis) (102專高一)

解答：　1.D　2.B　3.B　4.A

解析 痛風主要是尿酸鹽堆積在關節所引起，好發於成年男性，臨床症狀主要是以趾關節、膝關節的急性關節炎為主。痛風的結晶主要是呈現針狀，反覆性痛風會引起尿酸結晶堆積，進而形成痛風石，切面下呈現白色。

5. 預防婦女老年時發生骨質疏鬆症最有效的方法是：(A)停經後開始補充鈣片和維生素D　(B)減肥　(C)年輕的時候多運動以加強骨質　(D)定期做骨密度檢查　　　　　　　　　（103專高一）

解析 (A)停經後開始補充鈣片和維生素D的效果不大；(B)減肥的效果也不大；(D)定期做骨密度檢查僅可以知道骨質的情況，並無法預防骨質疏鬆症。

6. 哪一種病變造成病人頭部漸漸變大，甚至導致常需換帽子？(A)骨關節炎(osteoarthritis)　(B)骨頭的派吉特氏病(Paget disease)　(C)骨質疏鬆(osteoporosis)　(D)痛風(gout)　　　　（104專高二）

解析 骨頭的派吉特氏病，目前成因不明。此病又叫做變形性骨炎，主要是骨的持續破壞，合併不正常間質增生，骨骼皮質變粗，造成骨頭的變形，故病人的頭部會漸漸變大。

7. 一位18歲男性病人右膝疼痛，影像醫學檢查發現右側股骨骺端有一個界線不清楚的溶骨性病灶，且在骨膜上有柯德曼三角形(Codman triangle)的特徵。切片下顯示有許多過染性(hyperchromatic)，非典型的紡錘狀(spindle)細胞增生，偶爾可見有類骨質(osteoid)的基質和有絲分裂。它最有可能是何種腫瘤？(A)軟骨瘤(chondroma)　(B)骨肉瘤(osteosarcoma)　(C)多發性骨髓瘤(multiple myeloma)　(D)尤汶氏肉瘤(Ewing sarcoma)

解析 本題目中所描述的包括：溶骨性病灶，骨膜上有柯德曼(Codman triagnle)，切片下有過染性(hyperchromatic)且非典型的紡錘狀(spindle)細胞增生，且基質中類骨質的形成等，均是骨肉瘤的特徵。　　　　　　　　　　　　　　　　（106專高一）

8. 骨質疏鬆症(osteoporosis)與下列哪一徵候較無關？(A)發燒　(B)疼痛　(C)骨折　(D)脊柱側彎　　　　　　　　　（110專高一）

解答：　　5.C　　6.B　　7.B　　8.A

解析) 骨質疏鬆症常導致骨折，若脊椎壓迫性骨折會引起身高變矮、背痛、駝背、脊椎前彎、腰椎後彎。

9. 關於正常骨折癒合的過程，下列哪一個順序是正確的？(A)有機化血塊(organizing hematoma)→軟性骨痂(soft callus)→骨性骨痂(bony callus)→層狀硬骨(lamellar bone)　(B)有機化血塊(organizing hematoma)→骨性骨痂(bony callus)→層狀硬骨(lamellar bone)→軟性骨痂(soft callus)　(C)有機化血塊(organizing hematoma)→軟性骨痂(soft callus)→層狀硬骨(lamellar bone)→骨性骨痂(bony callus)　(D)有機化血塊(organizing hematoma)→層狀硬骨(lamellar bone)→軟性骨痂(soft callus)→骨性骨痂(bony callus)　　　　　　　（110專高一）

10. 下列何者是病理性骨折(pathological fracture)？(A)因車禍，只有骨頭折斷，周圍的軟組織未受傷；病理切片檢查並無發現任何潛在病兆　(B)運動員因長期的活動而造成反覆的骨頭外傷　(C)因軍人長期行軍造成的趾骨骨折　(D)因潛在疾病造成的骨折，如轉移性腫瘤、惡性腫瘤等　　　　　　　　　　（111專高一）

解析) 一般骨折是因為嚴重的創傷，例如車禍、跌倒等所導致；而病理性骨折是因為腫瘤或是骨髓炎、骨質疏鬆症等，而造成骨頭結構的破壞。

11. 下列與發炎關係最少的關節炎是：(A)類風濕性關節炎(rheumatoid arthritis)　(B)化膿性關節炎(pyogenic arthritis)　(C)結核性關節炎(tuberculous arthritis)　(D)骨關節炎(osteoarthritis)　　　　　　　　　　　　　　　　（112專高一）

解析) 骨關節炎屬於退化性關節疾病，年齡越大，越容易發生。

解答：　　9.A　　10.D　　11.D

皮膚疾病

出題率：♥ ♥ ♡

皮膚疾病的常見專有名詞

一般性皮膚炎 ── 接觸性皮膚炎
　　　　　　 ── 異位性皮膚炎
　　　　　　 ── 痤　瘡
　　　　　　 ── 蕁麻疹

自體免疫疾病相關的皮膚病變 ── 牛皮癬
　　　　　　　　　　　　　 ── 硬皮症
　　　　　　　　　　　　　 ── 皮肌炎

感染性皮膚病變 ── 麻　疹　　　單純疱疹
　　　　　　　 ── 德國麻疹　　膿皰症
　　　　　　　 ── 水　痘　　　丹　毒
　　　　　　　 ── 帶狀疱疹　　癬

腫瘤性皮膚病變 ── 上皮性囊腫
　　　　　　　 ── 疣
　　　　　　　 ── 痣
　　　　　　　 ── 基底細胞癌
　　　　　　　 ── 鱗狀細胞癌
　　　　　　　 ── 黑色素細胞癌

Pathology

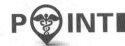

21-1　皮膚疾病的常見專有名詞

一、以肉眼所見的皮膚病灶

專有名詞	說　明
結節(nodule)	堅硬的突起物，大小在 0.5~2 公分之間
丘疹(papule)	堅硬的突起物，大小在 0.5 公分以下
腫瘤(tumor)	堅硬的突起物，大小在 2 公分以上
斑塊(plaque)	扁平的突起物，大小在 0.5 公分以上
水泡(vesicle)	充滿液體的突起物，大小在 0.5 公分以下
大泡(bulla)	充滿液體的突起物，大小在 0.5 公分以上
膿皰(pustule)	充滿膿液的突起物
斑疹(macule)	顏色改變的扁平區域，大小在 1 公分以上
斑(patch)	顏色改變的扁平區域，大小在 1 公分以下
瘀斑(petechia)	皮下深層的點狀出血
紫斑(purpura)	皮下大範圍出血所形成的紫色區域
脫皮(excoriation)	部分皮膚的缺損所造成的外傷病灶
鱗屑(scale)	皮膚的細微脫落物
擦傷(erosion)	皮膚失去表皮層的淺層，不會流血
潰瘍(ulcer)	皮膚失去表皮層及深層組織，會出血
結痂(scar)	正常的皮膚組織被纖維組織所取代
蟹足腫(keloid)	皮膚結痂，外觀呈現暗紅色、突起且質地堅硬
苔蘚化(lichenification)	皮膚因反覆刺激而呈現增厚且粗糙

二、在顯微鏡下觀察到的皮膚病理變化

專有名詞	說　明
角化過度(hyperkeratosis)	角化層的角化細胞過度增生，造成角質過多
角化不全(parakeratosis)	角質層的角化細胞是不含細胞核的，或是角質層的細胞有細胞核的話，就叫做角化不全
角化異常(dyskeratosis)	在顆粒層以下的細胞，有不成熟的角化現象
棘皮狀增生(acanthosis)	指整個表皮增生的現象
棘皮狀鬆解(acantholysis)	表皮層的角化細胞之間的細胞連結失去，造成角化細胞之間鬆散
乳突狀增生(papillomatosis)	真皮層崤(dermal ridges; dermal papillae)過度增生的現象
顆粒層增生(hypergranulosis)	顆粒層過度增生的現象
海綿狀水腫(spongiosis)	表皮水腫，造成細胞之間空隙變大的現象
細胞外溢(exocytosis)	表皮之間，有發炎細胞或是紅血球浸潤的現象
空泡化(vacuolization)	細胞內或是細胞旁有空泡形成的現象
表皮層磨損(erosion)	表皮層有部分缺損的現象，但缺損的部分未達真皮層
表皮層潰瘍(ulceration)	表皮層全部缺損，缺損的部分達到真皮層，甚至到真皮層以下的皮下組織
痣化(lentiginous change)	位在表皮層底部的黑色素細胞增生的現象

21-2　一般性皮膚炎

一、接觸性皮膚炎(Contact Dermatitis)

1. 接觸到某些物質而使皮膚產生發炎反應，稱為接觸性皮膚炎。

2. 依致病機轉的不同，分為過敏性接觸性皮膚炎和刺激性接觸性皮膚炎。

   (1) **過敏性接觸性皮膚炎**：經由一連串的過敏反應而使皮膚產生紅腫熱癢。常因皮膚接觸到植物性毒素或化學物質所致。接觸到的皮膚有發炎反應外，其他區域，包括附近的組織，甚至全身都有可能產生發炎反應。

   (2) **刺激性接觸性皮膚炎**：致病機轉和過敏性反應無關。也是因皮膚接觸到植物性毒素或化學物質所致。發炎反應僅侷限在和刺激性物質接觸的地方。

二、異位性皮膚炎(Atopic Dermatitis)

1. 常見於嬰兒、孩童、青少年的皮膚病變。皮膚主要出現紅斑、丘疹、小泡等病灶。

2. 嬰幼兒往往因為發癢難耐，常常抓癢導致皮膚紅腫、粗糙，甚至破皮而造成細菌性皮膚感染。

3. 病人也常合併有**氣喘**或**過敏性鼻炎**。

三、痤瘡(Acne)

1. 一種毛囊與皮脂腺的發炎疾病，又叫做**粉刺**或**青春痘**，常見於青春期的男性。

2. 成因：雄性素和皮脂腺分泌油脂亢進，毛囊皮脂腺管的角化異常，再加上個人體質的影響，導致皮脂腺毛囊的出口阻塞而形成痤瘡。

四、蕁麻疹(Urticaria)

接觸到過敏原時，**肥大細胞**釋放組織胺等物質，使血管擴張、血管壁滲透性增加，而出現蕁麻疹症狀。常見過敏原包括：(1)食物：蝦、蟹、魚、蛋白等；(2)藥物：**盤尼西林**、影像檢查時所使用的顯影劑等；(3)花粉：是歐美溫帶國家常見的過敏原。

21-3 自體免疫疾病相關的皮膚病變

一、牛皮癬(Psoriasis)

1. 成因不明的慢性皮膚病變。

2. 臨床表現

(1) 皮膚上典型的紅疹性斑塊和銀白屑病變(silver white scale)。

(2) **阿修比茲徵象**(Auspitz sign)：摩擦或除去紅疹性斑塊，很容易有小的出血點出現，稱為阿修比茲徵候。

3. 病理學檢查特徵：(1)血管旁淋巴球浸潤；(2)廣泛性的角化不全；(3)嗜中性球聚集；(4)**蒙羅氏微小潰瘍**(Munro's microabscesses)，指廣泛性角化不全伴有嗜中性球聚集的現象。

二、硬皮症(Scleroderma)

1. 一種慢性膠質沉澱所導致皮膚變硬的慢性自體免疫疾病，較好發於**成年女性**，分為局部性和全身性。

2. 局部性硬皮症：通常僅影響部分皮膚和骨骼。

3. **全身性硬皮症**(systemic sclerosis)：尚波及至內臟，造成腸胃道蠕動減緩、胃食道逆流、呼吸困難等症狀。

三、皮肌炎(Dermatomyositis)

1. 指肌肉發炎，造成肌肉傷害，引起**漸進性近端大肌肉無力**的症狀。

2. **向陽性紅斑**(helitrophe rash)：在臉部，特別是眼睛周圍出現水腫性紅斑(periorbital patches)。

3. **高特氏徵候**(Gottron's sign)：指紅斑出現在指關節、腕關節或是膝關節等處。

4. 好發於**中年女性**，部分成人皮肌炎患者合併有**內臟惡性腫瘤**，最常見者為**肺癌**和**乳癌**。

21-4　感染性皮膚病變

一、麻疹(Measles)

1. 由麻疹病毒所致的高度傳染性疾病，經飛沫或接觸鼻咽分泌物而傳染。

2. 台灣由於全面接種疫苗，麻疹幾乎已經不見蹤影。成年之後才得到麻疹的話，死亡率會提高。

二、德國麻疹(Rubella)

1. 又叫做風疹，由德國麻疹病毒所引起。經飛沫或接觸鼻咽分泌物而傳染。目前由於疫苗接種，使得德國麻疹已經少見。

2. **懷孕的婦女不可接種疫苗**，因為**德國麻疹病毒會藉由胎盤傳染給胎兒**。懷孕第 6 週內感染德國麻疹的話，生下畸胎的比率相當高。

三、水痘(Chickenpox)

1. 由水痘疱疹病毒(varicella zoster virus)所引起的高度傳染性疾病，主要藉由飛沫及接觸傳染。

2. 好發於兒童，預後較好，但是如果成年之後初次得到水痘，則常引起嚴重的病程。目前由於水痘疫苗的施打，降低了水痘的發生率。

四、帶狀疱疹(Herpes Zoster)

1. 俗稱「皮蛇」，致病病毒和水痘一樣，屬於**水痘疱疹病毒**。

2. 致病機轉：由於初次感染病毒產生水痘症狀時，雖然已經痊癒，但是仍有少數病毒殘留在**神經根**中，當人體的免疫力下降時，這些病毒就會從神經根沿著神經再度活化生長。

3. 免疫系統功能低下的病人，若是發生了帶狀疱疹，常引起嚴重的後遺症。

五、單純疱疹(Herpes Simplex)

1. 由單純疱疹病毒(HSV)所引起。

2. **第一型單純疱疹病毒**(HSV-I)：主要在口唇、口腔、眼部及顏面發生病灶，經由人和人之間的接觸，特別是接吻而傳染。

3. **第二型單純疱疹病毒**(HSV-II)：主要在**男女生殖器部位**產生水泡狀病灶，主要經由**性接觸**而傳播。

4. 疱疹性口腔炎(herpetic stomatitis)：潛伏在三叉神經節處的 HSV-I，在感冒或是發燒之後嘴唇會產生小小的聚集性水泡，主要侵犯皮膚及黏膜，又癢又痛，稱為疱疹性口腔炎。

六、膿皰症(Impetigo)

1. 主要致病原：**金黃色葡萄球菌**或是**鏈球菌**。

2. 主要外觀：充滿膿的水泡。

七、丹毒(Erysipelas)

主要致病原為 A **族β溶血性鏈球菌**(*Group A β-hemolytic streptococci*)，常引起**蜂窩性組織炎**(cellulitis)。

八、癬(Tinea)

1. **皮膚最常見的黴菌感染**。

2. 手癬、腳癬及股癬：由紅色髮癬菌(*Trichophyton rubrum*)所引起。

3. 變色糠疹（汗斑）：由糠枇小芽孢菌(*Malassezia furfur*)所引起。

21-5 腫瘤性皮膚病變

一、上皮性囊腫(Epidermal Inclusion Cysts)

1. 較好發於頭、頸和背部的皮膚性腫瘤性病變。

2. 起因為毛囊的出口阻塞，之後分泌的物質，如角質等，會逐漸堆積形成囊腫。

二、疣

常見的**皮膚良性腫瘤**，由接觸各種感染**人類乳突狀病毒**(HPV)所致。依照發生部位和組織型態分為尋常疣、扁平疣、手掌疣、腳掌疣、尖形濕疣（表 21-1）。

表 21-1 疣的種類

分　類	部　位	特　徵
尋常疣	手背或是腳背	**所有疣中最常見者**，往外生長的乳突狀表皮
扁平疣	臉部	乳突狀表皮呈現鈍狀生長
手掌疣	手掌，特別是受壓處	具有往內生長的乳突狀表皮
腳掌疣	腳掌，特別是受壓處	具有往內生長的乳突狀表皮
尖形濕疣	**生殖器上皮（陰道和外陰部）及肛門周圍**	HPV 病毒株和其他疣不同，易導致上皮發生癌前病變、原位癌，甚至侵襲癌。其他種類的疣並不會產生癌前病變

三、痣

1. 是指**黑色素細胞**所形成的腫瘤。

2. 依照發生的年齡可以分為先天性痣、後天性痣，其組織型態相似。

   (1) 先天性痣：主要發生嬰兒時期。

   (2) 後天性痣：主要出現在小朋友或是年輕人。

3. 顯微鏡下所見較常見的種類

(1) 交接帶痣：黑色素細胞轉變為圓形或是橢圓形並聚集成團，在早期，這些成團細胞分佈在表皮和真皮交界處。

(2) 複合性痣：之後這些成團黑色素細胞除了分佈在表皮真皮層交處，還往下分佈到真皮層，即稱之。

(3) 真皮內痣：在更晚期時，成團的黑色素細胞主要集中分佈在真皮層。

(4) 藍痣：在臨床上外觀呈現藍灰色腫瘤，主要由呈現雙極性、樹突狀的黑色素細胞組成，且有明顯的黑色素沉積在細胞內。

四、基底細胞癌

1. 是台灣**皮膚癌**中**最常見的**，男性比女性稍多。

2. 主要的危險因子：**接受過量的紫外線照射**。好發於臉部或頸部皮膚。

3. 癌組織生長速度緩慢，通常是局部性，**幾乎不會轉移擴散至身體其他部位**，所以**預後相當良好**。

五、鱗狀細胞癌

1. 是台灣皮膚癌中第二常見的，僅次於基底細胞癌。男性病人比女性稍多，以老年患者較多。

2. 危險因子：長期曝曬陽光接受過量紫外線、燒傷傷口、長期慢性潰瘍和接觸化學藥劑、放射線物質等。在**燒傷**或是**慢性潰瘍傷口**附近產生鱗狀細胞癌，因而被稱為**馬喬林氏潰瘍**(Marjolin's ulcer)。

3. **著色性乾皮病**(xeroderma pigmentosa)和**白化症**(albinism)等遺傳性疾病的病人，也是得到鱗狀細胞癌的高危險群。

六、黑色素細胞癌(Malignant Melanoma)

1. 原發於皮膚，但像食道、肛門、眼睛等部位，也可能發生。

2. 主要的危險因子：**陽光曝曬**。

3. 臨床上的 ABCDE 症狀

   (1) A：asymmetry（腫瘤對稱性），黑色素細胞癌的外觀較不規則，不具對稱性。

   (2) B：border（腫瘤邊緣特性），黑色素細胞癌的邊緣常不圓滑平整。

   (3) C：color（腫瘤顏色），黑色素細胞癌常呈現斑駁的顏色。

   (4) D：diameter（腫瘤大小），一般來說，腫瘤越大，惡性度的傾向也越高。

   (5) E：elevation（腫瘤隆起），黑色素細胞癌常較容易隆起變高。

4. 臨床上，**預後**比鱗狀細胞癌和基底細胞癌要**差**。

QUESTI?N
題 | 庫 | 練 | 習

1. 有關第二度燒燙傷之敘述，下列何者錯誤？(A)傷害深度包括表皮及真皮之表淺層　(B)形成水泡　(C)破壞末梢神經而不覺疼痛(D)可以有上皮修復　　　　　　　　　　　　　　　　　(96專高二)

2. 下列何種細胞與蕁麻疹(urticaria)的過敏反應有最密切的關係？

(A) B細胞　(B)巨噬細胞　(C)肥胖細胞　(D)自然殺手細胞

解析 接觸到過敏原時，肥胖細胞釋放組織胺等物質，使血管擴張、血管壁滲透性增加，而出現蕁麻疹症狀。　　　　　　(99專高一)

3. 下列何處發生尖形濕疣(condyloma acuminatum)的機會最低？

(A)陰道　(B)外陰部　(C)子宮內膜　(D)肛門周圍　(102專高一)

解析 尖形濕疣是由人類乳突病毒所引起，一般經由性接觸傳播，陰道、外陰部以及肛門周圍是性接觸常見之區域，故子宮內膜是題目四個選項中發生尖形濕疣機會最低之處。

4. 兒童時期感染的水痘病毒潛伏在人體的神經元細胞，等到成人再復發時會以何種疾病型式表現？(A)麻疹(measles)　(B)德國麻疹(Rubella)　(C)帶狀皰疹(varicella-zoster)　(D)玫瑰疹(roseola)

(105專高二)

解析 帶狀疱疹，俗稱「皮蛇」，致病病毒和水痘一樣，屬於水痘疱疹病毒。致病機轉是由於初次感染病毒產生水痘症狀時，雖然已經痊癒，但是仍有少數病毒殘留在神經根中，當人體的免疫力下降時，這些病毒就會從神經根沿著神經再度活化生長。免疫系統功能低下的病人，若是發生了帶狀疱疹，常引起嚴重的後遺症。故由上可知本題的解答為(C)。

5. 第一型過敏反應是因IgE與抗原結合後，造成肥大細胞的去顆粒化作用，下列何者是所釋出最重要的原發性介質(primary mediator)？(A)肝素(heparin)　(B)補體(complement)　(C)組織胺(histamine)　(D)前列腺素(prostaglandin)　(107專高一)

解答：　　1.C　　2.C　　3.C　　4.C　　5.C

眼睛及耳朵疾病

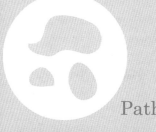

Pathology

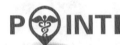

22-1　眼睛疾病

一、感染性眼疾

1. 結膜炎(conjunctivitis)：指結膜的發炎，引起眼睛發炎發紅的最常見原因。

2. 麥粒腫(hordeolum)：又叫做針眼，是眼瞼的毛囊或是腺體的急性細菌性感染發炎。
   (1) 主要致病原：葡萄球菌。
   (2) 長在眼瞼外面的稱為外麥粒腫，是睫毛根部的皮脂腺感染所致；長在眼瞼裡面的稱為內麥粒腫，是瞼板腺感染所致。
   (3) 避免使用公共場所的毛巾。

3. 霰粒腫(chalazion)：又叫做瞼板腺囊腫，乃因瞼板腺的出口阻塞，使得腺體內的分泌物無法排出所致。霰粒腫常是緩慢形成的慢性肉芽性炎症，並不像麥粒腫是急性細菌性感染。

4. 砂眼(trachoma)：由**披衣菌**所引起，披衣菌並非細菌，而是介於病毒和細菌的一種生物，因為它擁有細胞壁，像細菌一樣，但是又像病毒一樣，只能寄生於細胞內。
   (1) 由於醫藥衛生的進步，目前砂眼在台灣已經逐漸減少中。
   (2) 砂眼若不加以早期發現、早期治療，嚴重者可能會導致失明。

二、屈光異常

1. 近視(myopia)
   (1) 成因：角膜及水晶體的屈折力變大或是眼球的前後徑變大而導致平行光線聚焦落在視網膜前。

(2) 和先天遺傳因素及後天的環境有關。

(3) 近視患者可以配戴**凹透鏡**來治療。

(4) 假性近視(pseudomyopia)：因為眼睛肌肉過度疲勞或是其他原因引起的暫時性近視。

2. 遠視(hyperopia)

(1) 成因：因為角膜及水晶體的屈折力變小或是眼球的前後徑變小而導致平行光線聚焦落在視網膜後。

(2) 常常是和先天性的眼睛發育問題有關。

(3) 遠視患者是配戴**凸透鏡**來矯正視力。

3. 散光(astigmatism)

(1) 成因：角膜不規則，導致平行光線通過後，無法聚焦在同一點上。

(2) 近視或是遠視患者很容易合併散光的問題。

(3) 需配戴**圓柱透鏡**來矯正。

4. 老花眼(presbyopia)

(1) 成因：眼睛隨著年齡增長而造成視力調節力的異常，主要是因水晶體的彈性降低所致。

(2) 常發生於年齡較大的病人。

(3) 常需要配戴**凸透眼鏡**來矯正。

三、幼兒眼疾

1. 先天性色盲

(1) 人的視網膜上有兩種主要和視覺產生有關的細胞，分別是桿細胞和錐細胞。

(2) **桿細胞**主要負責**夜間視覺**，而**錐細胞**主要負責**白天及色彩視覺**。錐細胞有**紅**、**綠**、**藍**三種。藉由這三種色彩視覺細胞的交互作用而產生色彩視覺。

(3) 色盲是指對辨色能力有不同程度的喪失。

(4) 最常見的先天性色盲：因為 **X 染色體性聯遺傳變異**，造成的
「**紅綠色盲**」。

2. 先天性青光眼（牛眼）

(1) **青光眼**是指因為眼壓超過正常值，使得視神經長期受到壓迫
傷害，造成視力受損。形成原因有很多，大部分是後天性
的，但也有少數是屬於先天性的。

(2) 先天性青光眼形成的原因：眼睛結構發育異常。

(3) 先天性青光眼的症狀：角膜直徑變大、角膜混濁、流淚、畏
光和眼內壓升高等。

3. 先天性白內障(congenital cataract)

(1) 指出生時，水晶體已經有混濁的現象。

(2) 常見的原因：**懷孕前三個月感染德國麻疹**，父母親皆有先天
性白內障，伴隨其他遺傳性疾病，母親服用藥物、吸菸、吸
毒等，生產時受傷。

4. 新生兒眼炎

(1) 感染性新生兒眼炎：常見的致病原包括單純疱疹病毒、披衣
菌、細菌，如金黃色葡萄球菌(*Staphylococcus aureaus*)、嗜
血桿菌 (*Hemophilus influenza*) 和淋病雙球菌 (*Neisseria
gonorrhoeae*)。

(2) 化學刺激性新生兒眼炎：大都是由於出生時為了預防**淋病雙
球菌眼炎**而點**硝酸銀眼藥水**刺激眼睛所致，不過通常會自行
痊癒。

5. 斜視：正常人的兩眼視軸應該是正且平行的，若是視軸有偏向
的情形就稱為斜視。若小朋友有斜視未處理，會造成視力發育
不良、眼睛美觀問題，甚至造成弱視。

6. 弱視

　(1) 指眼睛無器質性上的病變，且無法用眼鏡來矯正的視力減退現象。

　(2) 在幼兒視力發展時期，眼睛的構造或功能變異受損，導致視力發展遲緩，造成視力減退，甚至沒有視覺。

　(3) 引起原因：斜視、先天性白內障等等。

四、退化性病變

1. 白內障(cataract)：水晶體變成混濁，使視覺呈現模糊的現象，稱為白內障。常見原因：**老年性白內障（造成白內障最常見的原因）**、眼睛外傷、眼睛藥物（特別是類固醇）、全身性疾病、先天性白內障。

2. 黃斑部退化(macular degeneration)：黃斑部是眼睛維持中心視力的最重要部位。若產生退化，則會影響中心視力，造成近距離視力的障礙。此症多發生在老年人。

3. 糖尿病視網膜病變：主要是因為長期糖尿病血糖控制不良，進而破壞視網膜內血管，造成視網膜血管病變、黃斑部水腫，引起視力受損，甚至失明。**老年人失明的三大病因：糖尿病視網膜病變、黃斑部退化、青光眼。**

五、眼睛腫瘤

1. 黑色素細胞癌(malignant melanoma)：為**最常見的原發性眼內腫瘤**，和遺傳較沒有關係。較好發於老年白種人，有色人種極為少見。眼睛黑色素細胞癌最常見的原發部位為脈絡膜。

2. 視網膜母細胞瘤(retinoblastoma)：即俗稱的貓眼，從視網膜所長出來的一種罕見但是致命性極高的惡性腫瘤。和人體內的**腫瘤**

抑制基因(tumor suppressor gene)─Rb 基因的變異有關。此症**常見於孩童**，大都在 3 歲之前發病。

22-2 耳朵疾病

一、耳聾(Deafness)

1. 傳導性耳聾
   (1) 聽覺產生過程中的傳導器官受到破壞所致。
   (2) 常見原因：外耳道阻塞、中耳疾病，如聽小骨退化。
2. 神經性耳聾：聽覺產生過程中的傳導神經受到破壞所致，常見原因為內耳神經受到破壞。

二、中耳炎

1. 病因：最常見者為**細菌**引起，其中最常見的病菌為**β-溶血性鏈球菌**。
2. 是孩童求醫最常見的原因。
3. 常見症狀：發燒、耳朵疼痛、聽力變差、耳鳴、耳朵流膿、頭暈等。
4. 若有反覆性中耳炎，需小心其併發症，包括：耳膜穿孔、破壞聽小骨（傷害內耳）、聽力受損，顏面麻痺。

三、梅尼爾氏症(Meniere's Disease)

1. 病因：與**內耳的內淋巴液體積過多**有關。
2. 常見症狀：聽力變差、耳鳴、頭暈、旋轉式眩暈伴有噁心、嘔吐等。

QUESTI②N

1. 神經性耳聾(nerve deafness)的原因是？(A)中耳疾病　(B)外耳的阻塞　(C)聽小骨的退化　(D)內耳的耳蝸神經(cochlear nerve)受到干擾　　　　　　　　　　　　　　　　　　　　　　　　（85公高）

   解析 耳朵的構造包括外耳、中耳及內耳。其中和聽覺產生有關的神經，主要分佈在內耳。所以神經性耳聾的常見原因是內耳的神經病變。

2. 下列何種疾病在眼角膜緣可見有Kayser-Fleischer氏環？(A)Wilson氏病　(B)血鐵素沉積症(hemochromatosis)　(C)胰島素瘤(insulinoma)　(D)胃泌素瘤(gastrinoma)　　　　　　　（88專高）

   解析 Wilson氏病的特徵：(1)因銅(copper)代謝出現問題而產生的疾病，屬於自體隱性遺傳疾病；(2)身體內過多的銅堆積在許多器官組織中，特別是肝臟、眼睛及腦部；(3)肝臟過多的銅堆積：病程早期有急性肝炎變化，疾病較晚期，則有嚴重發炎反應、肝細胞壞死等變化；(4)眼睛過多的銅堆積：特別是角膜上，會引起呈現棕綠色的環，特稱為Kayser-Fleischer rings；(5)腦部過多的銅堆積：引起神經學的症狀。

解答：　　1.D　　2.A

題|庫|練|習| ⊕　　　　　　113 －年- 第二次專技高考

1. 下列何者與營養不良性鈣化(dystrophic calcification)最不相關？
(A)動脈粥狀硬化血管壁鈣質沉積　(B)胰臟炎周邊脂肪組織鈣質沉積　(C)高血鈣導致腎臟鈣質沉積　(D)心臟瓣膜受損發生鈣質沉積

解析 營養不良性鈣化是指鈣鹽沉積於變性、壞死的組織或異物上，個體本身血中鈣濃度正常，無全身性鈣、磷代謝障礙。故(C)高血鈣並非營養不良性鈣化的原因。

2. 肝衰竭引發腹部腫大，下列敘述何者最不適當？(A)常合併凝血功能障礙　(B)血漿中白蛋白通常是正常的　(C)常合併腹水　(D)常見原因是肝硬化

解析 肝臟功能不佳，白蛋白的製造減少，因而降低血管內的白蛋白，引起血管內的血漿滲透壓下降，造成腹水。

3. 下列何者與即發型過敏反應關聯性最小？(A) T_H1細胞　(B) IgE抗體　(C)肥大細胞(mast cells)　(D)嗜酸性球(eosinophils)

解析 T_H1細胞與第四型過敏反應的T細胞媒介之細胞毒殺型過敏反應較有關。

4. Familial breast and ovarian carcinoma syndrome 的突變基因為何？(A) *PTEN*　(B) *NF1*　(C) *PTCH*　(D) *BRCA1* and *BRCA2*

解析 母親或是姊妹有得到乳癌者，有較高的機會得到乳癌。另帶有 *BRCA1* 或 *BRCA2* 基因的患者，很容易得到乳癌。

5. 下列何者非屬石棉相關疾病(asbestos-related diseases)？(A)廣泛間質性纖維化(diffuse interstitial fibrosis)　(B)肋膜間皮瘤(pleural mesothelioma)　(C)喉癌(laryngeal carcinoma)　(D)肺膿瘍(lung abscess)

解析 肺膿瘍是肺臟的局部化膿性壞死變化，可能是吸入感染性物質進入肺中，或細菌性肺炎未治療好所引起的次發性感染。

解答：　　1.C　　2.B　　3.A　　4.D　　5.D

6. 下列造成血小板減少的原因中，何者最可能發現骨髓的巨核細胞(megakaryocyte)減少？(A)再生不良性貧血(aplastic anemia)　(B)免疫性血小板減少性紫斑症(immune thrombocytopenic purpura)　(C)血栓性血小板減少性紫斑症(thrombotic thrombocytopenic purpura)　(D)溶血性尿毒症候群(hemolytic uremic syndrome)

解析 再生不良性貧血大部分是不明原因的骨髓幹細胞受到抑制，會造成骨髓細胞大量減少，同時影響紅血球、白血球和血小板的生成。

7. 由巴雷特氏食道(Barrett's esophagus)惡性化產生的食道癌，下列何者最常見？(A)腺癌(adenocarcinoma)　(B)惡性黑色素瘤(malignant melanoma)　(C)鱗狀細胞癌(squamous cell carcinoma)　(D)基底細胞癌(basal cell carcinoma)

解析 巴雷特氏食道(Barrett's esophagus)是引起食道腺狀上皮癌的危險因子，有較高的機會演變成腺癌。

8. 生骨性(osteoblastic)骨轉移，最常見於下列何種腫瘤？(A)前列腺癌　(B)乳癌　(C)大腸癌　(D)肺癌

解析 前列腺癌常轉移至骨骼，易產生生骨性病灶(osteoblastic lesion)，而一般其他癌症若轉移至骨頭，易產生骨破壞性病灶(osteoclastic lesion)。

9. 醛固酮分泌腺瘤(aldosterone-secreting adenoma)產生原發性醛固酮過多症(hyperaldosteronism)會造成下列那一種症候群？(A)愛迪生氏症(Addison's disease)　(B)康氏症候群(Conn's syndrome)　(C)庫欣氏症候群(Cushing's syndrome)　(D)腎上腺生殖器症候群(adrenogenital syndrome)

解析 高醛固酮症又稱為Conn氏症候群(Conn's syndrome)，最常見的原因為發生會製造醛固酮的腎上腺皮質瘤及腎上腺皮質增生。

10. 下列何者最常引起「自發性蛛網膜下腔出血」(spontaneous subarachnoid hemorrhage)？(A)動脈瘤破裂　(B)巨細胞病毒(cytomegalovirus)感染　(C)中腦膜動脈破裂　(D)中腦動脈阻塞

解答：　6.A　　7.A　　8.A　　9.B　　10.A

國家圖書館出版品預行編目資料

全方位護理應考e寶典：病理學／朱旆億、李進成、
郭雅雯編著. － 第十六版. － 新北市：新文京開
發出版股份有限公司，2024.08
　面　；　　公分
ISBN　978-626-392-039-2（平裝）

1. CST：病理學

415.1　　　　　　　　　　　　　　　　113010733

全方位護理應考e寶典－病理學　　（書號：B269e16）

編　著　者	朱旆億　李進成　郭雅雯
出　版　者	新文京開發出版股份有限公司
地　　　址	新北市中和區中山路二段 362 號 9 樓
電　　　話	(02) 2244-8188（代表號）
F　A　X	(02) 2244-8189
郵　　　撥	1958730-2
第十二版	2020 年 3 月 13 日
第十三版	2021 年 3 月 20 日
第十四版	2022 年 9 月 15 日
第十五版	2023 年 9 月 10 日
第十六版	2024 年 8 月 20 日

New Wun Ching Developmental Publishing Co., Ltd.

New Age · New Choice · The Best Selected Educational Publications—NEW WCDP